Springer

Berlin
Heidelberg
New York
Barcelona
Budapest
Hongkong
London
Mailand
Paris
Santa Clara
Singapur
Tokio

Annette Fisseler-Eckhoff

Stromareaktionen in bronchialen Präneoplasien und Lungentumoren

Morphologie und klinische Relevanz

Mit 72 Abbildungen in 240 Einzeldarstellungen
15 Abbildungen in Farbe

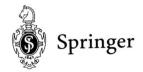 Springer

PD Dr. med. A. Fisseler-Eckhoff
Berufsgenossenschaftliche Kliniken „Bergmannsheil"
Universitätsklinik
Institut für Pathologie
Bürkle-de-la-Camp-Platz 1
D-44789 Bochum

ISBN 3-540-63555-6 Springer-Verlag Berlin Heidelberg New York

Die Deutsche Bibliothek – CIP-Einheitsaufnahme
Fisseler-Eckhoff, Annette: Stromareaktionen in bronchialen Präneoplasien und Lungentumoren : Morphologie und klinische Relevanz / Annette Fisseler-Eckhoff. Vorw. von K.-M. Müller.
– Berlin ; Heidelberg ; New York ; Barcelona ; Budapest ; Hongkong ; London ; Mailand ; Paris ; Santa Clara ; Singapur ; Tokio : Springer, 1998
(Klinische Pathologie)
ISBN 3-540-63555-6

Umschlaggestaltung: E. Kirchner, Heidelberg
Satz und Repro: Mitterweger Werksatz GmbH, 68723 Plankstadt

SPIN 10643800   81/3135 – 5 4 3 2 1 0
Gedruckt auf säurefreiem Papier

Vorwort

Lungentumoren stehen derzeit in nahezu allen Ländern mit hohem Zigarettenkonsum an der Spitze der bösartigen Neubildungen. Zahlreiche medizinische Fachdisziplinen wie Präventivmedizin, Epidemiologie, innere Medizin, Onkologie, Radiologie, Thoraxchirurgie und Pathologie sind in Ursachenforschung, Diagnostik, Therapie und Prävention eingebunden.

Therapeutische Langzeiterfolge bilden seit Jahrzehnten die Ausnahme, eine Frühdiagnostik greift bisher trotz umfangreicher Programme nicht, Chirurgie und Chemotherapie haben in der Regel nur palliativen Charakter.

Wo liegen die Ursachen für die weiterhin vergleichsweise schlechte Prognose im großen Spektrum bösartiger Lungentumoren?

Seit mehr als 100 Jahren ist das variable histologische Bild der Lungentumoren bekannt. Seit der Jahrhundertwende wurden mehr als 20 Vorschläge zur Klassifikation erarbeitet. Die Basis für diese Klassifikationen wird bisher weitgehend vom führenden zytologischen und histologischen Wachstumsmuster im Vergleich zum „Muttergewebe" vorgenommen. Bei der Suche zur Charakterisierung vergleichbarer Tumorentitäten erfolgten umfangreiche Subtypisierungen mit über 30 verschiedenartigen phänotypisch charakterisierbaren Varianten in der zweiten Klassifikation der WHO von 1979.

Warum ist der Versuch der Gruppenbildung allein nach histomorphologischen Kriterien mit daraus abzuleitenden therapeutischen Gesichtspunkten und Prognosefaktoren – bis auf den groben Parameter „kleinzellig oder nichtkleinzellig" – bisher gescheitert?

Erst in den letzten Jahren wird das Ausmaß der genetischen Anomalien und Instabilitäten selbst in Gruppen phänotypisch-histologisch gleichartiger Tumorformen mit z. B. mehr als 25 chromosomalen Defekten (Deletionen, Amplifikationen, Punktmutationen) in einem Tumor faßbar.

Ebenfalls erst in den vergangenen 10 Jahren wurde die differenzierte Charakterisierung von Stroma- und Matrixstrukturen durch immunhistochemische und molekularbiologische Verfahren möglich. Gesichtspunkte des variablen Aufbaus von Stromagerüsten, Gefäßversorgungen, immunologisch-entzündlichen Reaktionen, der Expression von Mediatoren durch Tumorzellen und Regressionsphänomene bis zur spontanen Tumornekrose waren bisher mit vorwiegend lichtmikroskopischen und elektronenoptischen Verfahren nur eingeschränkt zu erfassen.

Offen sind noch viele Fragen des wohl in der Regel mehrjährigen Prozesses von der Tumorinitiation über variable Promotionsfaktoren bis zur definitiven Realisation des autonomen bösartigen Lungentumors.

Ein Teil der bronchopulmonalen Neoplasien entwickelt sich im Bereich morphologisch charakterisierbarer Umbildungen der Schleimhautstrukturen, zusammengefaßt unter dem Begriff der Präneoplasien.

Frau Priv.-Doz. Dr. Annette Fisseler-Eckhoff hat sich in ihrer Habilitationsschrift und mehreren Arbeiten intensiv mit der bisher nur gelegentlich erfolgten wissenschaftlichen Bearbeitung von Stromastrukturen in Lungentumoren kritisch auseinandergesetzt.

Ausgangspunkt der mit verschiedenen Methoden durchgeführten Untersuchungen waren offene Fragen variabler, möglicherweise aber doch pathogenetischer Stroma-, Gefäß- und Entzündungsmuster in den drei Gruppen der häufigsten Lungentumoren – Plattenepithelkarzinome, Adenokarzinome, kleinzellige Karzinome.

Das Buch ist in zwei Teile gegliedert:

Im ersten Teil werden Gesichtspunkte der formalen Pathogenese bronchialer Plattenepithelkarzinome durch umfangreiche Studien der unter dem Begriff der Präneoplasien zusammengefaßten Schleimhautveränderungen dargestellt. Neben den bekannten zytologischen Kriterien zur Abgrenzung verschiedener Schweregrade von bronchialen Präneoplasien sind hier Umbauvorgänge der Stromakomponenten, insbesondere der Basalmembranstrukturen mit wechselnden Phasen der Destruktion und Reparation, das Spektrum der Angiogenese und das variable Faktorenspektrum regulierender und lytischer Faktoren aufgezeigt.

Im zweiten Teil werden entsprechend dem international abgestimmten Vorgehen in den drei häufigsten Gruppen manifester bösartiger Lungentumoren wechselnde Entwicklungsphasen phänotypisch wiederkehrender, mehr oder weniger pathognomonischer Stromabefunde behandelt.

Fazit und Wert

In phasenweiser Abfolge der Tumorentwicklung werden individuelle Komponenten aufgezeigt, die vom Beginn der Stromainduktion über reaktive und regressive Phänomene zu sehr variablen, inter- und intraindividuell unterschiedlichen Bildern führen.

Die in zahlreichen Abbildungen dokumentierten Befunde stellen einerseits eine wesentliche Ergänzung der bisher nur relativ groben morphologischen Basis zur Klassifikation bösartiger Lungentumoren dar. Sie sind andererseits auch eine gute Erklärung für bisher äußerst unbefriedigende Therapieergebnisse im Vergleich zu anderen Organtumoren.

In den einzelnen Kapiteln zu den verschiedenen Tumorgruppen wird die Heterogenität auch in bezug auf variabel entwickelte Stromakomponenten bestätigt.

Es werden weitergehende Gesichtspunkte zum Verständnis des phasenweisen Ablaufs der Metastasierung und zu Regressionsphänomenen nach therapeutischen Maßnahmen aufgezeigt. Durch die reich bebilderte Dokumentation variabler Stromakomponenten in bösartigen Lungentumoren wird ein Grundstein zur weitergehenden Prüfung offener Fragen mit den Methoden der Molekularbiologie zur Interaktion von epitheloiden bzw. sarkomatösen Tumorzellen mit dem breiten Spektrum der unter dem Oberbegriff der Stromareaktionen zusammengefaßten biologischen Tumorprozesse gelegt und zur Bearbeitung dargestellt.

Alle in Diagnostik, Therapie und Prävention bösartiger Lungentumoren Tätigen suchen nach weiteren, validen Befunden, Daten und Fakten, die zu einer Verbesserung der bisher trotz aller intensiven Bemühungen insgesamt schlechten Prognose dieser Tumorerkrankung nach Diagnosestellung durch den Pathologen führen könnten.

Das vorliegende Buch bietet uns eine Vertiefung und Erweiterung bisheriger Kenntnisse einer vergleichsweise großen Heterogenität auch bezüglich der Stromakomponenten in bösartigen Lungentumoren. Es liefert unter Berücksichtigung von 800 Arbeiten aus dem Schrifttum neue Befunde zu vergleichsweise bei Lungentumoren bisher nur selten analysierten wichtigen Teilaspekten des Tumorgerüstes. Die Bedeutung der Stromastrukturen für Wachstum, Metastasierung, immunologische Reaktionen und spontane Regression bösartiger Lungentumoren muß Berücksichtigung bei heute in der Regel nur interdisziplinär sinnvoll einsetzbaren Therapiekonzepten sowie bei der Entwicklung neuer Therapieverfahren finden.

Das von einer Pathologin verfaßte reich gegliederte Werk bedeutet sicher auch eine wertvolle Ergänzung der Bibliothek von Onkologen, Pneumologen, Internisten und Radiologen. Möge dieses Buch ein kleiner Baustein auf dem Weg bei der Bewältigung des Problemtumors unserer Zeit sein.

Bochum   K.-M. MÜLLER

Danksagung

Mein herzlicher Dank gilt meinem akademischen Lehrer Herrn Professor Dr. med. K.-M. Müller, Direktor des Instituts für Pathologie an den Berufsgenossenschaftlichen Kliniken Bergmannsheil – Ruhruniversität – für die verständnisvolle Anleitung, die Übertragung des Untersuchungsgutes sowie die großzügige und geduldige Unterstützung meiner wissenschaftlichen Arbeiten. Seine wertvollen Anregungen, kritischen und hilfreichen Ratschläge sowie die stete Diskussionsbereitschaft haben ganz wesentlich zur Konzeption der vorliegenden Schrift beigetragen. Er hat mich für die pathologische Anatomie begeistert und mir den Weg zu einer engagierten klinisch relevanten Pathologie gewiesen.

Frau Dr. rer. nat. I. Schmitz, Abteilung für Elektronenmikroskopie im Mesotheliomregister, sei für die Unterstützung bei der Durchführung der elektronenmikroskopischen Untersuchungen, Frau Dr. A. Theile für die freundlicherweise angefertigten Schemazeichnungen gedankt. Frau C. Troske danke ich für die gewissenhafte Ausführung der Photoarbeiten. Ohne die Hilfe der medizinisch-technischen Assistentinnen Frau G. Müller, Frau B. Ricken, Frau A. Pietryga-Krieger und Frau S. Schaub wären histologische, histochemische, immunohistochemische und molekulargenetische Aufarbeitungen der zahlreichen Präparate nicht möglich gewesen.

Es seien aber auch die Doktoranden, die Beiträge zu einzelnen Kapiteln leisteten, nicht vergessen: M. Prebeg, A. Nowakowski, J. Ehmke-Meisner, B. Becker, S. Damberg, H. J. Achenbach, C. Knecht, S. Erfkamp, J. Redeker und D. Rothstein. Herrn Dr. rer. nat. B. Voss, Leiter der biologischen Abteilung des BGFA, danke ich für die Überlassung der Antikörper für die fluoreszenzmikroskopischen Untersuchungen.

Mein ganz besonderer Dank gilt allen Mitarbeiterinnen und Mitarbeitern des Instituts für Pathologie an den Berufsgenossenschaftlichen Kliniken Bergmannsheil Bochum – Universitätsklinik –, die direkt oder indirekt am Zustandekommen der vorliegenden Arbeit beteiligt waren.

Ferner danke ich dem Hauptverband der Gewerblichen Berufsgenossenschaften St. Augustin und den Verantwortlichen des Forschungsvorhabens Umwelt und Gesundheit (PUK) am Kernforschungszentrum Karlsruhe für die finanzielle Unterstützung zur Durchführung der wissenschaftlichen Arbeiten, sowie dem Springer-Verlag, der stets hilfsbereit und zügig das Manuskript in ein Buch umgesetzt hat.

Besonderer Dank gebührt Rolf, Jennifer-Aylin und Philipp Immanuel für die liebevolle Unterstützung und die Bereitschaft, Mutter und Partner mit den wissenschaftlichen Arbeiten zu teilen!

Bochum   Annette Fisseler-Eckhoff

Inhaltsverzeichnis

1 Einleitung

1.1
Stroma: Begriffsdefinition

Jedes Organ enthält als Träger der Organfunktion das aus einer oder mehreren Zellarten zusammengesetzte Parenchym. Die räumliche Gliederung, Zusammenfassung und Ernährung dieser Zellen erfolgt durch ein 2. Bauelement, *das Stroma*.

Der Begriff Stroma, Stromatis, leitet sich aus dem Griechischen ab und bedeutet allgemein Gerüst, bindegewebiges Stützgerüst eines Organs bzw. eines Tumors.

Das Stroma besteht überwiegend aus Fibroblasten, Kollagenen, elastischen oder argyrophilen Fibrillen und Blutgefäßen. Es dient sowohl der *mechanischen Stabilisierung* als auch der *Ernährung* und dem *Stoffaustausch* der Parenchymzellen mit Blut. Auf vergleichsweise niedrigen Organisationsstufen dienen die Kapillaren lediglich der Ernährung und Sauerstoffversorgung des Parenchyms. Wechselwirkungen zwischen Parenchym und Stroma sind dann anzunehmen, wenn Parenchymzellen ein oder mehrere Wirkstoffe oder Stoffwechselprodukte bilden, die in das Blut abgegeben werden, um in anderen Teilen des Organismus Wirkungen zu entfalten. Der gestaltliche Ausdruck einer derartigen Funktionsgemeinschaft ist die Aufreihung von Parenchymzellen entlang einer Kapillare, die von Porenendothel ausgekleidet ist. Dieses Bauprinzip findet man z. B. in den inkretorischen Drüsen und in der Leber verwirklicht.

Die Integration von Parenchym und Stroma birgt in sich Möglichkeiten der pathologischen Abweichung.

1.2
Stromareaktion

Organerkrankungen können sich hinsichtlich des ersten Angriffs einer schädigenden Noxe entweder primär am Parenchym oder zuerst im Bereich des Stromas äußern.

> Reaktionen des Gefäßbindegewebes auf eine auslösende Noxe werden unter dem Oberbegriff der Stromareaktion zusammengefaßt.

Stromareaktionen finden sich am häufigsten unter dem Bild einer *Entzündung,* wobei Menge und Anordnung des mesenchymalen Stromas den Ablauf des entzündlichen Prozesses beeinflussen. Im Bindegewebe der stromaarmen Organe wie der Leber entwickeln sich nur selten primär entzündliche Prozesse, während stromareiche Organe, wie die Lungen, durch einen außerordentlichen Formenreichtum gerade entzündlicher Veränderungen gekennzeichnet sind.

Bei *hypoxischen und ischämischen Veränderungen* reichen die Veränderungen von der gleichmäßigen Schädigung größerer Parenchymareale bis zum Ausfall einzelner, besonders empfindlicher Zellen wie z. B. der Hauptstückepithelien der Niere. Umgekehrt können toxisch geschädigte Epithelien durch Freisetzung proteolytischer Enzyme das Gefäßsystem in Mitleidenschaft ziehen und sekundäre Ödeme und Blutungen bewirken.

Heilungsvorgänge nach überstandenen Organerkrankungen können mit oder ohne Parenchymverlust verlaufen. Dabei werden nicht selten auch erhebliche Parenchymuntergänge durch Regeneration ersetzt, sofern das als Gerüst und Gleitschiene für regenerierende Epithelien wirkende Stroma erhalten bleibt. Zwischen Parenchym und Stroma besteht somit ein reguliertes *Gleichgewicht,* das sich nicht nur auf die Anordnung im Raum, sondern auch auf die quantitativen Anteile der beiden Bauelemente bezieht. Störungen des Gleichgewichts durch Verlust des empfindlicheren Parenchyms können zu Stromavermehrungen und Stromaveränderungen im Sinne einer Bindegewebeproliferation, Sklerose, Hyalinose oder Narbe führen. Auch aus der absoluten Menge der beiden Bauelemente von Organ zu Organ resultieren unterschiedliche Ausgangsbedingungen für pathologische Veränderungen bei den parenchymreichen Organen wie Leber, Herzmuskel und Gehirn oder stromareichen Organen wie Milz und Lunge.

Weitere pathologische Reaktionsformen des Stromas erkennt man in Form von Stoffspeicherungen unter der Teilnahme an Systemerkrankungen des Gefäßbindegewebes oder des lymphoretikulären Systems sowie in Form von Wachstumsprozessen *bei gut- und bösartigen Tumoren.*

Immunologische und unspezifisch entzündliche Prozesse, wie auch Zirkulationsstörungen, können eine bindegewebige Reaktion in Gang bringen und unterhalten. Diese bei starker Entwicklung als Desmoplasie bezeichneten Vernarbungsprozesse werden insbesondere bei histologisch gut differenzierten und langsam wachsenden Karzinomen beobachtet (Haupt 1973).

Das morphologische Bild der Stromakomponenten in Lungentumoren ist grundsätzlich unspezifisch. Diskutierte Charakteristika wie Cholesterinkristalle, kompakte Gefäßnarben, Verkalkungen und Verknöcherungen lassen keinen Rückschluß auf primäre – präexistente Narben in bösartigen Lungentumoren zu.

Somit stellt sich zum Zeitpunkt der Diagnose bei meist bereits mehreren Zentimeter großen Tumoren die Frage, ob diese Bindegewebevermehrungen bzw. Narben in Tumoren schon primär vor der Entwicklung des Tumors vorgelegen oder sich sekundär im Anschluß an den Tumor im Rahmen der Stromareaktion entwickelt haben.

1.3
Stroma und Krebs: Historischer Rückblick

In Übereinstimmung mit bösartigen Tumoren anderer Lokalisationen findet sich auch in Lungentumoren eine unterschiedlich stark ausgeprägte Vermehrung des Bindegewebes, über deren Natur bisher wenig bekannt ist und an deren Bildung unterschiedliche Faktoren beteiligt sind.

Die Bedeutung der Interaktion von epithelialen Tumorzellen mit dem umgebenden bindegewebigen Stroma für die Kanzerogenese war bereits zu Beginn des 19. Jahrhunderts Gegenstand intensiver Forschung. Ein umfassender historischer Abriß über die Entwicklung der verschiedenen Theorien zur Stromareaktion ist der Arbeit von Dhom zu entnehmen (1994). Solange man glaubte, daß Krebszellen aus einem formlosen Blastem entstehen (Schwann 1893), wurde dem Krebsgerüst, also dem bindegewebigen Stroma, keine Bedeutung für die Kanzerogenese beigemessen. Nach Virchow (1847) sollen das epitheliale Geschwulstgewebe gleich welcher Differenzierung und das bindegewebige Stroma Abkömmlinge ein und desselben Matrixgewebes sein (*Reiztheorie*). Er verglich die tumorösen Gewebemassen mit jungem Granulationsgewebe. Nach Karl Thiersch (1865) sollte es beim Geschwulstwachstum zu einer Störung des Gleichgewichts von Epithel und Stroma kommen, derart, daß eine Veränderung des Stromas der Produktion von Epithel den Weg bahne. „Der Widerstand, den das Stroma dem Eindringen des Epithels leistet, muß vermindert sein ...“ (wörtliches Zitat). Der von Virchow postulierten „*Reiztheorie*“ stellte Julius Cohnheim (1882) seine „*Keimversprengungstheorie*“ gegenüber, die die Geschwulst als eine atypische Gewebeneubildung von embryonaler Anlage definierte. Die Rolle des Bindegewebes beschränkte sich nach Cohnheim auf die Ernährung und die ausreichende Blutzufuhr der Geschwulstanlage, dem Binde- und Stützgewebe wurde damit eine Hauptrolle bei der Kanzerogenese übertragen.

1867 nahm W. Waldeyer die Frage nach der Entwicklung der Karzinome in seinen Untersuchungen zum Brustkrebs speziell des „Scirrhus mammae“ wieder auf. In den Drüsenläppchen der Brust unterschied er „adenoide Wucherungen der Drüsenelemente“, die konstant von einer periazinösen, kleinzelligen Wucherung des Bindegewebes begleitet wurde. Eine scharfe Begrenzung der epithelialen Proliferationen war durch eine Basalmembran, wie es auch Robin (1855) beschrieben hatte, zunächst noch erhalten. Die Konturen würden dann aber immer mehr verwischt, die scharfe Begrenzung durch die Basalmembran ginge verloren, bis schließlich das Karzinom in Form aufgehäufter Epithelmassen vorliege. Mit dieser Aussage ließ Waldeyer der bindegewebigen Genese der Karzinome keinen Raum mehr; 5 Jahre später beschäftigte er sich erneut schwerpunktmäßig mit der Frage, was denn das Primäre in der Kanzerogenese sei, die Epithelwucherung oder die Proliferation, Granulation und Vaskularisation des Bindegewebes? Diese Frage ist bis heute nach wie vor unbeantwortet und ist Gegenstand intensiver Forschung.

In seiner „*Infektionstheorie*“ unterstreicht Rindfleisch die Bedeutung der Entzündung für das Tumorwachstum. Als ursächlich für die Entzündung wurde das aktive Verhalten der Drüsenepithelien angesehen: „Einzelne junge Epithelzellen“ ließ Rindfleisch in die Zwischenräume des benachbarten Bindegewebes eindringen und die hier befindlichen indifferenten Zellen anstecken (Lit. s. Dhom 1994).

Da die Frage „wie denn das Epithel in die Tiefe gelangt“ nicht geklärt war und eine Antwort nur durch die Untersuchung früher Tumorentwicklungsphasen zu erwarten war, versuchte Hugo Ribbert (1894) durch

die Aufarbeitung und histomorphologische Begutachtung zunächst von
Operationsmaterial der Haut, später auch des Gastrointestinaltraktes
eine Antwort zu finden. Neben der bereits beschriebenen zelligen Infiltration des Bindesgewebes wurde von Ribbert erstmals auf die lebhaften
Proliferationsvorgänge mit Gefäßneubildungen aufmerksam gemacht.
Beim beginnenden Karzinom handelt es sich um eine gleichzeitige Proliferation der Epidermis und des Bindegewebes. Das proliferierende Bindegewebe war daher für Ribbert „ein nicht zu vernachlässigender Faktor
der Karzinomentwicklung". Er hob hervor, daß zwischen den epithelialen Krebszapfen und dem Bindegewebe keine scharfe Abgrenzung beste-
he, sondern eine gegenseitige Durchdringung und Durchwachsung statt-
finde. Nach Ribbert „bleibt die Verlagerung selbst und damit die be-
schriebene Veränderung des Bindegewebes die wesentliche Grundlage
der Genese des Karzinoms". Er hielt auch in den folgenden Jahren an
seiner These fest, daß die Veränderungen des Bindegewebes dem Ein-
wachsen des Epithels vorausgehen. 1911 zieht er aus seinen Untersuchungen zur Wechselwirkung der Krebszelle mit dem Bindegewebe die mo-
difizierte Schlußfolgerung, daß die zellige Umwandlung des Stromas, wie
man es auch früher oft betont hatte, eine Reaktion gegen das einwach-
sende, dem Bindegewebe fremde Epithel sei, „aber sie hindert das Eindringen nicht, sie befördert es im Gegenteil". Von Max Borst wurde 1902
in seiner zweibändigen Lehre von den Geschwülsten eine gegensätzliche
Position vertreten. Die Karzinome wurden als rein epitheliale Geschwülste angesehen, die Bindegewebereaktion wurde als reaktive Komponente
interpretiert, die für die Tumorrealisation nicht unbedingt nötig sei.

In der Zwischenzeit war es zur allgemeinen Lehrmeinung geworden,
daß beim infiltrierenden und destruierenden Wachstum die Tumorzellen
die führende Rolle einnehmen (Brandt 1926). Die ehemaligen mechani-
stischen Vorstellungen Ribbert's bei der Interaktion der Krebszelle und
des Bindegewebes wurden von Borst abgelehnt. Stattdessen forderte er
eine chemisch-physikalische Betrachtungsweise und rechnete mit Stoff-
wechselveränderungen am Ort des Geschehens, die noch kein morphologisches Substrat haben müßten. Er wies hier insbesondere auf die von
Geschwulstzellen initiierte *Angiogenese* hin. Mit seiner Vermutung, daß
es bei der Kanzerogenese Wechselwirkungen zwischen Tumorzellen und
Stroma geben müßte, erweist sich Borst als ein früher Prophet der mo-
dernen Geschwulstforschung. Die mit den Methoden der konventionellen Histologie gewonnenen Erkenntnisse waren damit ausgeschöpft. Es
trat eine Phase des Stillstands in der Erforschung dieser Frage ein, die bis
in die 50er Jahre unseres Jahrhunderts anhielt.

Die von Max Borst 1924 postulierten Wechselwirkungen zwischen Tumorzellen und Stroma konnten in den letzten Jahren in vitro und in vivo auf vielfältige Weise bestätigt werden. Obwohl im Detail diese Einzelfragen auch heute noch klärungsbedürftig sind, sind wesentliche Grundlagen für das Verständnis der Tumor-Stroma-Beziehungen geschaffen.

1.4
Bedeutung der Stromareaktion für die Kanzerogenese

Das Wachstum maligner Neoplasmen ist gekennzeichnet durch Infiltration bzw. Invasion, Intra- und Extravasation sowie Destruktion des umgebenden Gewebes. Der Begriff *Invasion* (lat. invadere = eindringen) beschreibt die Wucherung des Neoplasmas über die Epithelleiste, z. B. die Basalmembran, hinaus in das benachbarte Bindegewebe. Mit dem Begriff *Infiltration* (lat. filtrum = Seihetuch) wird die meist umschriebene Einlagerung von fremdartigen Zellen oder von Flüssigkeit in normale Gewebe beschrieben. Bei Befunden zur Tumorbiologie werden die Begriffe Invasion und Infiltration synonym verwandt. Mit dem Begriff der *Intravasation* wird der Eintritt von Tumorzellen in das Blut durch Invasion von Kapillaren und kleinen Venen umschrieben, die Emigration von Tumorzellen aus dem Gefäßsystem wird als *Extravasation* bezeichnet.

In der letzten Zeit wurde intensiv nach Mechanismen gesucht, die für die Invasion von Tumorzellen verantwortlich sind. Experimentell konnte gezeigt werden, daß die Inaktivierung der Invasionssuppressorgengruppe des E-Cadherin-Cadhenin-Komplexes die Invasion bahnt (Mareel et al. 1994). Von zahlreichen Autoren wird der temporäre Charakter der Invasionsfähigkeit einer Tumorzelle betont, somit muß die Eigenschaft zur Invasion einer Regulation unterliegen (Gabbert et al. 1985; Gabbert u. Wagner 1983; Mareel et al. 1994). Die Invasion erfordert als komplexer Vorgang ein dissoziiertes Zellwachstum, also die Auflösung interzellulärer Verbindungen sowie einen Umbau der extrazellulären Matrix in der Form, daß diese für Zellen permeabel wird und die für die Migration notwendige Zelladhäsion ermöglicht (Hart 1990). Somit ist eine Interaktion der Tumorzellen mit dem begleitenden Stroma wesentlich für die Infiltration der Tumorzellen (Liotta et al. 1983; Wewer et al. 1987; Martinez-Hernandez 1988; Diamanche-Boitrel et al. 1994). Daraus wird ersichtlich, daß für das Verständnis der Biologie eines malignen Tumors auch die Betrachtung der Stromabestandteile wichtig ist.

> Die Stromareaktion bei der Kanzerogenese umfaßt die Interaktion der Tumorzellen mit dem im Extrazellularraum gelegenen Geflecht aus Makromolekülen – der extrazellulären Matrix-, die tumorbegleitende Entzündung, die Bindegewebsneubildung, die Angiogenese und den Einfluß proteolytischer Enzyme (Abb. 1).

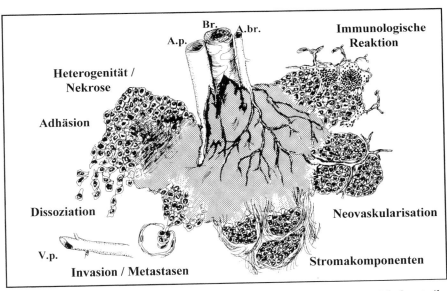

Abb. 1. Schema der heute phänotypisch morphologisch faßbaren, variabel entwickkelten Befunde in bösartigen Lungentumoren, meist als Folge genetischer Anomalien. (Aus: Müller et al. 1996)

2 Extrazelluläre Matrix der Lunge: Struktur und Funktion

2.1 Begriffsdefinition

Der Begriff der extrazellulären Matrix ist weiter gefaßt als der des Bindegewebes, da alle sessilen Zellen von einer extrazellulären Matrix umgeben sind. Unter der Bezeichnung Bindegewebe versteht man dagegen in der Regel die extrazelluläre Matrix, die die Zellen der Fibroblastenfamilie (Osteoblasten, Chondroblasten, Fibroblasten) umgibt (Bisell et al. 1982; Kresse 1996). Die interstitielle Matrix bestehend aus den Typ-I-, -III-, -V-, -VI-Kollagenen sowie Fibronektin, Undulin, Tenascin, Vitronectin und Elastin und die Basalmembran, bestehend aus Typ-IV-Kollagen, Laminin, Heparansulfat-Proteoglykanen (HPSG), Nidogen-Endactin, BM 40 und Fibronektin, bilden die extrazelluläre Matrix.

Im wesentlichen gibt es *2 Hauptklassen extrazellulärer Makromoleküle* in der Matrix:

Die *Glykosaminoglykane,* die zu den Polysacchariden gehören und gewöhnlich an Proteine gekoppelt in Form von Proteoglykanen vorliegen und die *Faserproteine,* die man anhand ihrer Funktionen in die Gruppen der Strukturproteine wie Kollagene und Elastin und Anheftungsproteine wie Fibronektin und Laminin unterscheiden kann.

2.2 Glykosaminoglykane

Glykosaminoglykane und Proteoglykane bilden eine stark wasserhaltige, gelartige Grundsubstanz, in die die Faserproteine eingebettet sind. Die wäßrige Phase des Polysaccharidgels erlaubt die Diffusion von Nährstoffen, Metaboliten und Hormonen zwischen Blut und Gewebe. Sie bilden eine mechanische Stütze für das Lungengewebe gegen Druckkräfte und erlauben die schnelle Diffusion wasserlöslicher Moleküle und die Wanderung von Zellen. HPSG, ein Proteoglykan mit vielen gykosaminogly-kanhaltigen Ketten und einem Kernprotein, stellt einen wichtigen Bestandteil der extrazellulären Matrix dar. In der Basalmembran kommt HPSG vor allem als Aggregatmolekül in der Lamina densa vor, wo es starke Bindungen zu anderen Komponenten ausbildet. HPSG scheint vor allem die Zelladhäsion der Epithelzellen an die Basalmembran zu regulieren und Filtrationsvorgänge zu steuern.

2.3
Kollagene

Die *Kollagene* sind eine Familie charakteristischer Faserproteine. Das dominierende Protein der Extrazellularmatrix ist das Typ-I-Kollagen. Dieses gehört ebenso wie Typ-III-Kollagen zu den fibrillenbildenden Kollagenen. Typ-I-Kollagen hat eine tripelhelikale Struktur mit einer Periodizität von 67 nm. Die Einzelmoleküle sind durch Wasserstoffbrük-kenbindungen miteinander verknüpft. Nach biochemischen Analysen ist das Typ-I-Kollagen aus 2 genetisch unterschiedlichen α-Ketten, der α1 (I)-Kette und der α2 (I)-Kette aufgebaut. Je 2 α1 (I)-Ketten und 1 α 2 (I)-Kette bilden die Tripelhelixstruktur (Hay 1981; Chung et al. 1976). Die beiden Ketten unterscheiden sich durch die unterschiedliche Primärsequenz der Aminosäuren (Goldberg 1979; Linsenmayer 1981; Piez 1984; Martin et al. 1985; Miller u. Gay 1987). Typ-III-Kollagen kommt in wesentlich geringeren Mengen als Typ-I-Kollagen vor und ist diesem, mit dem Unterschied der viel dünneren Fibrillen, strukturell vergleichbar. Es ist wegen seines elastischen Charakters besonders in der Haut sowie in Narben zu finden (Duance u. Bailey 1989). Typ-III-Kollagen bindet an Fibronektin, was sein argyrophiles Färbeverhalten bedingt (van den Hooff 1984, 1988). Zusätzlich sind Bündeln aus Typ-I- und Typ-III-Kollagenfibrillen auch noch Typ-V-Kollagenmoleküle aufgelagert (Linsenmayer et al. 1993; Chiang u. Kang 1982).

Das knorpel- und pleurafreie Lungengewebe des Erwachsenen besteht zu 19 % des Trockengewichts aus Kollagen, wobei die Kollagentypen I und III vorherrschend sind.

Typ-I-Kollagen ist im Interstitium, im Bereich der bindegewebigen Pleurahauptschicht sowie in den Wandungen der Pulmonalgefäße und Bronchialgefäße und in der Tunica propria der Bronchien zusammen mit Typ-III-Kollagen angeordnet. Typ-I-Kollagen verleiht durch seine hohe Reißfestigkeit dem alveolären, pleuralen und bronchialen Bindegewebe mechanische Stabilität.

Typ-II-Kollagen findet sich entsprechend dem chondroblastischen Ursprung hauptsächlich in der Trachea und in den großen Bronchien.

Typ-IV-Kollagen, Teil der Kollagene, die 30 % des Gesamtkörperproteins ausmachen, ist auch die zugrundeliegende strukturelle Proteinkomponente der Basalmembran. Typ-IV-Kollagen ist durch eine Tripelhelixstruktur charakterisiert, einem Homo- oder Heterotrimer aus 4 α-Ketten. Die Kollagene werden intrazellulär als Prokollagene mit globulären N- und C-terminalen Extensionspeptiden synthetisiert, um nach Abspaltung der Extensionspeptide in den Extrazellularraum transportiert und zu Tripelhelices formiert zu werden. Typ-IV-Kollagen gewährleistet die strukturelle Stabilität der Basalmembran (Glanville et al. 1985; Hostikka 1988; Kühn 1986; Myres et al. 1987; Pihlajaniemi et al. 1990; Scharfetter et al. 1988; Siebold et al. 1988; Timpl et al. 1979a, 1982; Tsilibary u. Charionis 1986; Remberger u. Gay 1977; Weber et al. 1988; Wood et al. 1988; Yurchenco u. Ruben 1988; Wetzels et al. 1989, 1991).

2.4
Elastische Fasern

Neben Kollagenfasern kommt auch *elastischen Fasern* für die Gerüstfunktion der Lunge eine wesentliche Bedeutung zu. Elastische Fasern bestehen im Zentrum aus amorphen Elastinmolekülen, die mit anderen Proteinen wie z. B. Fibulin-1 assoziiert sind (Bruch u. Bieth 1986; Roark et al. 1995). Elastinmoleküle sind peripher von einem Mantel aus tubulären Mikrofibrillen umhüllt. Elastische Fasern können gewebespezifisch unterschiedliche Strukturen bilden.

In den Lungen bilden die zahlreichen elastischen Fasern ein korbgeflechtartiges Netzwerk. Retikulinfasern umschlingen geflechtartig Alveolen und Kapillaren. Kollagen- und Retikulinfasern als Bestandteile des Stromagerüsts sind verantwortlich für die Formstabilität der Alveolen, während dem Elastin keine zusätzliche retraktionsfördernde Wirkung zukommt. Unterstützt wird die Funktion durch vereinzelte im Interstitium anzutreffende kontraktile Zellen sowie durch Fibroblasten, kapillarassoziierte Perizyten und einzelne histiozytäre Zellen. Elastische Fasern sind wesentlicher Bestandteil der pulmonalen Gefäßwände sowie des Interstitiums und des Knorpels. In den Gefäßen formen sie konzentrische Lamellen, im Knorpel bilden sie ein verzweigtes Netzwerk.

Die Funktion von elastischen Fasern und Kollagenfibrillen erschöpft sich nicht nur in ihrer Gerüstfunktion. Zusätzlich besitzen sie adhäsive Eigenschaften mit anderen nichtfibrillären und fibrillären Elementen der extrazellulären Matrix.

So sind Fibrillen aus Typ-I-Kollagen in regelmäßigen Abständen mit Proteoglykanen wie Dekorin (Scott 1992) und Biglykan (Schönherr et al. 1995) bedeckt, die in die Gruppe der sog. kleinen Proteoglykane gehören. Auch elastische Fasern können über ihre mikrofibrillären Elemente mit Proteoglykanen assoziiert sein (Zimmermann et al. 1994).

2.5
Adhäsive Glykoproteine

Neben den interstitiellen Kollagenen sind hochmolekulare Glykoproteine der extrazellulären Matrix wie *Laminin* (Engel 1989) und *Fibronektin* (Akiyama u. Yamada 1987) wesentliche Bestandteile sowohl von alveolären als auch von vaskulären, muskulären und neuralen Basalmembranen. Eine wesentliche Bedeutung kommt den adhäsiven Glykoproteinen für Aufbau und Funktion der bronchialen Basalmembranzone im Rahmen der Epitheltransformation der regelrechten Bronchialschleimhaut über Hyperplasien, Metaplasien, Dysplasien unterschiedlicher Schweregrade, Carcinomata in situ bis hin zum invasiven Plattenepithelkarzinom zu (vgl. Kapitel 4.3)

2.5.1
Laminin

Laminin, ein nicht kollagenes Glykoprotein mit einem Molekulargewicht von ca. 850 kDA, wurde zuerst von der basalmembranähnlichen Matrix des EHS-Sarkoms isoliert (Timpl et al. 1979b). Es ist aus 3 Polypeptidketten aufgebaut, von denen sich 2 unterscheiden (A-, B1- und B2-Kette) und über Disulfidbrücken zu einer asymmetrischen, kreuzförmigen Struktur verbunden sind (Lesot et al. 1983; von der Mark u. Risse 1987; Engel et al. 1981). Über die globulären Domänen geht Laminin Verbindungen mit dem Heparansulfat (Fujiwara et al. 1984; Timpl et al. 1979b) und mit Typ-IV-Kollagen ein (Terranova et al. 1980, 1983; Charionis et al. 1985). Die zentrale Region des Kreuzes stellt die zellbindende Stelle des Moleküls dar, über die Laminin an Lamininrezeptorproteine auf der Zelloberfläche, u. a. auch von Tumorzellen, binden soll (Hogan

1981; Malinoff u. Wicha 1983; Rao et al. 1983; Couchman et al. 1983; Barsky et al. 1984; Vollmers et al. 1984; von der Mark u. Kühl 1985; Sonnenberg et al. 1988; Mc Carthy et al. 1988; Panayotou et al. 1989).

> Laminin fungiert als Zell-Matrix-Ligand und als integrales Strukturelement der Basalmembran (Kleinman et al. 1985).

2.5.2
Fibronektin

Fibronektin ist das häufigste Glykoprotein der Extrazellularmatrix und hat eine dimere Struktur, mit Verbindung der identischen Polypeptidketten an ihrem carboxyterminalen Ende über Disulfidbrücken (Ruoslathi 1981; Ruoslathi et al. 1982; Yamada 1983).

An der Polymerisation des Moleküls sind Zelloberflächenrezeptoren (Integrinrezeptoren) beteiligt (Schwarz et al. 1989; Hocking et al. 1996; Wennerberg et al. 1996). Über den Integrinrezeptor vermittelt Fibronektin die Adhäsion von Zellen an Komponenten der extrazellulären Matrix (Carlsson et al. 1981; Akiyama et al. 1995; Schnapp et al. 1995; Bohnsack et al. 1995). Die Blockierung oder Zerstörung der Disulfidbrücken oder Sulfhydrylgruppen führt zu einer Hemmung der Fibronektinbindungsfähigkeit an Zellen (Wagner u. Hynes 1979). Fibronektin liegt in mehreren Isoformen, die durch den Prozeß des alternativen Splicing entstehen, vor. Es lassen sich 3 Transkripte – EDA, EDB und IIICs – unterscheiden (Matsuura et al. 1989). Die Isoformen werden in verschiedenen Stadien der embryonalen Entwicklungsphasen im Gewebe nachgewiesen (Ruoslathi u. Engvall 1978; Ruoslathi 1989). Ferner sind sie bei Wundheilungsprozessen und im Tumorstroma zu demonstrieren (Howeedy et al. 1990).

Es können 2 Hauptformen des Fibronektins in den meisten menschlichen Geweben, im Serum und Körperflüssigkeiten unterschieden werden, die hinsichtlich ihrer Struktur und Funktion eine große Ähnlichkeit aufweisen:

- *die Plasmaform* des Fibronektins, die im Blutplasma, Liquor cerebrospinalis und in der Bronchiallavage gesunder Erwachsener nachweisbar ist (Kuusela et al. 1979; Rennard et al. 1981; Stallmach et al. 1990; Dyke u. Forsyth 1994);

● und *die zelluläre Form,* die im lockeren Bindegewebe verschiedener Organe, in epitheliomesenchymalen Basalmembranen und in Gefäß- und Kapillarwänden u. a. der Lungen vorhanden ist.

Die Plasmaform des Fibronektins wird synthetisiert von Hepatozyten und Endothelzellen, die zelluläre Form dagegen von Zellen mesenchymalen Ursprungs wie Fibroblasten, von epithelialen Zellen und von Zellen des mononukleär-phagozytären Systems (Rennard et al. 1981; Yamada 1983).

> Laminin und Fibronektin übernehmen Gerüstfunktionen in der Lunge und sind an Kontrollen von Zelladhäsionen und Zellproliferationen, Zelldifferenzierungen und Angiogenese wesentlich beteiligt.

Die meisten dieser Moleküle haben multifunktionelle Eigenschaften und sind zelltypspezifisch bezüglich ihrer Fähigkeit zur Beeinflussung der Zelladhäsivität (Sage u. Bornstein 1991; van der Flier et al. 1995). Fibronektin zeichnet sich durch seine multiplen Bindungsmöglichkeiten an andere Basalmembrankomponenten, vor allem Typ-IV-Kollagen, HPSG und interstitielle Kollagene aus.

2.5.3
Nidogen

Nidogen (Entaktin), ein Glykoprotein, das aus Monomeren Polymeren linearer Form bildet, hat starke Verbindungen vor allem zu Laminin und bestimmten Domänen des Typ-IV-Kollagenmoleküls. Zelladhäsionen der Epithelzellen an die Baselmembran werden über Nidogen vermittelt.

2.6
Funktion der extrazellulären Matrix

Das ubiquitäre Vorkommen und die generelle Bedeutung der extrazellulären Matrix machen es verständlich, daß ihr eine Beteiligung bei faktisch allen Erkrankungen zukommt.

So gehen *entzündliche und fibrosierende* Lungenerkrankungen in frühen Entwicklungsphasen mit einer Neubildung und Proliferation von

Typ-III-Kollagenfasern durch aktivierte Fibroblasten einher, woraus ein fokaler bindegewebiger Umbau des Lungenparenchyms resultiert. Bei *Regenerations-* und *Reparationsvorgängen* ist vermehrt Fibronektin in Assoziation mit neu synthetisierten Kollagenfibrillen im Granulationsgewebe und in Fibrosierungsarealen nachweisbar. Dadurch wird eine lockere Matrix produziert, die das Einsprossen von Kapillaren und die Migration von Entzündungszellen sowie den Defekt deckenden Epithelien ermöglicht. Fibronektin soll stimulierend auf die *Zellmigration* im Rahmen der Reparation wirken, indem es ein potentes chemotaktisch wirksames Agens u. a. für Fibroblasten, Lymphozyten und Bronchialepithelzellen in vitro und im Tierexperiment in den Lungen darstellt (Romberger et al. 1995; Hauzenberger et al. 1994; Kirkpatrick et al. 1990; Huebsch et al. 1995; Haapasalmi et al. 1996).

Die extrazelluläre Matrix ist ferner ein *Reservoir verschiedener Wachstumsfaktoren und Zytokine.* So konnte gezeigt werden, daß TGF-β, bFGF und PDGF nicht nur die Matrixbildung in der Embryonalperiode regeln (Heine et al. 1990; Roberts et al. 1992), sondern auch bei der Wundheilung und bei der Entstehung des Tumorstromas für die Fibroblastenproliferation und die Synthese der Matrixkomponenten von Bedeutung sind (Roberts et al. 1988, 1992; Walker et al. 1994).

Fragestellung

Die Komplexität der Zell-Matrix-Interaktion im Rahmen der Tumormanifestation und Tumorpropagation haben die Frage aufkommen lassen, inwieweit bereits im Vorfeld der Tumorrealisation auf der Ebene präneoplastischer Epithelveränderungen der Bronchialschleimhaut bis hin zum invasiv wachsenden Plattenepithelkarzinom quantitative und qualitative Veränderungen extrazellulärer Matrixkomponenten im Rahmen des Matrixabbaus und der Neosynthese auftreten und mit einer Bindegewebeneubildung, tumorbegleitenden Entzündung und Angiogenese assoziiert sind.

3 Bronchialschleimhautveränderungen im Vorfeld der Tumorrealisation

3.1
Präneoplasien und Karzinom: Histogenetische Aspekte

Der lichtmikroskopische Tumorbefund in der Biopsie spiegelt nur einen groben phänotypischen Tumorparameter ohne zuverlässige Rückschlüsse auf die Tumorbiologie wider. Die schon lichtmikroskopisch faßbare häufige Heterogenität innerhalb eines Tumors wirft immer wieder die Frage nach der Histogenese der bösartigen Neubildungen von Bronchien und Lungen auf (Cromartie et al. 1980).

Der Weg der schrittweisen Epitheltransformation von der regelrechten Epithelzelle über mikroskopisch faßbare Veränderungen mit anormalem Zell- und Gewebeersatz mit Hyperplasien und Metaplasien bei gutartigen Tumoren über Präkanzerosen wie Dysplasien und dem Carcinoma in situ als fakultative oder obligate Präkanzerosen bis hin zum manifesten Karzinom wurde am besten durch die Untersuchungen an der Portio uteri dokumentiert (Hillemanns u. Limburg 1972). Vielfach konnte der skizzierte Weg der formalen Pathogenese für Tumoren in zahlreichen Organen belegt werden (Grundmann 1980), eine übersichtliche Darstellung ist dem Handbuchartikel von Hamperl (1974) zu entnehmen.

Die im Rahmen des dynamischen Prozesses der Tumorentwicklung morphologisch faßbaren Zell- und Strukturveränderungen gelten nach umfangreichen tierexperimentellen Studien mit karzinogenen Noxen und In-vivo-Untersuchungen auch für eine große Anzahl der bösartigen Lungentumoren (Nasiell 1963, 1966; Saccomanno et al. 1970; Klein-Szanto et al. 1980a, b, c, 1981; Saccomanno 1982; Reznik-Schüller 1983; Woodworth et al. 1983; Keenan et al. 1989).

Ob der Weg der malignen Epitheltransformation bei der Entstehung bösartiger Lungentumoren seinen Ausgangspunkt bei hyperplastischen oder metaplastischen Epithelveränderungen nimmt, wird kontrovers diskutiert (Shabad 1973; Auerbach et al. 1975, 1979) (Abb. 2). Einerseits wird der Verlust von Flimmerzellen und das gleichzeitige Auftreten einer Becherzellenhyperplasie als die am frühesten nachweisbaren Verände-

Kanzerogenese

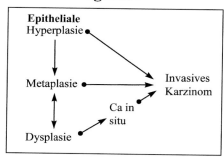

Abb. 2. Mögliche Schritte der Epitheltransformation der bronchialen Epithelzelle im Rahmen der Kanzerogenese als Ausgangspunkt invasiver Karzinome

rungen im Rahmen der metaplastischen Transformation diskutiert (Black u. Ackerman 1952; Trump et al. 1978; McDowell et al. 1980; Niimi et al. 1987). Eine vermehrte Proliferation schleimbildender Zellen, wie bei der Becherzellhyperplasie, wird als zentraler Vorgang bei der Entwicklung präkanzeröser Schleimhautanomalien bis hin zum schleimbildenden Adenokarzinom angenommen (Trump et al. 1978; Dämmrich et al. 1991). Demgegenüber gehen andere Autoren von der Basalzellenhyperplasie als Ausgangspunkt für die Metaplasie aus (Nasiell 1963; Yamamoto et al. 1987). Der vermehrte Nachweis von Basalzellenhyperplasien in Lungen von Patienten mit bösartigen Lungentumoren und ihr regelmäßiges Auftreten als transitorische Stadien bei der chemisch induzierten tierexperimentellen Kanzerogenese des Bronchialkarzinoms legen einen Zusammenhang zwischen dieser Epithelanomalie und der Entwicklung bestimmter histologischer Typen des Bronchialkarzinoms nahe (Mohr 1979).

Die *indifferente Stammzelle* für Präneoplasien und die meisten bösartigen Tumoren des Bronchialsystems ist die Basalzelle der Bronchialschleimhaut (Teutschlaender 1919; Krompecher 1924; McDowell et al. 1978). Die Basalzelle kann bei chronischen Proliferationsreizen durch extrinsische oder intrinsische Faktoren in eine plattenepitheliale oder mukoide Zellanomalie transformiert werden.

3.2
Ursachen für metaplastische Transformationen des Bronchialepithels

Plattenepithelmetaplasien können in nahezu allen Organen auftreten, wobei die Häufigkeit des Nachweises und die Reversibilität mit dem Einfluß chronischer Noxen in Beziehung gesetzt werden kann (Beresford 1981; Slack 1986).

Tierexperimentelle Studien sowie Verlaufsbeobachtungen an ehemaligen Rauchern konnten die *Reversibilität* dieser Schleimhautveränderung nach Wegfall der karzinogenen Noxe belegen (Becci et al. 1978; Schreiber et al. 1979). Neben einem erhöhten Zigarettenkonsum (Fielding u. Phenow 1988; Swan et al. 1994) werden chronisch-entzündliche Erkrankungen (Black u. Ackerman 1952; Bonikos et al. 1976; Mithal u. Emery 1976), virale Infektionen wie z. B. HPV-Virusinfektionen (Richter 1970; Bejui-Thivolet et al. 1990), karzinogene Stoffe wie Benzo(a)pyrene, Eisenoxyd (Harris et al. 1971; Stenbäck 1973; Schreiber et al. 1974; Becci et al. 1978; Barret et al. 1980), 7,12-Dimethylbenzo(a)anthrazene (Marchok et al. 1977; Klein-Szanto et al. 1980 a,b,c, 1981, 1986), 3-Methylcholanthrene (Gould et al. 1971; Cone u. Nettesheim 1973), Diethylnitrosamin (Reznik-Schüller 1980; Gordon et al. 1986), Chromverbindungen (Churg u. Greene 1988; Levy u. Venitt 1986), Asbest (Mossman et al. 1980, 1984; Woodworth et al. 1983; Cameron et al. 1989; Marsh u. Mossman 1991), ionisierende Strahlen (Lit. s. Müller 1983, 1996) sowie mechanische Verletzungen durch intratracheale Intubationen und Tracheostomata (Trump et al. 1978; Keenan et al. 1983) als ätiopathogenetische Faktoren diskutiert. Diese Faktoren sollen über einen direkten Kontakt mit dem Bronchialepithel eine Plattenepithelmetaplasie induzieren.

Nach tierexperimentellen Untersuchungen an mit Bromodeoxyuridine behandelten Hamstern gehen McDowell et al. (1990) von einem Zusammenhang zwischen entzündlichen Veränderungen und metaplastischer Epitheltransformation aus. Danach sollen Entzündungszellen Faktoren freisetzen, die mitogen oder modifizierend auf die Differenzierung des Epithels wirken.

Fazit für die Praxis
Bei der Entwicklung von Lungentumoren sind neben dem Tabakrauch Strahlenbelastungen, Exposition gegenüber Asbest und genetische Dispositionen wesentliche ursächliche Faktoren. Die gleichzeitige Entwicklung von Primärtumoren in Lungen und anderen topo-

graphischen Regionen des oberen Aerodigestivtraktes sind Ausdruck einer „Feldkarzinogenese", d. h. der Entwicklung von syn- und metachronen Tumoren in Bereichen, die dem Tabakrauch und seinen Metaboliten ausgesetzt sind (HNO-Bereich, oberer und mittlerer Ösophagusbereich, Lunge, Harnblase).

Nach umfangreichen Untersuchungen ist die Fähigkeit der metaplastischen Epitheltransformation eines Gewebes nicht nur unabhängig von der malignen Transformation (Bogomoletz 1982; Fisher et al. 1983; Moyana 1987; Oberman 1987; Lifschitz-Mercer et al. 1987). Sie ist gleichzeitig ein wesentliches diagnostisches Kriterium in der Differentialdiagnose des Plattenepithelkarzinoms, das sich aus einem komplexen Epithel wie dem Bronchialepithel entwickeln kann (Nasiell 1966; McDowell et al. 1978, 1980; Trump et al. 1978; Spencer 1979; Beresford 1981; Blümcke 1983; Said et al. 1983; Blobel et al. 1984; Lugo u. Putong 1984; Slack 1986; Tsuchiya et al. 1987; Broers et al. 1988).

3.3
Präneoplasien und Lungentumoren

Plattenepithelmetaplasien konnten häufiger bei Patienten mit Bronchialkarzinomen, als bei Kontrollgruppen ohne Karzinom, nachgewiesen werden (Nasiell et al. 1982). In einer prospektiven Studie wurden vergleichend an 332 Operationspräparaten mit primären Bronchialkarzinomen und 48 Resektaten mit intrapulmonalen Metastasen von außerhalb der Lunge lokalisierten Primärtumoren die Bronchialschleimhaut in 1-cm-Abständen vom Tumorrand beziehungsweise Metastasenrand auf präneoplastische und dysplastische Veränderungen untersucht.

Kayser et al. (1988, 1991) konnten zeigen, daß Präneoplasien bei Bronchialkarzinomen signifikant häufiger vorhanden sind, und daß deren Häufigkeiten im histologischen Untersuchungsmaterial direkt mit ihrem Abstand von der Entfernung zum Tumorrand korrelieren.

Aus den präneoplastischen Veränderungen der Bronchialschleimhaut wie atypischer Basalzellproliferation bis hin zum Carcinoma in situ lassen sich plattenepitheliale, kleinzellige und großzellige Karzinome kontinuierlich ableiten (Nasiell 1963). Adenokarzinome und kombinierte Plattenepithelaadenokarzinome können durch eine gleichzeitige neoplastische Proliferation von unterschiedlich differenzierten schleimbildenden Zellen und Basalzellen der Bronchialschleimhaut ihren Ausgang

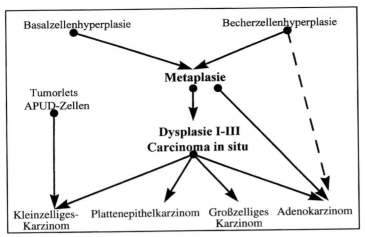

Abb. 3. Mögliche Beziehungen zwischen Krebsvorstadien der Bronchialschleimhaut und verschiedenen histologischen Differenzierungsmustern bösartiger Lungentumoren. (Aus: Müller K-M 1979)

nehmen (McDowell et al. 1978) (Abb. 3). Die Untersuchungen bestätigen damit das Konzept einer Entwicklung bösartiger Lungentumoren als Endstufe einer langen Reihe von Zell- und Gewebeveränderungen.

Nach heutiger Ansicht sind Epithelhyperplasien und Metaplasien der Bronchialschleimhaut aufgrund der Reversibilität dieser Veränderungen keine notwendige Voraussetzung für die Entwicklung bronchogener Karzinome. Andererseits lassen sich tierexperimentell diese Veränderungen stufenweise bis hin zum Carcinoma in situ und manifesten Karzinom darstellen. Schwergradige Dysplasien und das Carcinoma in situ werden als obligate Präkanzerosen angesehen (McDowell u. Trump 1983; Müller 1979, 1988b; Müller u. Müller 1983; Müller u. Gonzalez 1991).

Die nach histomorphologischen Kriterien eindeutig definierbaren Befunde der bronchialen Präneoplasien werden in der überarbeiteten Klassifikation der Lungentumoren der WHO (1981) in einer eigenen Gruppe B – Dysplasien und Carcinoma in situ – zwischen den gutartigen (Gruppe A) und bösartigen (Gruppe C) epithelialen Lungentumoren geführt (Tabelle 1).

Tabelle 1. Histologische Klassifikation der Lungentumoren und Pleuratumoren in Anlehnung an die WHO-Klassifikation 1981

A: Gutartige Tumoren
   Epitheliale Tumoren
   I.   Papillome
        Plattenepithelpapillome
        Transitional-Zell-Papillome
   II. Adenome
        Pleomorphe Adenome (Mischtumoren)
        Monomorphe Adenome
        Zystadenome
        Onkozytome
        Klarzellentumoren

B: Präneoplasien
   I.   Dysplasien
   II. Carcinoma in situ
   III. Tumorlets

C: Bösartige Tumoren
   I.   Plattenepithelkarzinome
        Spindelzellige Plattenepithelkarzinome
        Klarzellige Plattenepithelkarzinome
        Basalzellige Plattenepithelkarzinome
   II. Kleinzellige Bronchialkarzinome
        Kleinzellige Bronchialkarzinome/oat-cell-type
        Kleinzellige Bronchialkarzinome/intermediate cell type
        Kleinzellige Bronchialkarzinome/combined oat-cell-type
   III. Adenokarzinome
        Azinäre Adenokarzinome
        Papilläre Adenokarzinome
        Solide, schleimbildende Adenokarzinome
        Bronchioloalveoläre Karzinome
   IV. Großzellige Bronchialkarzinome
        Großzellige Karzinome mit Riesenzellen
        Hellzellige Bronchialkarzinome
   V.   Adenosquamöse Karzinome
   VI. Karzinoidtumoren
   VII. Karzinome der Bronchialwanddrüsen
        Zylindromatöse Adenokarzinome
        Mukoepidermoidtumoren

D: Benigne mesenchymale Tumoren
   I.   Chondrome
   II. Osteome
   III. Lipome
   IV. Myxome
   V.   Fibrome
   VI. Leiomyofibrome
   VII. Angiogene Tumoren

Tabelle 1. Fortsetzung

E. Sarkome
    I.   Fibrosarkome
    II. Myogene Sarkome
    III. Angioblastome
    IV. Karzinosarkome

F: Pleuratumoren
    I.   Benigne Mesotheliome
       (solitärer fibröser Pleuratumor, lokales fibröses Mesotheliom)
    II. Maligne Mesotheliome
       Epitheliale Mesotheliome
       Fibröse Mesotheliome
       (spindelzellig, sarkomatös, desmoplastisch)
       Biphasische Mesotheliome

G: Maligne Lymphome
    I.   Morbus Hodgkin
    II. Non-Hodgkin-Lymphome
    III. Leukämische Lungeninfiltrate

H: Sonstige seltene Lungentumoren
    I.   Neurogene Tumoren
    II. Paragangliome
    III. Granularzelltumoren
    IV. Melanome
    V. Teratome
    VI. Lungenblastome

I: Tumorartige Läsionen
    I.   Hamartome
       Tuberöse Sklerose
       Lymphangioleiomyomatose
       Fetales Lungenadenom
    II. Plasmazellgranulom
       (entzündlicher Pseudotumor)
    III. Pseudolymphome
       (lymphoproliferative Läsionen)
    IV. Amyloidtumor
    V. Endometriose
    VI. Sklerosierendes Angiom
    VII. Intravaskulärer und sklerosierender Bronchiolo-alveolar-Tumor
       (IVSBAT)
    VIII. Histiozytosis X
    IX. Maligne Histiozytose

J: Metastasen

3.4
Lichtmikroskopische, immunhistochemische und elektronenoptische Charakterisierungen hyperplastischer und präneoplastischer Veränderungen der Bronchialschleimhaut

Die im Rahmen präneoplastischer Bronchialschleimhautveränderungen morphologisch faßbaren zellulären und strukturellen Anomalien und Atypien lassen sich nach lichtmikroskopischen, elektronenoptischen und immunhistochemischen Untersuchungen in Kernanomalien als Zeichen der veränderten genetischen Information, in zytoplasmatische Anomalien als Zeichen der gestörten Zellfunktion und in Störungen der interzellulären Kontaktzonen gliedern.

Hyperplastische und präneoplastische Schleimhautveränderungen lassen sich von den folgenden im Oberflächenepithel der Bronchialschleimhaut physiologischerweise vorhandenen Zelltypen ableiten (Abb. 4A):

Zilientragende Zylinderzellen oder Flimmerzellen. Die zylindrischen Oberflächenepithelien tragen als charakteristisches Merkmal bis zu 200 Kinozilien mit einer typischen mikrotubulären Binnenstruktur, die in Kinopodien oder Basalkörpern des Zytoplasmas fest verankert sind (Lit. s. Müller u. Müller 1983). Die runden bis ovalen Kerne sind basal angeordnet. Elektronenoptisch sind in den Zellen zahlreiche Mitochondrien, Ansammlungen polymorpher membranumgrenzter Granula perinukleär sowie rauhes endoplasmatisches Retikulum (rER) nachweisbar (Kuhn 1972). Die Zellteilung dieser ausgereiften Zellen ist nicht mehr möglich (Evans et al. 1986). Die Gewebestabilität wird über die Ausbildung von Zell-Zell-Verbindungen zu den Nachbarzellen und zu den Basalzellen vermittelt (Evans u. Plopper 1988).

Becherzellen oder seromuköse, schleimbildende Zellen kommen in den größeren Bronchien etwa in einem Verhältnis von 1 : 4 zu den Flimmerzellen vor (Lit. s. Müller u. Müller 1983). Das Zytoplasma enthält PAS-positive Schleimvakuolen in apikaler Lokalisation. Die Kerne liegen basal angeordnet. Elektronenoptisch sind 1 – 3 μm große, intrazytoplasmatische, sekretorische Granula dominierend, die von einer Membran umgeben werden. In Kernnähe sind Mitochondrien, Golgifelder und granuläres ER nachweisbar (Gonzalez et al. 1986).

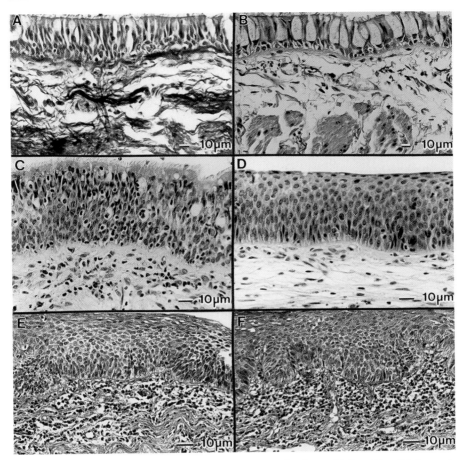

Abb. 4 A – F. Mikrophotogramme von Anomalien des bronchialen Oberflächenepithels. **A** Mehrreihig differenziertes Oberflächenepithel mit Basalzellreihe und kinozilientragenden Flimmerzellen in einer Biopsie mit regelrechtem Bronchialschleimhautbefund (männlich/49 Jahre). **B** Becherzellenhyperplasie mit vermehrter Ausreifung von schleimbildenden Becherzellen (weiblich/72 Jahre). **C** Herdförmige Basalzellenhyperplasie mit mehrreihiger Anordnung der Basalzellen, aber noch Ausreifung zu kinozilientragendem Oberflächenepithel (männlich/49 Jahre). **D** Plattenepithelmetaplasie mit beginnenden Kern- und Zellveränderungen wie bei einer leichtgradigen Dysplasie (männlich/49 Jahre). **E** Plattenepithelmetaplasie mit leichtgradiger Dysplasie des bronchialen Oberflächenepithels, Zell- und Kernanomalien im Bereich des unteren Drittels (männlich/60 Jahre). **F** Plattenepithelmetaplasie mit bis mittelgradigen Dysplasien des bronchialen Oberflächenepithels mit Zell- und Kernanomalien bis zum mittleren Drittel (männlich/60 Jahre)

Bürstenzellen kommen selten in der Bronchialschleimhaut vor. Sie werden auch als indifferente oder bronchioläre intermediäre Zellen bezeichnet. Die Natur und Funktion dieser Bürstenzellen ist noch unklar. Möglicherweise stellen sie noch nicht ausdifferenzierte Zellen des respiratorischen Epithels dar (Rhodin 1966; McDowell et al. 1978, 1980; Sidhu 1982; Tamai 1983).

Neurosekretorische Zellen werden unterteilt in diffuse endokrine Kultschitzki-Zellen oder helle Zellen und neuroepitheliale Körper (Gould et al. 1983). Die Kultschitzki-Zellen werden dem neuroendokrinen System zugeordnet, sie enthalten Peptidhormone (Bensch et al. 1965; McDowell et al. 1976, 1978; Lee et al. 1987). Elektronenoptisch konnten in diesen Zellen zahlreiche versilberbare Granula, die eine dichte Binnenstruktur und einen randständigen hellen Saum unter der begrenzenden Einheitsmembran aufweisen, nachgewiesen werden. Immunhistochemisch lassen sich in diesen Zellen des „diffusen epithelialen endokrinen Organs" an Granula gebundene Peptidhormone wie Serotonin, Bombesin und Calcitonin nachweisen (Feyrter 1938; Gould et al. 1983).

Die genaue Funktion der neurosekretorischen Zellen ist noch nicht vollständig geklärt: für die solitären Kultschitzki-Zellen wird eine parakrine Funktion angenommen, die neuroepithelialen Körper sollen hypoxie- und hyperkapnieempfindliche Chemorezeptoren darstellen (Gould et al. 1983).

Basalzellen sind kleine und undifferenzierte Zellen mit polygonaler oder trianguärer Gestalt. Sie sind auf der Basalmembran, mit der sie über zahlreiche Hemidesmosomen in Kontakt stehen, lokalisiert und erreichen nicht das bronchiale Lumen (Tamai 1983). Sie werden als undifferenzierte Reservezellen oder Stammzellen angesehen (McDowell et al. 1978; Tandler et al. 1981; Inayama et al. 1988). Elektronenoptisch enthält das dicht erscheinende Zytoplasma, vor allem in der perinukleären Region, Tonofilamente. Golgi-Felder und ER sind gering entwickelt, vereinzelt sind Desmosomen als Interzellularverbindungen nachweisbar (McDowell et al. 1978; Tamai 1983).

Die Pluripotenz der Basalzellen konnte in experimentellen Studien belegt werden, wonach sie zu Flimmerzellen, Becherzellen, sekretorischen Zellen und Plattenepithelzellen differenzieren können (Inayama et al. 1988).

Clara-Zellen sind nur in distalen und terminalen Bronchiolen und im Bereich der bronchiolo-alveolären Übergänge anzutreffen (Clara 1937; Roth

1973; Kuhn 1972). Diese zylindrischen oder kubischen Zellen sitzen der Basalmembran auf und reichen bis zum bronchioloalveolären Übergang (Tamai 1983).

3.5
Morphologische Befunde hyperplastischer und präneoplastischer Epithelveränderungen

Zu den häufigen, in täglichen Biopsien nachweisbaren präneoplastischen Strukturanomalien des Bronchialepithels gehören Epithelhyperplasien, -metaplasien und -dysplasien bis zum Carcinoma in situ.

3.5.1
Basalzellenhyperplasien und Becherzellenhyperplasien

Die *Becherzellenhyperplasie* resultiert aus einer verstärkten Proliferation schleimbildender Becherzellen (Abb. 4B). Das Verhältnis von Flimmerzellen zu Becherzellen ist stark zugunsten schleimbildender Zellvarianten verschoben.

Basalzellenhyperplasien stellen den häufigsten vom regelrechten Schleimhautbild abweichenden histologischen Befund dar. Die normalerweise in einer Reihe der Basalmembran anliegenden Basalzellen sind auf 3–10 Zellschichten vermehrt (Abb. 4C). Epithelhyperplasien werden auch als temporäre regeneratorische Veränderungen bei chronischen Reizzuständen angetroffen.

3.5.2
Plattenepithelmetaplasien und Mikropapillomatosen

Bei der *Plattenepithelmetaplasie* wird das regelrechte Oberflächenepithel durch eine epidermisähnliche Zellschichtung unterschiedlicher Dicke bei weitgehendem Verlust des zilientragenden und schleimbildenden Oberflächenepithels ersetzt (Abb. 4D). Plattenepithelmetaplasien treten physiologisch im Bereich der Bifurkationen und der Karinen größerer und kleinerer Bronchien auf (Niskanen 1949; Valentine 1957; Elias et al. 1976). Unter bestimmten Umständen kann es zur Verhornung der oberen Zellschichten kommen (Valentine 1957; Nasiell 1966; Mohr 1979).

Elektronenoptisch konnten die für epidermoide Epithelzellen charakteristischen Zellstrukturen mit intrazytoplasmatischen „menbrane coating granules" (MCG), Vermehrung von Tonofilamenten und Tonofilamentbündeln sowie von Interzellularbrücken mit Desmosomen nachgewiesen werden (Auerbach et al. 1957; Nasiell 1963, 1966; Gould et al. 1971; Trump et al. 1978; McDowell et al. 1980; Müller u. Müller 1983; Geiger et al. 1983; Gonzalez et al. 1986; Yamamoto et al. 1987; Müller 1988b; Garrod et al. 1990; Schwarz et al. 1990).

Auch konnten Unterschiede in der Expression von Intermediärfilamenten als Zeichen unterschiedlicher Differenzierungsprogramme belegt werden. Das Muster der Zytokeratinexpression in der menschlichen Trachealschleimhaut weist die Zytokeratine 7, 8, 18, 19 und in geringer Menge Zytokeratin 20 zusammen mit den Zytokeratinen 5, 6, 14, 15 und 17 auf (Franke et al. 1981; Bejui-Thivolet et al. 1982; Moll et al. 1982, 1989; Blobel et al. 1984; Wilson et al. 1985; Letho et al. 1986; Obara et al. 1988). In Plattenepithelmetaplasien konnte eine Veränderung im Zytokeratinprofil der Basalzellen und Suprabasalzellen mit Neoexpression der Zytokeratine 4, 13 und 15 und z. T. 1, 10 und 11 dargestellt werden (Leube u. Rustad 1991; Fisseler-Eckhoff et al. 1996a).

Zahlreiche in bronchialen Plattenepithelmetaplasien nachweisbare Markerproteine können auch in Plattenepithelkarzinomen demonstriert werden, so daß sie bei der Differentialdiagnose pulmonaler Karzinome herangezogen werden können (Said et al. 1983; Banks-Schlegel et al. 1984; Blobel et al. 1984; Wilson et al. 1985; Letho et al. 1986; Obara et al. 1988).

Als Ausdruck des gesteigerten Proliferationsverhaltens bei metaplastischen Epithelveränderungen konnte mit Ki67-Antikörpern eine erhöhte Reaktivität in Schleimhautbiopsien mit Metaplasien demonstriert werden (Leube u. Rustad 1991; Fisseler-Eckhoff et al. 1995).

Eine besondere Form der Plattenepithelmetaplasie ist die *Mikropapillomatose,* die neben mehrschichtigen Anomalien des Oberflächenepithels durch hernienartige Vorwölbungen der Basalmembran mit vermehrt vaskularisierten Stromapapillen charakterisiert ist (Brunner u. Götz 1983; Brunner 1985; Götz u. Brunner 1985). Bei den kapillären Blutgefäßen handelt es sich um Äste der Bronchialarterien. Mikro-papillomatosen konnten in bis zu 60 % im Randbereich von manifesten Plattenepithelkarzinomen nachgewiesen werden (Müller u. Müller 1983; Nasiell 1968).

3.5.3
Epitheldysplasien

Dysplastische Epithelveränderungen der Bronchialschleimhaut sind durch zelluläre Atypien in metaplastischen Gewebearealen charakterisiert. In Abhängigkeit vom Grad der Zell- und Kernatypien und der Mitosehäufigkeit in verschiedenen Gewebeabschnitten lassen sich 3 Schweregrade unterscheiden (Auerbach et al. 1961; Saccomanno et al. 1974; Müller 1979; Müller u. Müller 1983; Johnston 1986; Vine et al. 1990). Sind die lichtmikroskopisch faßbaren Veränderungen, wie die Verschiebungen der Kern-Zytoplasma-Relationen zugunsten der Zellkerne,

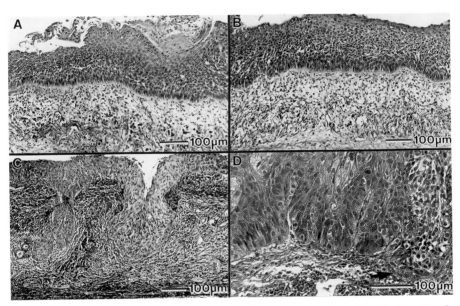

Abb. 5 A – D. Mikrophotogramme mit Befunden schwergradiger Dysplasien, Carcinomata in situ und plattenepithelial differenzierten Frühkarzinomen des Bronchus. **A** Plattenepithelmetaplasie mit schwergradigen Dysplasien des bronchialen Oberflächenepithels mit Zell- und Kernanomalien bis zum oberen Drittel. **B** Carcinoma in situ mit erheblichen zellulären und nukleären Atypien bei partiell aufgehobener Zellschichtung. Noch erhaltene Basalmembran mit angrenzender entzündlicher Infiltration des Stromas, langstreckig spreitender Typ. **C** Carcinoma in situ mit plump penetrierender Tiefenausdehnung entlang ehemaliger Drüsenausführungsgänge der Bronchialschleimhaut. Noch erhaltene Basalmembran mit angrenzender entzündlicher Infiltration des Stromas. **D** Fokale Destruktion der Basalmembranzone mit beginnender Mikroinfiltration (→) eines plattenepithelial differenzierten Lungentumors mit begleitender Stromareaktion

Mitosen sowie geändertes Färbeverhalten der Zellen nur im unteren Drittel des Epithels nachweisbar, so erfolgt die Einordnung bei *Dysplasie Grad I* (Abb. 4E). Reichen die zellulären Veränderungen bis zum mittleren Drittel des Epithelverbandes, so liegt eine *Dysplasie Grad II* (Abb. 4F) vor. Sind die Dysplasien auf die gesamte Epithelschicht verteilt, so entspricht der Befund einer *Dysplasie Grad III* (Abb. 5A). Dysplasien Grad III werden als bleibende Alterationen mit einem erhöhten Risiko der Entartung von ca. 70 % angesehen (Dong et al. 1995).

3.5.4
Carcinoma in situ

Unter einem *Carcinoma in situ* versteht man Epithelveränderungen mit Verlust der Zellagerung, bei Nachweis von Zell- und Kernatypien mit zahlreichen Mitosen bis zur Oberfläche des mehrschichtigen Epithels (Abb. 5B). Das Carcinoma in situ greift häufig auf die Ausführungsgänge der submukösen Drüsen über (Abb. 5C). Auch bei ausgedehntem Befall der submukösen Drüsen liegt der Befund eines Carcinoma in situ vor, solange die Infiltration der Basalmembran nicht nachgewiesen werden kann. Eine differentialdiagnostische Abgrenzung von breitbasigen submukösen infiltrativen Tumornestern eines Plattenepithelkarzinoms mit minimaler Stromareaktion kann schwierig sein (Abb. 5D). Chronische Entzündungsreaktionen sind bei beiden Veränderungen nachweisbar, aber eine desmoplastische Stromareaktion ist häufig ein Gesichtspunkt der Invasion. In Abhängigkeit vom lokalen Wachstumsverhalten können ein *im Schleimhautniveau spreitender Typ mit langstreckiger Ausbreitung* innerhalb der Mukosa (Abb. 5B) von einem selteneren, teils nekrotisierend, teils *plump wachsenden Typ* mit schneller Proliferation und tiefer Penetration der Bronchialwand unterschieden werden (Abb. 5C) (Nagamoto et al. 1989). Möglicherweise handelt es sich dabei um frühe Entwicklungsstadien eines invasiven Plattenepithelkarzinoms.

Fazit für die Praxis
Bei lichtmikroskopischen Befunden eines bronchialen Carcinoma in situ vom plump wachsenden Typ mit Befall der submukösen Drüsen sollte das Präparat in Serienschnitten mit selektiver färberischer Darstellung der Basalmembranzone aufgearbeitet werden, um eine minimale Stromainfiltration und damit den Übergang in ein Plattenepithelkarzinom auszuschließen.

Die am Biopsat gestellte histologische Diagnose eines Carcinoma in situ erfordert eine dringende weitere *diagnostische Befundabklärung*, da derartige Schleimhautanomalien besonders häufig in der Randzone bereits manifester Karzinome – vor allem der Plattenepithelkarzinome – gefunden werden. Im Operationsgut wurden in 4,5 % Carcinomata in situ im Randbereich manifester Plattenepithelkarzinome nachgewiesen (Rilke et al. 1979; Lam et al. 1993). Im Autopsiegut liegen die Werte bei ca. 75 % (Auerbach et al. 1957). Endoskopisch kann die Schleimhaut unauffällig oder aufgerauht sein.

Toporegional ließ sich *ultrastrukturell* eine unterschiedliche Vermehrung neuroendokriner Zellen isoliert oder in Form intraepithelial gele-

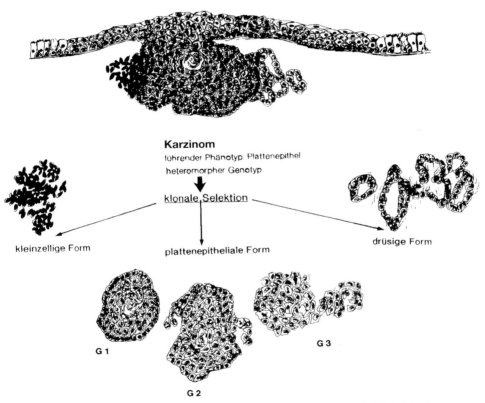

Karzinom
führender Phänotyp: Plattenepithel
heteromorpher Genotyp

klonale Selektion

kleinzellige Form

plattenepitheliale Form

drüsige Form

G 1

G 3

G 2

Abb. 6. Schematische Darstellung von präneoplastischen Bronchialschleimhautveränderungen bis hin zur Entwicklung eines manifesten Plattenepithelkarzinoms mit möglichen klonalen Selektionen der Tumorzellen, bei heteromorphem Genotyp als Basis für die Entwicklung von kleinzelligen Karzinomen, Adenokarzinomen oder von Plattenepithelkarzinomen. (Aus: Müller u. Fisseler-Eckhoff 1991)

gener, sog. neuroepithelialer Körperchen nach Lauweryns nachweisen. Ferner ließen sich amphikrine Zellen mit gleichzeitiger Entwicklung neurosekretorischer und muzinöser Granula darstellen, die nach immunhistochemischen Untersuchungen verschiedenartige Hormon- und Polypeptidtypen exprimieren (Müller u. Gonzalez 1991). Die zunehmenden Kernatypien und zellulären Dysplasien gehen nach immunhistochemischen Untersuchungen mit einem Verlust einer geordneten Zytokeratinexpression einher (Moll 1990; Fisseler-Eckhoff et al. 1996a). Dies kann als Kontrollverlust der spezifischen epithelialen Differenzierungsprogramme im Rahmen der neoplastischen Transformation gewertet werden. Die zunehmende Dysregulation in der terminalen Differenzierung scheint mit der neoplastischen Transformation zu korrelieren (Masui et al. 1986; Ke et al. 1988; Pfeifer et al. 1989).

Molekulargenetische Befunde zeigen, daß p53-Mutationen nicht erst bei manifesten Lungentumoren, sondern bereits früh in der Bronchialkarzinomentwicklung bei Plattenepithelmetaplasien, Dysplasien und Carcinomata in situ nachweisbar sind (Greenblatt et al. 1994; Bennett et al. 1993; Sozzi et al. 1995).

Aufgrund der aufgezeigten Befunde konnten Parallelen zu den in manifesten Bronchialkarzinomen nachweisbaren Zell- und Strukturanomalien hergestellt werden, so daß heute Plattenepithelkarzinome, kleinzellige Karzinome und Adenokarzinome aus präneoplastischen Epithelveränderungen der Bronchialschleimhaut abzuleiten sind (Abb. 6).

Fazit für die Praxis

Die Karzinogenese ist ein Vielstufenprozeß, der sich über variable präneoplastische Läsionen nachvollziehen läßt. Die maligne Transformation zum bösartigen Lungentumor erfolgt wahrscheinlich auf der Ebene einer undifferenzierten bronchialen Stammzelle, die sich durch vielfache Differenzierungsinduktoren in einen Tumor mit einem oder mehreren führenden histologischen Subtypen entwickelt. Dieser pathogenetische Ursprung erklärt den relativ hohen Anteil histologischer Kombinationsformen bösartiger Lungentumoren.

3.6
Reaktive transitorische Epithelveränderungen

Nahezu regelmäßig entwickeln sich transitorische Metaplasien und entzündliche Dysplasien über Schleimhautarealen nach vorausgegangenen Schleimhautdefekten oder nach Biopsieentnahmen (Abb. 7A). Plattenepithelial-dysplastische Schleimhautanomalien sind häufig im Bronchialsystem nach endoskopisch-therapeutischen Eingriffen, wie z. B. Laserkoagulation oder als entzündliche Fremdkörperreaktion z. B. nach Bronchus- oder Tracheaschienung durch Stents nachweisbar (Abb. 7B). Dieser Befund muß bei Kontrollbiopsien z. B. zur weitergehenden Charakterisierung des Tumors oder im Rahmen von Verlaufskontrollen berücksichtigt werden.

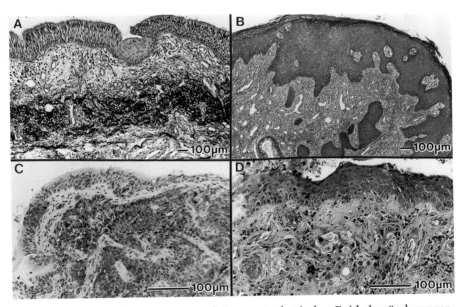

Abb. 7 A – D. Mikrophotogramme reaktiver metaplastischer Epithelveränderungen. **A** Regelrechte Bronchialschleimhaut mit kleinherdiger reaktiver plattenepithelialer Metaplasie bei Zustand nach vorausgegangener bioptischer Probeentnahme. Vermehrte Elastose in der Tunica propria. **B** Ausgeprägte Plattenepithelmetaplasie mit Hyperplasie bei Zustand nach Tracheaschienung durch Stents. Einzelne versprengte plattenepithelial differenzierte Epithelnester in der Tunica propria. **C** Reaktive Plattenepithelmetaplasie über einem Karzinoidtumor. Tumorzellen mit immunhistochemisch positiver Chemograninreaktion. **D** Intramural lymphangische Tumorpropagation eines Adenokarzinoms mit reaktiver Plattenepithelmetaplasie des Oberflächenepithels

Über Karzinoidtumoren (Abb. 7C) und anderen selteneren Tumoren, ausgehend von den Bronchialwanddrüsen, sind fast immer Plattenepithelmetaplasien der Bronchialschleimhaut ausgebildet. Schwierig kann die histogenetische Zuordnung in relativ oberflächlich entnommenen Biopsien bei kleinzelligen Karzinomen und Adenokarzinomen in Abgrenzung zu reaktiven plattenepithelialen Neoplasien sein. Kleinzellige Karzinome zeigen ein manschettenförmiges, intramurales Wachstum. Das Oberflächenepithel bleibt lange intakt und kann über dem Tumor sekundär metaplastisch und dysplastisch verändert sein. Ähnliche Befunde sind bei intramural-lymphangischer Tumorpropagation von primär peripher im Lungengewebe entwickelten Adenokarzinomen nicht selten Fallstricke bei der bioptischen Tumordiagnostik (Müller 1996) (Abb. 7D).

Auch bei Befunden eines Carcinoma in situ müssen differentialdiagnostisch reaktive metaplastische und dysplastische Bronchialschleimhautveränderungen, wie sie z. B. nach Bestrahlungstherapie, Pneumonie oder chronischer Bronchitis auftreten können, abgegrenzt werden (Nasiell 1968).

Reaktive Veränderungen des Oberflächenepithels entwickeln sich über akuten entzündlichen Alterationen der Tunica propria. Daher haben die Zellen des Oberflächenepithels ein relativ breites Zytoplasma und große vesikuläre Kerne mit prominenten Nukleolen. Die Kerne sind uniform, ohne Hyperchromasie und ohne Irregularität ihrer Membran, wie man sie im Carcinoma in situ findet.

Fazit für die Praxis
Regeneratorische transitorische Metaplasien und Dysplasien des Bronchialsystems nach vorausgegangenen Biopsien sind von obligaten Präneoplasien weder histologisch noch zytologisch oder immunhistochemisch zu unterscheiden. Unerläßlich sind anamnestische Angaben über vorausgegangene Maßnahmen.

3.7
Präneoplasien und extrazelluläre Matrix

Die morphologische Einordnung bronchialer *Präneoplasien* bezüglich der Frage der Graduierung dieser Veränderungen ist auf die Beschreibung der epithelialen Anomalien konzentriert. Die histologische Abgrenzung präneoplastischer Veränderungen vom Schweregrad der Dysplasie Grad III und des Carcinoma in situ von neoplastischen Veränderungen wie dem Frühkarzinom beruht auf dem lichtmikroskopischen Nachweis der Destruktion beziehungsweise der Penetration der Epithelzellen durch die Basalmembran und der Infiltration angrenzender Stromastrukturen.

Basalmembranen und das interstitielle Stroma sind „spezialisierte" Strukturen der extrazellulären Matrix. Wenn Veränderungen der extrazellulären Matrix als Ausdruck einer gestörten Zell-Matrix-Interaktion in manifesten Karzinomen anzusehen sind, und sich manifeste Karzinome – wie dargestellt – aus Tumorvorstadien entwickeln, liegt die Annahme nahe, daß Modifikationen von extrazellulären Matrixstrukturen auch bereits auf der Ebene präneoplastischer Epithelveränderungen vorliegen.

3.8
Methodischer Ansatz

Zur Charakterisierung pathognomonischer Matrixanomalien von bronchialen Präneoplasien bis zum invasiven Plattenepithelkarzinom wurden Biopsien und Operationsresektate von 168 Patienten untersucht.

Die extrazellulären Matrixkomponenten wurden immunfluoreszenzmikroskopisch und immunhistochemisch [Avidin-Biotin-Komplex-Methode (APAAP-Methode), Hsu et al. 1981; Heitz 1982], mit Antikörpern gegen Typ-I-Kollagen, N-terminales Ende von Typ-IV-Kollagen, Laminin, Fibronektin (Tabelle 2) sowie Typ-IV-Antihumankollagenase analysiert und durch ultrastrukturelle Untersuchungen an 24 Bronchusbiopsien ergänzt. Die Frage der Neosynthese von Basalmembrankomponenten wurde mit der Methode der nicht radioaktiven In-situ-Hybridisierung (NISH) – cDNA-Sonden für Typ-I-, -III-, -IV-Kollagen und Laminin – geprüft (Wiethege et al. 1991). Zur Quantifizierung des Ausmaßes der Neovaskularisation wurden morphometrische Untersuchungen an mit Faktor-VIII-Antigen gefärbten Schnitten mit einem halbautomatischen Bildanalysegerät (Vidas, Release 2.1, Copyright by Contron Elektronics GmbH 1991) durchgeführt. Ferner wurden Untersuchungen mit monoklonalen Antikörpern gegen das CD-31-Antigen (Fa. Dako, Clone SC/70A) und polyklonalen Antikörpern gegen VEGF (Fa. Santa Cruz, Clone A-20) durchgeführt. Bewertungskriterien bildeten morphologisch und histochemisch faßbare Veränderungen der Basalmembranzone, des entzündlichen Stromainfiltrates, der Neovaskularisation und der Neosynthese von Matrixstrukturen (Fisseler-Eckhoff 1993).

Tabelle 2. Zusammenstellung der verwandten gegen extrazelluläre Matrixproteine und Endothelzellen gerichteten Primärantikörper (1: Immunfluoreszenz, 2: Immunhistochemie)

Antigen	Spezies	Organ	Antikörper	Klone oder produzierende Tiere	Verdünnung	Quelle/Literatur
Fibronektin[a]	Human	Plasma	Anti-Human-Fibronektin (polyklonal)	Ziege	1:40	Seralap Hamburg
Kollagen Typ I[a]	Human	Haut	Anti-Human-Kollagen-Typ I (polyklonal)	Ziege	1:40	Voss u. Rauterberg (1986)
Kollagen Typ III[a]	Human	Haut	Anti-Human-Kollagen-Typ III (polyklonal)	Ziege	1:40	Voss u. Rauterberg (1986)
Laminin[1]	Human	Plazenta	Anti-Human-Laminin (polyklonal)	Ziege	1:40	Voss u. Rauterberg (1986)
Kollagen, Typ IV[b]	Human	Plazenta	Anti-Human-Kollagen Typ IV (monoklonal)	8C55A5, IgG kappa Maus	1:200	Dianova Hamburg
Laminin[b]	Human	Plazenta	Anti-Human-Laminin (polyklonal)	Kaninchen	1:600	Heyl Berlin
NC 1[b]	Human	Plasma	Anti-Human-NC 1 (polyklonal)	Kaninchen	1:40	Heyl Berlin
Fibronektin[b]	Human	Plasma	Anti-Human-Fibronektin (polyklonal)	Kaninchen	1:12 000	Dakopatts Hamburg
CD 31[b]	Human	Milz	Anti-Human-Endothelzellen (monoklonal)	Maus	1:100	Dakopatts Hamburg
VEGF[b]	Human		Anti-Human-Endothelzellen (polyklonal)	Kaninchen	1:3000	Santa Cruz

[a] Immunfluoreszenz
[b] Immunhistochemie

4 Extrazelluläre makromolekulare Bestandteile (ECM) der regelrechten Bronchialschleimhaut, hyperplastischer und präneoplastischer Epithelveränderungen

4.1
Regelrechte bronchiale Basalmembranzone

4.1.1
Basalmembranzone: Begriffsbestimmung

Da die elektronenoptisch definierte bronchiale Basalmembran außerhalb des lichtmikroskopischen Auflösungsvermögens liegt, entspricht die lichtmikroskopisch sichtbare, in der morphologischen Beschreibung als Basalmembran angegebene Schicht, einer Kondensation der Lamina fibroreticularis mit der eigentlichen elektronenoptisch definierten Basalmembran (Mc Carter u. Vasquez 1966; Kefalides et al. 1979). Da es sich bei der lichtmikroskopisch sichtbaren Basalmembran somit um ein Kondensationsprodukt aus unterschiedlichen extrazellulären Matrixbestandteilen handelt, nämlich Basalmembran- und bindegewebigen Komponenten, wurde der Begriff *Basalmembranzone* eingeführt (Kefalides et al. 1979). Dieser Begriff wird auch von uns für die Beschreibung der nachweisbaren Strukturanomalien im Bereich der bronchialen Basalmembran verwendet.

4.1.2
Aufbau: Lichtmikroskopische Befunde

Angrenzend zur Basalzellschicht des Oberflächenepithels der Bronchialschleimhaut findet sich eine intakte, 0,05 μm breite Basalmembran, die in der lichtmikroskopischen Untersuchung eine PAS-positive Reaktion mit linearer Anfärbung aufweist. In der PAS-Reaktion ist lichtmikroskopisch eine PAS-stabile Schicht von einer PAS-labilen homogenen Zone abgrenzbar (Abb. 8A), die bei der Versilberung aus Retikulinfasern be-

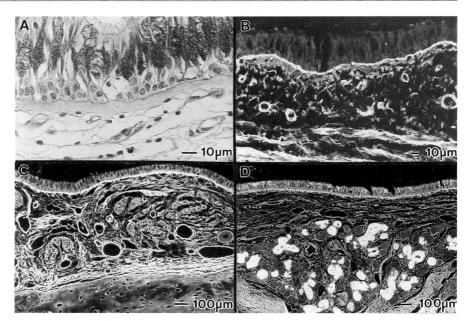

Abb. 8 A – D. Mikrophotogramme der Basalmembranzone (BM) in Abschnitten regelrechter Bronchialschleimhaut. **A** Zweischichtiger Aufbau der Basalmembranzone in der PAS-Färbung: Subepithelial gelegene, dünne lineare, PAS-stabile Schicht entsprechend der elektronenoptisch definierten BM. Breitere, schwach positive PAS-labile Schicht entsprechend der Lamina fibroreticularis (männlich/65 Jahre). **B** Immunfluoreszenzmikroskopische Darstellung der BM mit Anti-Laminin-Antikörpern. Stark positive Reaktion der BM korrespondierend zur PAS-positiven stabilen Schicht der Basalmembranzone. Markierung der BM von Blutgefäßen und um glatte Muskelzellen in der Tunica propria (weiblich/40 Jahre). **C** Immunfluoreszenzmikroskopische Darstellung des interstitiellen Typ-III-Kollagens: positive Reaktion im Bereich der PAS-positiven labilen Schicht der Basalmembranzone, der kollagenen Fasern der Tunica propria sowie der kollagenen Fasern um glatte Muskulatur und in der Wand größerer Blutgefäße (männlich/65 Jahre). **D** Fibronektin-positive Reaktion im Bereich der Basalmembranzone, der subendothelialen Basalmembranen der Gefäßwände, der mukösen Anteile der Bronchialwanddrüsen sowie der Becherzellen in der Bronchialschleimhaut (männlich/65 Jahre)

steht. Diese Schicht ist nach morphometrischen Untersuchungen im Mittel 4,5 μm dick (vgl. Abb. 11).

Typ-IV-Kollagen, NC 1 und Laminin (Abb. 8B) sind in der linearen, intakten Basalmembranzone angrenzend an die Basalzellreihe des Oberflächenepithels im Bereich der PAS-stabilen Schicht nachweisbar. *Typ-IV-Kollagen* ist die Hauptstrukturkomponente der Basalmembran (Timpl et al. 1977, 1981; Yurchenco u. Ruben 1988). Untersuchungen über die Nachweisbarkeit und Lokalisation des *N-terminalen Endes des Typ-IV-Kollagenmoleküls (NC 1)* in der Basalmembranzone der humanen Bronchialschleimhaut liegen bisher nicht vor. *NC 1* stellt die carboxyterminale nicht kollagene Domäne des Typ-IV-Kollagens dar (Ries et al. 1995). Untersuchungen an der glomerulären Basalmembran zeigten, daß das N-terminale Ende von Typ-IV-Kollagen (NC 1) an der Ausrichtung und Vernetzung der 3 α-Ketten des Typ-IV-Kollagenmoleküls beteiligt ist und die Tripelhelixbildung einleitet (Duncan et al. 1983; Weber et al. 1984; Oberbäumer et al. 1985; Kleppel et al. 1986, 1989; Schwarz-Magdolen et al. 1986; Kaytes et al. 1987; Thorner et al. 1989, 1990). Aufgrund dieser Funktion ist davon auszugehen, daß bei Nachweis von Typ-IV-Kollagen auch NC 1 in der Basalmembranzone nachgewiesen werden kann. Die positive NC-1-Reaktion der bronchialen Basalmembranzone kann als Beleg für eine regelrechte Netzwerkbildung der Typ-IV-Kollagenmoleküle in der bronchialen Basalmembran angesehen werden. Die Netzwerkbildung ist wiederum Voraussetzung für die Einlagerung und damit auch bedingt für die Nachweisbarkeit anderer Basalmembrankomponenten.

Typ-III-Kollagen ist im Bereich der PAS-positiven labilen Schicht der Basalmembranzone lokalisiert (Abb. 8C).

Die makromolekulare Zusammensetzung dieser PAS-stabilen Schicht der Basalmembranzone zeigt nach immunhistochemischen Befunden keine Unterschiede zur makromolekularen Zusammensetzung von Basalmembranen anderer regelrechter Gewebe unterschiedlicher Organe (Crouch et al. 1980; Ekblom et al. 1981, 1984; Labat-Robert et al. 1981; Barsky et al. 1983; Gusterson et al. 1984, 1986; Gay u. Gay 1985; Caselitz et al. 1988).

Fibronektin im Bereich der Basalmembranzone

Fibronektin ist sowohl im Bereich der zur PAS-stabilen Schicht gehörenden Zone, bevorzugt aber im Bereich der PAS-labilen Schicht der Basalmembranzone nachweisbar (Abb. 8D). Diese Schicht entspricht der ultrastrukturell beschriebenen Lamina fibroreticularis. Fibronektin stellt einen Hauptbestandteil der extrazellulären Matrix dar. Es ist als extrinsische Komponente in den meisten Basalmembranen und im interstitiellen Stroma vieler Organe nachweisbar (Linder et al. 1978; Stenmann u. Vaheri 1978; D´Ardenne et al. 1983; Martinez-Hernandez u. Amenta 1983). Die Verteilung von Fibronektin in der Bronchialschleimhaut unterscheidet sich von der elastischer und kollagener Fasern und steht in enger Beziehung zu den durch Silberimprägnation darstellbaren Retikulinfasern (D´Ardenne et al. 1983). Aufgrund des vorwiegenden Anteils an Retikulinfasern im Bereich der Lamina fibroreticularis erklärt sich die bevorzugte Lokalisation von Fibronektin im Bereich der PAS-labilen Schicht der Basalmembranzone.

Fibronektin konnte in Übereinstimmung mit anderen Untersuchungsgruppen auch im interstitiellen Bindegewebe der Tunica propria in gleicher Lokalisation mit Typ-III-Kollagenfasern belegt werden (Linder et al. 1978; Bray 1978; D´Ardenne et al. 1983; Gil u. Martinez-Hernandez 1984; Torikata et al. 1985) (Abb. 8D).

4.1.3
Aufbau: Ultrastrukturelle Befunde

Ultrastrukturell kann aufgrund der unterschiedlichen Elektronendichte eine bilaminäre Membran – bestehend aus der elektronendurchlässigen Lamina rara, angrenzend an die parenchymalen Zellen, und die elektronendichte Lamina densa, angrenzend an die bindegewebige Matrix – unterschieden werden (Rhodin 1966; Meindl u. Brunner 1980; Liotta et al. 1983; Martinez-Hernandes u. Amenta 1983; Sanders 1983; Abrahamson 1986; Laurie et al. 1985; Kleinman et al. 1985; Inoue u. Leblond 1988; Leblond u. Inoue 1989; Leonhard 1990) (Abb. 9A, B).

In Abhängigkeit des untersuchten Organs variieren die Dicke der Lamina rara nach tierexperimentellen Untersuchungen zwischen 15 und 65 nm und die Dicke der Lamina densa zwischen 25 und 125 nm (Inoue u. Leblond 1988). Die Dicke der Basallamina soll zwischen 50 und 200 nm variieren, sie liegt damit unter dem lichtmikroskopischen Auflösungsvermögen. Angrenzend zu diesen beiden Schichten liegt eine retikuläre Schicht, die variable Anteile von Proteoglykanen, Fibronektin, Kollagenfibrillen überwiegend vom Typ III und gelegentlich kleine Elastinfasern enthält (Martinez-Hernandes u. Amenta 1983; Liotta et al. 1986) (Abb. 9B). Diese Schicht wird als Lamina fibroreticularis, Sublamina densa oder Basalmembranretikulum bezeichnet (Abrahamson 1986; Liotta et al. 1986). An der lumenfernen Seite der Lamina densa sind 20 – 60 μm dicke, kurze gebogene Kollagenfibrillen, die einen nichtperiodischen Aufbau aufweisen und im angloamerikanischen Schrifttum als „anchoring fibrils" bezeichnet werden, neben elastischen Mikrofibrillen nachweisbar. Diese fibrillären Strukturen stellen Verbindungsstellen zwischen der Lamina densa und der Lamina fibroreticularis dar (Kawanami et al. 1979; Inoue u. Leblond 1988) (Abb. 9C, D).

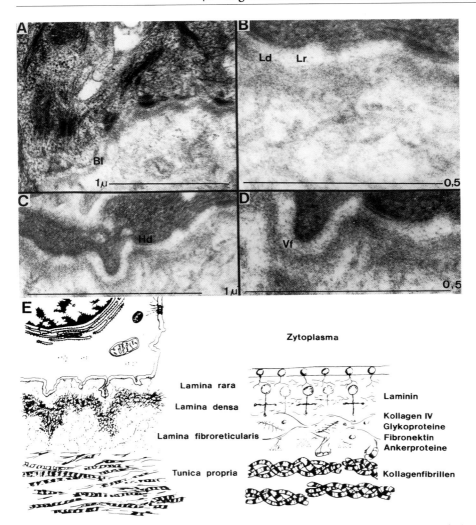

Abb. 9 A – E. Elektronenmikroskopische Darstellung der Basalmembranzone bei regelrechtem Bronchialschleimhautbefund im lichtmikroskopischen Präparat. (Aus: Fisseler-Eckhoff 1993). **A** Leichtgradig gewellter Verlauf der scharf konturierten Basallamina (BL) mit abgrenzbarer Lamina rara und Lamina densa. **B** Wechselnd dichte, feinfädige und granuläre Kontaktzone zwischen Zellmembranen der Basalzellen und unterschiedlich breiter Lamina rara (Lr) und Lamina densa (Ld). **C, D** Verdichtung von Verankerungsfilamenten (Vf) im Bereich von Hemidesmosomen (Hd). **E** Schematische Darstellung von Komponenten der extrazellulären Matrix im Bereich der Basalmembranzone.

Molekulare Anordnung und Organisation extrazellulärer Matrixmoleküle in der bronchialen Basalmembranzone – bezogen auf die elektronenoptisch definierte Basallamina – weisen nach immunelektronenmikroskopischen Untersuchungen gewebsspezifische Unterschiede auf.

Während Laminin in der glomerulären Basalmembran eine stärkere Reaktion im Bereich der Lamina rara zeigte (Foidart et al. 1980; Madri et al. 1980; Martinez-Hernandez et al. 1981; Farquar et al. 1982; Kanwar u. Farquar 1979), ist nach tierexperimentellen Untersuchungen an der Trachealschleimhaut *Laminin* im Bereich der Lamina densa an der der Zytoplasmamembran zugewandten Seite lokalisiert (Inoue u. Leblond 1988) (Abb. 9E). Aus den immunelektronenmikroskopischen Untersuchungen kann gefolgert werden, daß auf lichtmikroskopischer Ebene nur die mit Antilaminin- und Typ-IV-Antikollagen-Antikörpern markierte durchgehend nachweisbare Membran der elektronenoptisch definierten Basallamina entspricht (Caselitz 1987).

Laminin, Typ-IV-Kollagen, NC 1 und Fibronektin im Bereich der Tunica propria

Laminin, Typ-IV-Kollagen und NC 1 ließen sich ferner in subendothelialen, vaskulären Basalmembranen, in Basalmembranen um glatte Muskelzellen sowie in jenen um Schwann-Zellen im Bereich der Bronchialwand darstellen. Die Untersuchungsergebnisse korrelieren gut mit den Untersuchungsergebnissen anderer Arbeitsgruppen (Batemann et al. 1981; Gil u. Martinez-Hernandez 1984). Die periglandulären Basalmembranen reagierten negativ.

Entgegen den Untersuchungsergebnissen von Gil u. Martinez-Hernandez (1984), die Fibronektin sonst nur nahe dem kapillären Gefäßendothel demonstrieren konnten, war Fibronektin im analysierten Untersuchungsgut sowohl nach dem Ergebnis der immunfluoreszenzmikroskopischen als auch der immunhistochemischen Untersuchungen in epithelialen, endothelialen, periglandulären und perimuskulären Basalmembranen nachweisbar (Stenmann u. Vaheri 1978; D´Ardenne et al. 1983; Torikata et al. 1985). Ferner zeigten die mukösen Anteile der Bronchialwanddrüsen und die Becherzellen der Bronchialschleimhaut eine positive Reaktion (s. Abb. 8D).

Interstitielle Typ-I- und -III-Kollagene

Im interstitiellen Stroma der Tunica propria konnte in Übereinstimmung mit den Befunden anderer Arbeitsgruppen im wesentlichen *Typ-I-Kollagen* und *Typ-III-Kollagen* dargestellt werden (Hance u. Crystal 1975; Batemann et al. 1981; Gil u. Martinez-Hernandez 1984). Typ-III-Kollagen war ferner im adventitiellen Bindegewebe in der Wand größerer Gefäße und um glatte Muskulatur nachweisbar (Abb. 8C). Typ-II-Kollagen ist im hyalinen Bronchialwandknorpel vorhanden.

4.1.4
Funktion der Basalmembranzone

Als epithelial-mesenchymale Grenzschicht hat die bronchiale Basalmembranzone eine herausragende Funktion in der Regelung der Zell-Matrix-Interaktion, die entscheidend ist für Zelldifferenzierung und Polarisierung der bronchialen Epithelzellen (Gospodarowicz et al. 1978; Ingber et al. 1981, 1986).

Aus umfangreichen Untersuchungen an Basalmembranen anderer Organe ist bekannt, daß die Basalmembran und die mit ihr assoziierte, angrenzende extrazelluläre Matrix vielfältige Funktionen haben (Hay 1978). Neben Strukturaufgaben während der Embryogenese dienen sie im erwachsenen Organismus der Aufrechterhaltung von Struktur und Funktion des Gewebes. Sie sind insbesondere für die Homöostase des Organismus von großer Bedeutung (Bernfield et al. 1972, 1984; Brummer et al. 1993). Wesentliche Funktionen der Basalmembran liegen in einer mechanischen Stabilisierung von Gewebestrukturen, in einer Kompartimentierung des Gewebes und damit in einer Kontrolle des Stoffaustausches zwischen den verschiedenen Kompartimenten (Filterfunktion).

Basalmembranen sind wesentlich verantwortlich für die Verankerung angrenzender Zellen, wodurch Zellpolarisation, Zelldifferenzierung, Zellproliferation und die Kontrolle über migratorische Zellbewegungen gewährleistet werden. Zusätzlich sind in der Basalmembran spezifische Boten- und Wachstumsfaktoren wie z. B. der „fibroblast growth factor" (FGF) gespeichert.

Die Basalmembran dient als mögliche „Leitschiene" für den reparativen Ersatz von zugrundegegangenen Epithelien z. B. im Rahmen der Wundheilung.

> Auflösung und Destruktion von Basalmembranen induzieren Epithelproliferationen, die zur Defektüberbrückung bei gerichteter Proliferation regelrecht differenzierter Epithelzellen (Wundheilung), oder aber zur Stromainfiltration bei maligne transformierten Zellen führen können.

4.2
Basalmembran und Kanzerogenese

Die Rolle der Basalmembran als spezialisierte Komponente der extrazellulären Matrix im Rahmen der Kanzerogenese wird besonders verständlich, wenn man die Vorgänge bei der Metastasierung betrachtet. Eine Durchbrechung der Basalmembran ist die Voraussetzung für die Dissoziation von Tumorzellen aus dem Gewebeverband mit infiltrierendem Wachstum eines Primärtumors. Invasion, Intravasation und Extravasation von Lymph- und Blutgefäßen und Reinfiltration des interstitiellen Stromas können als Kaskade verschiedener Teilschritte aufgefaßt werden, bei denen eine Interaktion von Tumorzellen mit Komponenten der extrazellulären Matrix vorliegt (Schirrmacher 1985; Liotta et al. 1986; Offner et al. 1991) (s. Abb. 1). Die bisher bekannten an Invasion und Metastasierung von Lungentumoren beteiligten Moleküle sind der Tabelle 3 zu entnehmen.

Aufgrund der biochemischen und immunologischen Charakterisierung einzelner Matrixkomponenten konnten in den letzten Jahren polyklonale und monoklonale Antikörper gegen extrazelluläre Matrixbestandteile hergestellt werden (Timpl et al. 1977; Risteli u. Timpl 1981). Die Untersuchungen zur Bedeutung dieser extrazellulären Matrixkomponenten waren im wesentlichen auf die Fragen des Nachweises bzw. der Modifikation in manifesten Tumoren ausgerichtet. So konnten bei invasiven Karzinomen eine Zerstörung und Auflösung von Basalmembranen durch den Einsatz immunhistochemischer Techniken nachgewiesen werden (Albrechtsen et al. 1981; Labat-Robert et al. 1981; Birembaut et al. 1985; Gay u. Gay 1985; Caselitz et al. 1988). Andere Autoren postulier-

Tabelle 3. Wesentliche an Lyse und Destruktion von Stromakomponenten sowie an Infiltration, Invasion, Intravasation und Metastasierung von Lungentumoren beteiligte Moleküle

	Positiv	Negativ
Zelladhäsion	Integrine	RGD (Arg-Gly-Asp)-Peptide
	Laminin	
	Fibronektin	YIGSR (Tyr-Ile-Gly-Ser-Arg)-Peptide
	Fibrin	
	Vitronektin	
	von-Willebrandt-Faktor	
Proteolyse	Metalloproteinasen:	TIMP 1 und TIMP 2
	MMP 1	
	MMP 2	
	MMP 3	
	Serinproteinasen:	
	TPA	
	Urokinase	
	Cysteinproteasen:	
	Kathepsin B	
	Kathepsin L	
Tumorzellmigration	Autokriner Motilitätsfaktor	Metastasensupressor Gene nm 23

ten, daß es neben der Destruktion von Basalmembranstrukturen im Rahmen des invasiven Wachstums auch zu einer Ausbildung von Basalmembranstrukturen um Tumorzellverbände kommt, was als Ausdruck der Neosynthese gewertet wird (Gusterson et al. 1984, 1986; Forster et al. 1984; Fisseler-Eckhoff et al. 1988).

Fazit für die Praxis
Bei Entwicklung und Diagnostik bronchogener Karzinome stellt die Basalmembran als wesentlicher Bestandteil der extrazellulären Matrix die biologisch entscheidende Grenze zwischen dem In-situ-Karzinom der Bronchialschleimhaut und dem invasiven Bronchialkarzinom dar.

4.2.1
Normvarianten der Basalmembranzone bei Hyperplasien

Die Basalmembranzone der *regelrechten Bronchialschleimhaut* zeigt einen teils geraden, teils gewellten Verlauf (Abb. 10). Okularmikrometri-

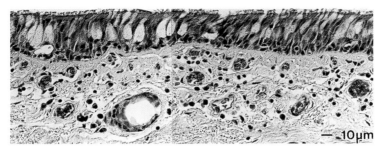

Abb. 10. Übersicht der Normvarianten in Verlauf und Dicke der BM-Zone in einer Biopsie mit regelrechtem Bronchialschleimhautbefund (männlich/18 Jahre)

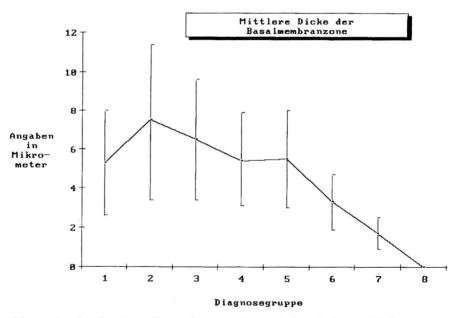

Abb. 11. Graphische Darstellung der morphometrisch erhobenen Meßwerte zur Dicke der BM-Zone in Diagnosegruppen mit regelrechter Bronchialschleimhaut (1), Hyperplasien (2, 3), Metaplasien mit Dysplasie Grad I (4), Dysplasien Grad II und III (5, 6) und Carcinoma in situ (7). Abnahme der Dicke der BM-Zone mit steigendem Grad der Neoplasie

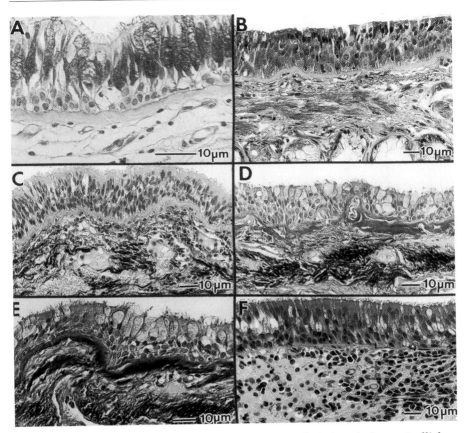

Abb. 12 A–F. Normvarianten der Basalmembranzone bei chronisch entzündlichen Bronchialschleimhautveränderungen. **A** Regelrechte Bronchialschleimhaut mit scharf begrenzter PAS-positiver stabiler Schicht der subepithelialen Basalmembranzone. Angrenzend PAS-labile Zone der Basalmembran. **B** Vermehrt gewellter Verlauf der sonst regelrecht konturierten subepithelialen Basalmembranzone im Präparat einer Biopsie mit regelrechtem Befund der Bronchialschleimhaut. **C** Leicht gewellt verlaufende Basalmembranzone bei Befunden einer wenig aktiven chronischen Bronchitis. **D** Protrusionen der inhomogen konturierten zum Teil verdickten Basalmembranzone mit fokalen Befunden wie bei einer Mikropapillomatose mit vaskularisierten Stromapapillen. **E** Fragmentierungen, Aufsplitterungen und Doppelkonturierungen der Basalmembranzone bei chronischer Bronchitis. **F** Stark verschmälerte subepitheliale Basalmembranzone bei florider chronischer Bronchitis mit dichtem Entzündungsinfiltrat in der Tunica propria

sche Untersuchungen ergaben eine durchschnittliche Dicke von 5,3 µm +/ 2,6 µm (Abb. 11).

Bei *Basalzellenhyperplasien* und *Becherzellenhyperplasien* ist die Basalmembranzone auf 7,5 µm +/− 2,7 µm bzw. auf 6,5 µm +/− 3,1 µm verdickt, im wesentlichen basierend auf einer Verbreiterung der PAS-labilen Schicht bei konstanter Dicke der PAS-stabilen Schicht. In ca. 40 % der Fälle konnten bei Basalzellenhyperplasien und bei Becherzellenhyperplasien Verbreiterungen der Basalmembranzone auf über 7 µm nachgewiesen werden. Es werden neben gradlinigen Verläufen der Basalmembranzone auch vermehrt gewellte Verläufe, Aufsplitterungen und Doppelkonturierungen lichtmikroskopisch beobachtet, die als unspezifische Veränderungen der Basalmembranzone im Rahmen chronisch entzündlicher Alterationen der Bronchialschleimhaut gewertet werden müssen (Abb. 12).

Lichtmikroskopisch verläuft die Basalmembranzone bei Metaplasien und Dysplasien Grad I und II noch relativ geradlinig unter dem Epithel, da die Kondensation der elektronenoptisch faßbaren Basalmembranstrukturen mit der Lamina fibroreticularis zur Basalmembranzone erhalten ist. Bei *Plattenepithelmetaplasien* einschließlich der Befunde einer *Mikropapillomatose* können keine nennenswerten Veränderungen der Dicke der Basalmembranzone im Vergleich zur regelrechten Bronchialschleimhaut belegt werden.

4.2.2
Normvarianten der Basalmembranzone bei Präneoplasien

Mit zunehmenden histologischen Zeichen einer malignen Epitheltransformation mit Kernatypien sowie Verlust von Zellpolarität und Zellschichtung nehmen die Anomalien der Basalmembranzone zu. Bei histologisch gesicherten schwergradigen Epitheldysplasien und beim Carcinoma in situ konnte lichtmikroskopisch-morphometrisch eine Abnahme der mittleren Dicke der Basalmembranzone auf durchschnittlich 1,7 µm +/− 0,8 µm ermittelt werden (s. Abb. 11). Die Reduktion der Dicke der Basalmembranzone erklärt die lichtmikroskopisch mit konventionellen Färbungen z. T. nur noch schwer abgrenzbare Basalmembranzone bei Befunden mit schwergradiger Epitheldysplasie und dem Carcinoma in situ. Die zonale Begrenzung ist aufgrund eines weitgehenden *Abbaus der Lamina fibroreticularis* mit Verlust retikulärer Fasern aufgehoben. Da zudem feinste, ungeordnet verlaufende kollagene Fasern bis an die Basalmembran heranreichen bzw. z. T. in sie einstrahlen, ist die lichtmikroskopische Abgrenzung der subepithelialen Grenzzone vom angrenzenden bindegewebigen Stroma erschwert. Dies kann zu diagnostischen Schwierigkeiten bei der lichtmikroskopischen Beurteilung einer beginnenden Mikroinfiltration führen (s. Abb. 5C).

Fazit für die Praxis
Bei der lichtmikroskopisch-morphologischen Begutachtung ist die Differenzierung zwischen noch intraepithelialer Neoplasie einerseits und mikroinvasivem Karzinom andererseits für das weitere therapeutische Vorgehen vielfach von entscheidender Bedeutung. Die Diagnose ist abhängig vom zuverlässigen Nachweis der Infiltration neoplastischer Epithelzellen in das angrenzende Stroma der Tunica propria. Bei der Beurteilung derartiger diagnostischer Grenzfälle können immunhistochemische Färbungen mit selektiver Darstellung der Basalmembran daher wertvoll sein.

4.3
Extrazelluläre makromolekulare Bestandteile der Bronchialschleimhaut bei Hyperplasien und Präneoplasien

4.3.1
Typ-IV-Kollagen, NC 1 und Laminin im Bereich der Basalmembranzone bei Hyperplasien und Präneoplasien

Bei hyperplastischen (Abb. 13), metaplastischen (Abb. 14A) und dysplastischen Epithelveränderungen sowie bei Mikropapillomatosen (Abb. 14C, D) ohne entzündliche Veränderungen im Stroma der Tunica propria konnten bis zum Dysplasiegrad II keine Unterschiede in der immunfluoreszenzmikroskopischen und immunhistochemischen Darstellbarkeit der der PAS-stabilen Schicht zugehörigen Basalmembranzone nachgewiesen werden. Laminin (Abb. 13C, 14B), Typ-IV-Kollagen und NC 1 sind im Bereich der subepithelialen, linearen, positiv angefärbten, durchgängigen Basalmembranzone darstellbar (Abb. 13C, 14B).

Bei Basalzellenhyperplasien (Abb. 16A), Metaplasien und Dysplasien Grad I waren fokale Unterbrechungen in Bereichen mit stärkergradigen, überwiegend leukozytär-entzündlichen Infiltraten im Bereich der Tunica propria und dem angrenzenden Oberflächenepithel der Bronchial-

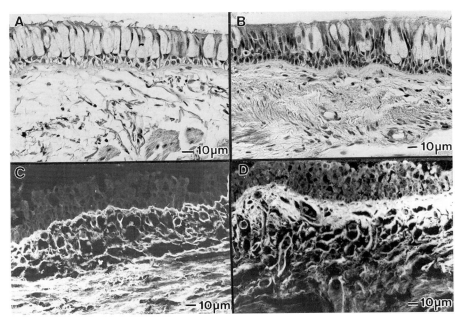

Abb. 13 A–D. Mikrophotogramme der Basalmembranzone bei Becherzellenhyperplasien. **A** Lichtmikroskopischer Befund einer ausgeprägten Becherzellenhyperplasie mit leicht gewellt verlaufender Basalmembranzone (weiblich/72 Jahre). **B** Mikrophotogramm einer fokalen Becherzellenhyperplasie. Verbreiterung und Homogenisierung der Basalmembranzone, Anreicherung von Kollagenfasern in der Tunica propria (männlich/27 Jahre). Immunfluoreszenzmikroskopische Darstellung der Laminin-positiven subepithelialen Basalmembranzone und der subendothelialen Basalmembranen der Gefäße (männlich/60 Jahre). **D** Immunfluoreszenzmikroskopische Darstellung von Typ-III-Kollagen im Bereich der verbreiterten Basalmembranzone (männlich/66 Jahre)

schleimhaut vorhanden. Als Zeichen der vorhandenen Antigenität und der spezifischen Reaktion der Antikörper reagierten die subendothelialen Basalmembranen kapillärer Blutgefäße positiv.

Im Rahmen *entzündlicher Veränderungen* kann es zur Zerstörung des Basalmembrannetzwerkes über eine Abspaltung der NC-1-Domäne aufgrund spezifischer Kollagenasen kommen (Bachinger et al. 1982; Fessler und Fessler 1982; Fessler et al. 1984), wodurch sowohl der Aufbau von Typ-IV-Kollagen als auch der Einbau anderer Basalmembrankomponenten wie Laminin gestört werden. Neben dieser strukturellen Schädigung der Basalmembranzone aufgrund der selektiven Abspaltung der NC-1-Domäne des Typ-IV-Kollagenmoleküls muß eine direkte Destruktion

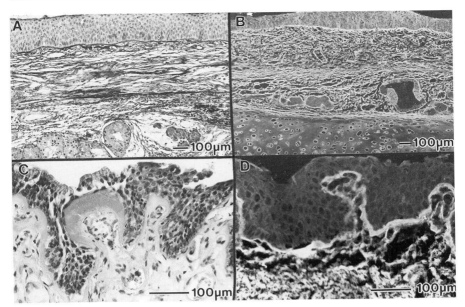

Abb. 14 A – D. Verteilung von Laminin in der Bronchialschleimhaut bei Plattenepithelmetaplasien (**A, B**) und Mikropapillomatosen (**C, D**). **A** Mikrophotogramm einer Plattenepithelmetaplasie mit scharf abgrenzbarer, leicht gewellt verlaufender BM-Zone (männlich/62 Jahre). **B** Immunfluoreszenzmikroskopische Darstellung der kontinuierlich Laminin-positiv markierten sub*epithelialen* Basalmembranzone, der sub*endothelialen* Basalmembranen von Blutgefäßen und der Basalmembranen um glatte Muskelzellen im Bereich der Tunica propria (männlich/62 Jahre). **C** Hernienartige Stromapapillen mit neugebildeten Blutgefäßen im Bereich der Basalmembranzone (männlich/63 Jahre). (Aus: Müller 1985). **D** Immunfluoreszenzmikroskopische Darstellung der subendothelialen Laminin-positiven BM-Zone der hernienartigen Stromapapillen (männlich/65 Jahre)

bzw. Lyse der Basalmembranzone aufgrund der Einwirkung proteolytischer Enzyme diskutiert werden. *Proteolytische Enzyme* wie Kollagenase, Elastasen und Metalloproteinasen konnten in Zellen wie Fibroblasten, Makrophagen, Granulozyten und Mastzellen nachgewiesen werden (Mullins u. Rohrlich 1983; Campbell et al. 1987; Dabbous et al. 1986). Auch in Endothelzellen konnten Metalloproteinasen als Ursache der Destruktion extrazellulärer Matrixkomponenten nachgewiesen werden (Herron et al. 1986) (vgl. Kap. 5).

Bei schwergradigen Dysplasien und dem Carcinoma in situ (Abb. 15C) konnten als Zeichen der *Destruktion der PAS-stabilen Schicht* der Basalmembranzone Diskontinuitäten mit fokalen Unterbrechungen und langstreckig vollständig aufgehobener Farbreaktion belegt werden. An-

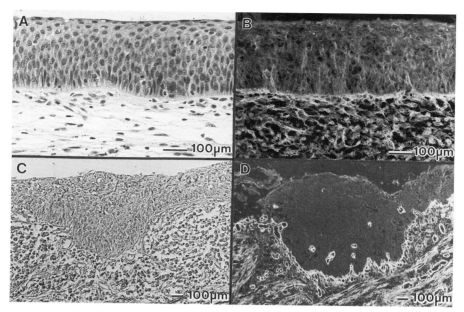

Abb. 15 A–D. Mikrophotogramme von bronchialen Präneoplasien unterschiedlicher Schweregrade. **A** Plattenepithelmetaplasie mit leichtgradiger Dysplasie. Regelrechter Verlauf der BM (männlich/62 Jahre). **B** Immunfluoreszenzmikroskopische Darstellung von Typ-III-Kollagen in der BM-Zone und Faserstrukturen der Tunica propria bei Dysplasie Grad I (männlich/62 Jahre). **C** Carcinoma in situ mit unscharfer Konturierung und Verlaufsanomalien der Basalmembranzone. Stärkergradiges entzündliches Infiltrat in der Tunica propria (männlich/53 Jahre, Operationspräparat bei Frühkarzinom und polytopen Präneoplasien an anderen Stellen). **D** Immunfluoreszenzmikroskopische Darstellung von Laminin in neugebildeten kapillären Blutgefäßen im Bereich der Basalmembranzone, interepithelial sowie in der Tunica propria (männlich/35 Jahre, Operationspräparat bei Frühkarzinom und polytopen Präneoplasien in anderen Bereichen)

stelle des linearen, relativ geradlinigen Verlaufs sind Irregularitäten mit Einstülpungen, Aussackungen und Unterbrechungen der Basalmembranzone auch ohne Nachweis einer Mikroinvasion bei schwergradigen Epitheldysplasien und dem Carcinoma in situ nachweisbar (Abb. 15D, 16B, C). Die darstellbaren Irregularitäten im Verlauf der Basalmembranzone können durch einen zunehmenden „Wachstumsdruck" atypischer Epithelzellen bedingt sein, die in Basalmembranstrukturen eindringen beziehungsweise die Grenzzonenregion auflösen.

Bisher liegen nur wenige Befunde bezüglich der Veränderungen von Basalmembranzonen bei Präneoplasien vor (Lit. s. Fisseler-Eckhoff et al.

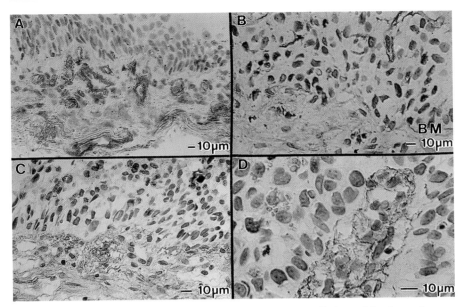

Abb. 16 A–D. Mikrophotogramme mit Reduktion extrazellulärer Matrixstrukturen in bronchialen Präneoplasien unterschiedlicher Schweregrade. **A** Abgeschwächte bis vollständig aufgehobene Typ-IV-Kollagen-positive Reaktion der BM-Zone bei Basalzellhyperplasie mit stärkergradiger entzündlicher Infiltration im Stroma der Tunica propria. Erhaltene positive Reaktion subendothelialer Basalmembranen der Gefäße (männlich/68 Jahre). **B** Diskontinuitäten im Verlauf der BM-Zone mit fokal vollständig aufgehobener Laminin-Anfärbbarkeit bei Carcinoma in situ (männlich/63 Jahre, bei Plattenepithelkarzinom an anderer Stelle). **C** Verminderte Anfärbbarkeit der subepithelialen BM-Zone mit Fibronektinantikörpern bei schwergradiger Dysplasie. Vermehrter Nachweis feinstfaseriger Fibronektin-positiver Filamente an der Grenzzone zur Tunica propria (männlich/63 Jahre, bei mittelgradig differenziertem Plattenepithelkarzinom im distalen Hauptbronchus rechts). **D** Netzartig angeordnete Fibronektin-positive filamentäre Strukturen im Randbereich von atypischen plattenepithelialen Zellverbänden bei Carcinoma in situ im Randbereich eines Karzinoms (männlich/73 Jahre, bei Plattenepithelkarzinom an anderer Stelle)

1990; Fisseler-Eckhoff u. Müller 1992). Während Barsky et al. (1983) eine lineare, intakte Struktur der „Basalmembran" beschrieb, die nur in umschriebenen Bereichen durch die Mikroinfiltration einzelner Zellen verdünnt, fragmentiert oder durchbrochen war, konnten Birembaut et al. (1985) eine Destruktion der Basalmembran auch in Bereichen ohne Stromainvasion aufzeigen. In Untersuchungen an dysplastischen Epithelveränderungen der Mundschleimhaut konnte ebenfalls eine diskontinuierliche, schwache Anfärbung der Basalmembran mit Typ-IV-Kolla-

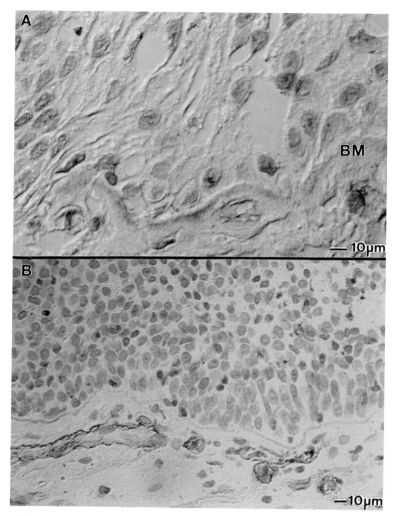

Abb. 17 A, B. Vergleichende Darstellung der Laminin- und Typ-IV-Kollagenreaktionen im Bereich der BM-Zone bei Plattenepithelmetaplasien mit mittelgradigen Dysplasien. **A** Gewellt verlaufende schwach Laminin-positive epithelnahe BM-Zone mit fokalen Unterbrechungen der Anfärbbarkeit bei Grad-II-Dysplasie (weiblich/57 Jahre, bei Plattenepithelkarzinom an anderer Stelle). **B** Langstreckig reduzierte Anfärbbarkeit der epithelnahen BM-Zone mit Typ-IV-Kollagen bei erhaltener Darstellbarkeit der BM in Gefäßwänden bei Grad-II-Dysplasie (weiblich/57 Jahre, bei Plattenepithelkarzinom an anderer Stelle)

gen und Laminin bei stark positiver Fibronektinreaktion nachgewiesen werden (Kannan et al. 1994). Gusterson et al. (1984) beschrieben eine fokale Auflösung der Basalmembran nur in Bereichen stärkergradiger entzündlicher Infiltrate. Auch die von uns erhobenen Befunde bezüglich der Veränderungen der Basalmembranzone waren mit stärkergradigen entzündlichen Infiltraten im Bereich der Tunica propria, z. T. übergreifend auf die Basalmembranzone, assoziiert. Basalmembrandefekte, die durch die proteolytische Aktivität von Entzündungszellen bedingt sind, sollen wesentlich schneller ausgebessert werden als neoplastisch verursachte (Richards u. Furness 1990). Daneben konnten aber auch fokale Unterbrechungen der Basalmembran ohne den Nachweis nennenswerter Entzündungsinfiltrate in Übereinstimmungen mit den Beobachtungen von Visser et al. (1986) demonstriert werden (Abb. 17).

Fazit für die Praxis
Irregularitäten und fokale Unterbrechungen der Basalmembranzone bei transitorisch regenerativen Epithelveränderungen der Bronchialschleimhaut sind meist durch die begleitende entzündliche Stromareaktion mit gesteigerter proteolytischer Aktivität der Entzündungszellen bedingt.

4.3.2
Typ-III-Kollagen und Fibronektin im Bereich der Basalmembranzone bei Hyperplasien und Präneoplasien

Aufgrund der engen Assoziation von Typ-III-Kollagen und Fibronektin konnten bei hyperplastischen Schleimhautveränderungen immunhistochemisch starke positive Reaktionen mit Antifibronektinantikörpern im Bereich der PAS-labilen, der Lamina fibroreticularis entsprechenden Zone belegt werden (Linder et al. 1978; Torikata et al. 1985). Ferner lag Fibronektin subepithelial im Bereich der PAS-stabilen Schicht der Basalmembranzone vor. Bei metaplastischen Epithelveränderungen, bei Grad-I- und -II-Dysplasien und bei Befunden einer Mikropapillomatose ist Fibronektin betont subepithelial im Bereich der Basalmembranzone nachweisbar. Eine vermehrte Anlagerung von Fibronektin im Bereich der Lamina fibroreticularis war nicht zu demonstrieren.

Geht man von einer im Rahmen chronisch-entzündlicher Erkrankungen der Bronchialschleimhaut erhöhten Epithelalteration mit Regeneration und Reparation aus, so läßt sich eine vermehrte Bildung von Fibronektin aufgrund seiner Bedeutung im Rahmen der Wundheilung erklären.

Bei In-vitro-Untersuchungen bilden Bronchialepithelzellen der Rinderlunge zelluläres Fibronektin, das verglichen mit dem Plasmafibronektin eine 10- bis 15fach höhere chemotaktische Wirksamkeit für Fibroblasten und Monozyten besitzt (Postelethwaite et al. 1978).

Der intrazytoplasmatische Nachweis von Fibronektin in Becherzellen der Bronchialschleimhaut in vivo (s. Abb. 8D) läßt auf die Fähigkeit der Fibronektinsynthese auch in Epithelzellen der Bronchialschleimhaut schließen. Bisher konnte eine Produktion der Fibronektinisoformen durch Bronchialepithelzellen in vivo noch nicht gesichert werden, während in In-vitro-Untersuchungen Bronchialepithelzellen (BEAS-2B) die verschiedenen Isoformen des Fibronektins exprimieren. Unter Einfluß von TGF-β nimmt die Fibronektinproduktion in diesen Zellen zu. Die vermehrte Ausreifung von Becherzellen bei der Becherzellenhyperplasie könnte wiederum mit einer gesteigerten Synthese und Freisetzung von Fibronektin einhergehen. Dieser Fähigkeit könnte bei *Reparations-* und *Reepithelialisierungsvorgängen* nach Schädigung der Epitheloberfläche im Rahmen chronisch entzündlicher Erkrankungen der Bronchialschleimhaut eine Bedeutung zukommen (Shoji et al. 1990).

Bei fortschreitenden Reparationsvorgängen von Gewebedefekten wird Fibronektin zusätzlich von einwandernden Fibroblasten sezerniert (Clark et al. 1983). Es ist mit neu synthetisierten Kollagenfibrillen im Granulationsgewebe überwiegend vom Typ-III-Kollagen assoziiert. Dabei soll es stimulierend auf die *Zellmigration* im Rahmen der Reparation wirken (Grinell et al. 1981).

Die Regenerations- und Reepithelialisierungsvorgänge gehen von den Basalzellen als regenerativen Stammzellen aus (Teutschlaender 1919; Krompecher 1924; McDowell et al. 1978). Diese stehen wiederum im direkten Kontakt zur Basalmembranzone. Die Basalmembranzone dient zum einen als funktionelles Gerüst für die Integrität der Gewebe nach Verletzungen (Vracko 1974). Zum anderen besitzt sie aufgrund ihrer Bedeutung als Transitstrecke zwischen Epithel und vaskularisiertem Stroma selektive Filterfunktionen für Makromoleküle (Martinez-Hernandez u. Amenta 1983). Somit ist anzunehmen, daß bei Regenerations- u. Reparationsvorgängen vermehrt Substanzen auch an und in Basalmembranen angereichert werden.

Fibronektin gehört neben Typ-V-Kollagen zu den *extrinsischen Komponenten* der Basalmembran. Als ursächlich für die Anreicherung extrinsischer Komponenten in Basalmembranen werden sekundäre *Ablage-*

rungsphänomene im Rahmen von Filtrationsvorgängen diskutiert (Martinez-Hernandez u. Amenta 1983). So konnte in fibrotisch veränderten Lungen eine verstärkte Ablagerung von Fibronektin in alveolären Basalmembranen belegt werden (Torikata et al. 1985; Ludwicka et al. 1992; Eklund et al. 1992).

Aufgrund der Bedeutung von Fibronektin als *Vernetzungsglykoprotein* zwischen kollagenem Fasergewebe und der Basalmembran und aufgrund der lokalen Vernetzung von Fibronektin mit Typ-III-Kollagen kann damit sowohl die vermehrte Bildung von Fibronektin als auch von Typ-III-Kollagen im Bereich der Basalmembranzone (Lamina fibroreticularis) bei hyperplastischen Epithelveränderungen erklärt werden.

4.3.3
Kollagenneosynthese

Immunfluoreszenzmikroskopisch konnte eine Anreicherung von Typ-III-Kollagenfasern bei hyperplastischen Epithelveränderungen und bei Plattenepithelmetaplasien (Abb. 15B) im Bereich der Basalmembranzone entsprechend der PAS-labilen Zone dargestellt werden (s. Abb. 13D). Mit der In-situ-Hybridisierung konnten immunfluoreszenzmikroskopisch positive Signale in monozytär-histiozytären Zellen und mesenchymalen Zellformen als Zeichen der mRNA-Expression für Typ-III-Kollagen nachgewiesen werden (Abb. 18A, C). Dies kann als Ausdruck der Typ-III-Kollagentranskription in Zellen im Stroma hyperplastischer Epithelveränderungen gewertet werden. Die positiv markierten Zellen waren bevorzugt in enger Nachbarschaft zu der lichtmikroskopisch sichtbar verbreiterten Lamina fibroreticularis unmittelbar unter der eigentlichen Basalmembran lokalisiert (Abb. 18A, B). Nur vereinzelt waren Zellen mit positiven Signalen als Zeichen der mRNA-Expression für Typ-III-Kollagen im Stroma der Tunica propria vorhanden. Die Anzahl dieser Zellen lag absolut gesehen deutlich unter der Anzahl von positiv markierten Zellen im Bereich der Basalmembranzone. Weder auf Proteinebene noch auf Nukleinsäureebene konnten Anzeichen für eine allgemein gesteigerte Kollagenfaserproduktion und -proliferation im Bereich der Tunica propria gewonnen werden. Dies deutet auf eine selektive Steigerung der Kollagenfasernneosynthese in Mesenchymzellen und monozytär-histiozytären Zellen in Assoziation mit den Basalmembranveränderungen bei hyperplastischen regeneratorischen Epithelveränderungen hin. In Übereinstimmung mit Untersuchungen von Brummer et al. (1993) konnte gezeigt werden, daß die verschiedenen Kollagentypen in lokali-

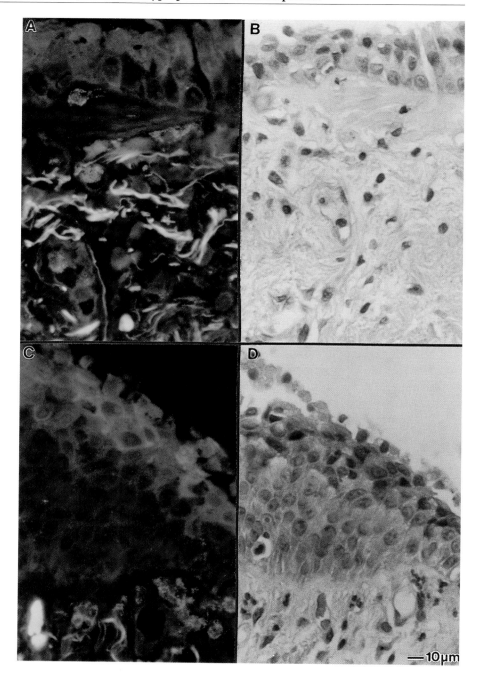

◀ **Abb. 18 A – D.** Gegenüberstellung von Mikrophotogrammen mit fluoreszenzoptischem Nachweis der mRNA-Expression für Typ-III-Kollagen und korrespondierenden Bildern im Durchlicht bei Grad-II-Dysplasie der Bronchialschleimhaut. **A** Körnige Grünfluoreszenz in Zellen der subepithelialen Stromazone. Gelbe Eigenfluoreszenz der Erythrozyten in kapillären Blutgefäßen und der fragmentierten elastischen Fasern in der Tunica propria. **B** Korrespondierendes Durchlichtmikrophotogramm mit Entzündungszellen und Mesenchymzellen. **C** Grünfluoreszenz als Zeichen der mRNA-Expression in Zellen des Randbereichs kapillärer Blutgefäße im Stroma der Tunica propria. **D** Korrespondierendes Mikrophotogramm mit paravasaler Anreicherung von Mesenchymzellen und Entzündungszellen. Lichtmikroskopische Befunde einer Grad-II-Dysplasie bei chronischer Bronchitis und Zustand nach Entfernung eines plattenepithelial differenzierten bösartigen Lungentumors an anderer Stelle (männlich/60 Jahre)

satorisch und auch zeitlich sequentieller Abfolge von den vorhandenen Bindegewebezellen exprimiert werden (Jaeger et al. 1990; Kleinman et al. 1982; Miller et al. 1971). Die Beobachtungen auf der Ebene der Kollagentransskription bestätigen das bei den Wundheilungsstudien bereits vermutete sequentielle „Anschalten" der Kollagentypenexpression im reparativen und proliferativen Bindegewebe.

Fazit für die Praxis
Verbreiterungen und Verlaufsanomalien der Basalmembranzone sind kein morphologisches Spezifikum für das Asthma bronchiale. Sie sind fast regelmäßig bei unspezifisch-entzündlichen regeneratorischen Epithelveränderungen der Bronchialschleimhaut vorhanden. Ursächlich für die Verbreiterung der Basalmembranzone sind die gesteigerte Basalmembran-assoziierte Typ-III-Kollagensynthese in Stromazellen der Tunica propria und die vermehrte Synthese von Fibronektin in mesenchymal-fibroblastären Zellen und Bronchialepithelzellen.

Der vermehrte Nachweis von Fibronektin und Typ-III-Prokollagen in der bronchoalveolären Lavage bei Patienten mit chronisch-entzündlichen und fibrosierenden Erkrankungen des Bronchialsystems erlangt damit eine Bedeutung für die klinische Diagnostik (Roche et al. 1989).

4.3.4
Fibronektin in der Basalmembranzone bei schwergradigen Dysplasien und Carcinoma in situ

Abweichend von den Befunden bei Hyperplasien, Metaplasien, Mikropapillomatosen und Dysplasien Grad I und II mit immunhistochemisch darstellbarem annähernd geradlinigem Verlauf der Basalmembranzone waren bei Dysplasien Grad III und beim Carcinoma in situ im Bereich der Basalmembranzone feinste, faserige Fibronektin-positive teils netzartig angeordnete filamentäre Strukturen darstellbar. Fibronektin war auch vermehrt mit den proliferierenden feinsten Faserstrukturen an der Grenzzone der Basalmembran und im oberen Bereich der Tunica propria assoziiert (s. Abb. 16C, D).

Die Hauptfunktion des Fibronektins ist die eines Zell-Matrix-Liganden, es fungiert als Brückenmolekül zwischen Zelloberflächen und Bestandteilen der extrazellulären Matrix (Furcht et al. 1978; Yamada u. Olden 1978; Hynes u. Yamada 1982; Yamada 1983; Chernousov et al. 1987; Junker u. Heine 1987). So konnte durch den Einsatz polyklonaler Antikörper gegen ein 140-kDA-Zelloberflächenglykoprotein, bei dem es sich vermutlich um das Fibronektinrezeptorprotein handelt, die fibronektinmediierte Zelladhäsion spezifisch gehemmt und die Zellmorphologie verändert werden (Wartiovaara et al. 1978; Brown u. Juliano 1986; Humphries et al. 1986; Liotta et al. 1986; Rieber et al. 1987; Schwarz et al. 1989). Der Rezeptor scheint als transmembranöses Verbindungsglied zwischen der extrazellulären Matrix und dem intrazellulären Zytoskelett zu dienen (Hirst et al. 1986).

> Die Abnahme des Fibronektins als extrinsische Komponente der Basalmembranzone bei schwergradigen Dysplasien und dem Carcinoma in situ läßt auf eine geringere Zelladhäsivität der dysplastischen Epithelzellen bei diesen Veränderungen schließen. Die geringere Zelladhäsivität ermöglicht wiederum eine erhöhte Zellmotilität der dysplastischen Zellen in bronchialen Präneoplasien.

In den letzten Jahren konnten verschiedene Bindungsdomänen des Fibronektins nachgewiesen werden, die bestimmten Regionen des Moleküls zugeordnet werden. Diese Regionen binden spezifisch eine große Zahl verschiedener Zellen und extrazelluläre Makromoleküle. So konnten u. a. am N-terminalen Ende des Fibronektins Bindungsstellen für Fibrin, Fibrinogen (Ruoslathi et al. 1982) sowie für die Kollagentypen I, II, III und V belegt werden (Yamada u. Olden 1978; Balian et al. 1980; Yamada 1983; Mosher 1984; Liotta et al. 1986). Die gleichzeitige Zunahme des *Stromafibronektins* bei Dysplasien Grad III und beim Carcinoma in situ (s. Abb. 16C, D) führt aufgrund der Funktion des Fibronektins als Verbindungsglykoprotein zu einer besseren Interaktion der dysplastischen Zellen mit den proliferierenden kollagenen Faserstrukturen, die bis an die Basalmembranzone heranreichen und sich z. T. auch zwischen die dysplastischen Epithelzellen schieben.

Der mögliche über Fibronektin gebahnte Kontakt der dysplastischen Zellen mit dem bindegewebigen Stroma der Tunica propria ist wiederum die Voraussetzung für eine gerichtete Tumorzellinfiltration und Tumorzellmotilität.

Über den Anschluß der atypischen Zellen an das bindegewebige Stroma wird die Ausbildung eines für die Versorgung des Tumors erforderlichen Gefäß-Bindegewebe-Gefüges ermöglicht. Über bisher noch unbekannte Mechanismen soll Fibronektin die Zellbewegung stimulieren (Yamada 1983), wodurch die Penetration der atypischen Epithelzellen durch die Basalmembranzone und damit die Infiltration des interstitiellen Stromas begünstigt würden.

Die immunfluoreszenzmikroskopischen und immunhistochemischen Befunde mit verminderter Zelladhäsion und erhöhter Zellmotilität bei zunehmendem Grad der Dedifferenzierung konnten durch elektronenoptische Befunde bestätigt werden.

4.3.5
Neosynthese von Typ-I-Kollagen- und Typ-III-Kollagenfasern in Präneoplasien

Bei hyperplastischen Epithelveränderungen der Bronchialschleimhaut war keine vermehrte Anreicherung von Typ-I- oder -III-Kollagenfasern in der Tunica propria nachweisbar. Bei *metaplastischen Epithelveränderungen mit Dysplasien* konnte mit zunehmendem Grad der „Dedifferenzierung" bis hin zum *Carcinoma in situ* eine ungeordnete Vermehrung der Typ-I- und -III-Kollagenfasern in der Tunica propria demonstriert werden. Die Kollagenfasern reichten bis an die Basalmembrangrenzzone heran und strahlten z. T. auch in die Epithel-Basalmembran-Grenzzone ein. Als Zeichen einer erhöhten transkriptionalen Aktivität von Kollagengenen in den genannten Präneoplasiegruppen konnten mit den verwandten cDNA-Sonden für Typ-I- und Typ-III-Kollagen positive Signale in einzelnen proliferierenden mesenchymal-fibroblastären und monozytär-histiozytären Zellen nachgewiesen werden. Sie lagen in enger räumlicher Lokalisation mit neutrophilen Granulozyten und Makrophagen vor (Abb. 18A, B).

> Die bei Tumorvorstadien nachweisbare vermehrte Bindegewebeproliferation wird überwiegend von Mesenchymzellen, die u. a. von Entzündungszellen aktiviert werden, induziert.

4.4
Elektronenoptische Befunde bei Hyperplasien und Präneoplasien der Bronchialschleimhaut

4.4.1
Basalmembranveränderungen bei regeneratorisch-hyperplastischen Epithelveränderungen

Elektronenoptisch wies die Bronchialschleimhaut bei hyperplastischen Epithelveränderungen ohne entzündliche Stromareaktion in der Tunica propria im Vergleich zu regelrechten Befunden einen erhaltenen zweischichtigen Aufbau der bilaminären Basallamina auf (Abb. 21A). Subepithelial finden sich Kollagen-synthetisierende Fibroblasten mit lang ausgezogenen Zellfortsätzen neben mobilen Entzündungszellen. Veränderungen der Basalmembranzone sind im wesentlichen als Folge chronisch entzündlicher Bronchialschleimhautveränderungen zu sehen.

4.4.2
Basalmembranveränderungen als Folge entzündlicher Affektionen der Bronchialschleimhaut

Lang anhaltende *chronische Entzündungen* des Bronchialepithels wie die chronische Bronchitis führen zu Veränderungen aller Schichten der Bronchialschleimhaut. Im Oberflächenepithel sind regeneratorische Epithelveränderungen wie Basalzellen- und Becherzellenhyperplasien nachweisbar. Im Bereich der Basalmembranzone sind lichtmikroskopisch Verbreiterungen der Basalmembranzone zu belegen, die auf ultrastruktureller Ebene einer Agglomeration interstitieller, quergestreifter Kollagenfasern unterhalb der Lamina densa entsprechen (Abb. 19A, B). Diese

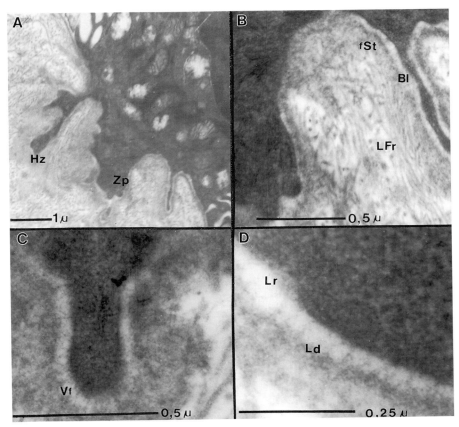

Abb. 19 A – D. Elektronenmikroskopische Befunde von Verlaufsanomalien der Basalmembranzone bei unspezifischen Schleimhautreizungen im Rahmen eines Asthma bronchiale. **A** Dunkle und bizarre Zytoplasmaprotrusionen (Zp) einer Basalzelle mit angrenzender wechselnd breiter und herdförmig homogenisierter Zone (Hz) der Basallamina. **B** Ausschnittvergrößerung der Grenzzone von Zytoplasmaprotrusionen und Basallamina (Bl). Konturunregelmäßigkeiten und Dichteunterschiede sowie unregelmäßige Übergänge zu feinfibrillären Strukturen (fST) der Lamina fibroreticularis (Lfr). **C** Darstellung der Verankerungsfilamente (Vf) im Bereich der Lamina rara zur Lamina densa der Basallamina. **D** Fokale Fragmentierung und unscharfe Konturierung der Lamina densa (Ld) bei reduzierter Elektronendichte und fokaler Verbreiterung der Lamina rara (Lr), (weiblich/22 Jahre, Biopsie bei Asthma bronchiale)

mesenchymale Reaktion führt zu einer Verbreiterung der funktionellen Transitstrecke durch Ummauerung der Blutgefäße. Anreicherungen feingranulären Materials unterhalb der Lamina densa bedingen eine Verdickung oder imponieren als Auflagerung (Abb. 19C, D, 20B). Regelmäßig lassen sich beginnend bei milden Entzündungen zytoplasmatische Protrusionen der basalen Epithelzelloberfläche in die Basalmembranzone nachweisen. Diese nehmen mit dem Schweregrad der Entzündung zu und lassen die Basalmembranzone zunächst wellig, später dann verzahnt erscheinen.

Sowohl die Infiltration des Epithels mit Entzündungszellen aus dem bindegewebigen Stroma als auch rein epitheliale Strukturanomalien gehen mit einer fokalen Unterbrechung der Basalmembranzone einher.

Im Zytoplasma der Basalzellen lassen sich Vesikel von 0,05 – 0,1 µm nachweisen. An Stellen der Verschmelzung dieser Vesikel mit der Plasmamembran sind sowohl eine Auflösung der regelrechten Schichtung als auch ein vollständiges Fehlen der Basalmembran zu dokumentieren. Kollagenfibrillen aus der Lamina fibroreticularis gelangen hier mehr oder weniger nah an die basale Oberfläche der anliegenden Epithelzellen heran (Abb. 19B).

Die Anreicherung immenser Kollagenmassen führt zusammen mit einem interstitiellen Ödem zur Verbreiterung der bronchialen Transitstrecke (McCarter u. Vasquez 1966; Gerber et al. 1971; Martinez-Hernandez u. Amenta 1983; Morgenroth et al. 1983). Die vermehrte Anreicherung kollagener Fasern ist immunhistochemisch mit einer vermehrten Anreicherung des Fibronektins als Vernetzungsglykoprotein zwischen kollagenem Fasergewebe in der Lamina fibroreticularis assoziiert. Nach neueren Erkenntnissen stehen Fibroblasten durch Zytokinausschüttung und Synthese kollagener Strukturproteine im Mittelpunkt proinflammatorischer Interaktionen des Interstitiums. Fokale Unterbrechungen der Basalmembran können über die Synthese und Freisetzung basalmembranabbauender Enzyme erklärt werden, die bei entzündlichen Stromareaktionen vermehrt aus leukozytären Zellen freigesetzt werden (Kaliner 1985).

Leukozytäre Zellen benötigen diese enzymatische Ausstattung für die Transmigration über die Basalmembran in das Epithel im Rahmen der entzündlichen Infiltration und sind somit potentiell ebenso für Strukturalterationen der Basalmembran verantwortlich (Pipoly u. Crouch 1987) (s. Kap. Proteolytische Enzyme). Die Strukturalterationen der bilaminären Basalmembran zeigen eine enge Verknüpfung der Veränderungen auf epithelialer und submembranöser Seite (Achenbach 1994).

4.4.3
Basalmembranveränderungen bei Präneoplasien der Bronchialschleimhaut (elektronenoptische Befunde)

Dysplastische Veränderungen des Oberflächenepithels und das Carcinoma in situ sind ultrastrukturell durch eine Vielfalt von abnormen Befunden im Bereich der Basalmembranzone charakterisiert. Die Anomalien der Basallamina gliedern sich in fokale Unterbrechungen, Doppelkonturierungen und eine Abnahme der relativen Breite der Lamina densa im Vergleich zur regelrechten Bronchialschleimhaut. Die Lamina densa war zwar auch beim Carcinoma in situ in großen Bereichen elektronenoptisch noch nachweisbar, wies aber eine geringere Elektronendichte als Ausdruck der fokalen Lyse auf.

Bei lichtmikroskopisch hyperplastischen und metaplastischen Schleimhautveränderungen (Abb. 20A) sind elektronenoptisch Hemidesmosomen und Verankerungsfilamente teilweise vermehrt nachweisbar und sind im Vergleich zur regelrechten Schleimhaut prominenter ausgebildet (Abb. 20B). Demgegenüber sind bei schwergradigen Dysplasien und beim Carcinoma in situ deutlich weniger Hemidesmosomen und z. T. auch eine Reduktion der Verankerungsfilamente vorhanden. Dies belegt zunehmende Adaptationsstörungen zwischen Epithelzellen und Basallamina mit zunehmendem Grad der epithelialen Dedifferenzierung. Die Befunde korrelieren gut mit Ergebnissen aus tierexperimentellen Studien. So wurde im Rahmen der chemisch induzierten, tierexperimentellen Kanzerogenese ein zunehmender Verlust der Lamina densa mit zunehmender maligner Transformation beschrieben (Fasske u. Morgenroth 1966).

In anderen Studien konnte elektronenmikroskopisch demonstriert werden, daß im Rahmen der Kanzerogenese dysplastische Zellen einen Verlust an Zell-Zell-Verbindungen aufweisen (Sugar 1972; Müller u. Müller 1983; Gonzalez et al. 1986). Auch bei metaplastischen und dysplastischen Epithelveränderungen der Bronchialschleimhaut wurden ausgeweitete und dilatierte Interzellularräume als Ausdruck einer schwächeren Zell-Zell-Verbindung demonstriert (Gonzalez et al. 1986). Somit liegen sowohl im Bereich interzellulärer epithelialer Strukturen als auch im Bereich der Kontaktzonen zur Basalmembranregion Auflockerungen und Anomalien des Strukturgefüges mit der Möglichkeit zur Infiltration beziehungsweise Invasion für atypische Zellen vor (Abb. 21A).

Ein geringerer Zell-Zell-Kontakt und/oder Zell-Basallamina-Kontakt können über eine verminderte Zellkontaktinhibition zusätzlich zu einer

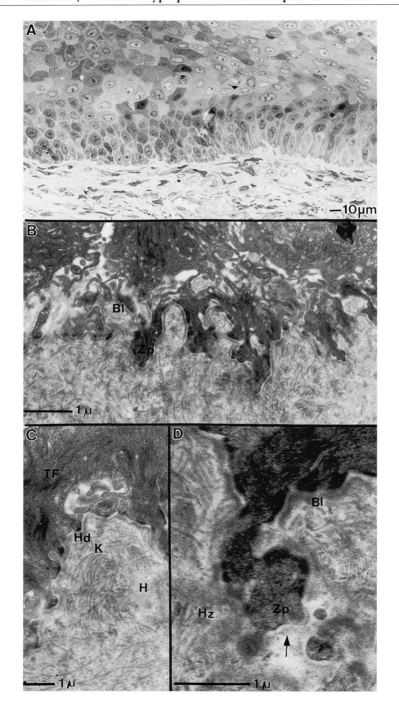

gesteigerten Zellproliferation und damit auch zur malignen Gefügetransformation führen.

Bereits im Vorfeld der Tumorrealisation sind ultrastrukturell bei bronchialen Präneoplasien Strukturanomalien der Basalmembranzone vergleichbar denen bei manifesten Plattenepithelkarzinomen der Bronchien nachweisbar (Abb. 22) (vgl. Kap. 7.1.5.2).

4.4.4
Zelluläre Veränderungen

Mikrofilamente

Mikrofilamente konnten in Zytoplasmaprotrusionen bei schwergradigen Dysplasien und dem Carcinoma in situ demonstriert werden (Abb. 21B).

Der Nachweis von Mikrofilamenten in ausgeprägten Zytoplasmaprotrusionen im Bereich der Epithel-Basalmembran-Kontaktzone läßt auf eine erhöhte Zellmotilität der Zellen in schwergradigen Dysplasien und dem Carcinoma in situ schließen.

Mikrofilamente in Zytoplasmaprotrusionen enthalten kontraktile Proteine. Durch In-vitro-Versuche konnte eine gesteigerte Tumorzellmotilität bei Nachweis von Mikrofilamenten gezeigt werden (Haemmerli et al. 1982, 1984, 1985).

◄ **Abb. 20 A – D.** Lichtmikroskopische und elektronenmikroskopische Befunde der Grenzregion von Basalzellen zur Matrixregion beim lichtmikroskopischen Befund einer bronchialen Plattenepithelmetaplasie. **A** Lichtmikroskopisch erhaltene, leicht gewellt verlaufende Basalmembranzone im Semidünnschnitt. **B** Korrespondierende elektronenmikroskopische Übersicht mit tentakelförmigen Zytoplasmaprotrusionen (Zp) und unregelmäßig verlaufender Basallamina (Bl). **C** Ausschnittvergrößerung der Verbindungszone der Basalzellen zur Basallamina mit Erfassung von Hemidesmosomen (Hd). Verdichtete Tonofilamentbündel (TF) in den Zytoplasmaprotrusionen. Variable Übergänge zu fibrillären Strukturen der Lamina fibroreticularis mit körnigen Homogenisierungsarealen (H) zwischen Kollagenfibrillen (K). **D** Ausschnittvergrößerung plump konturierter Zytoplasmaprotrusionen (Zp) mit fokalen Unterbrechungen der Lamina densa (Pfeil). Abschnürungsphänomene tiefer Zytoplasmaanteile und körniger Homogenisierungszonen (Hz), (männlich/64 Jahre, PE Bronchus bei teils plump-papillärer Plattenepithelhyperplasie und ulzeriertem teleangiektatischem Granulom)

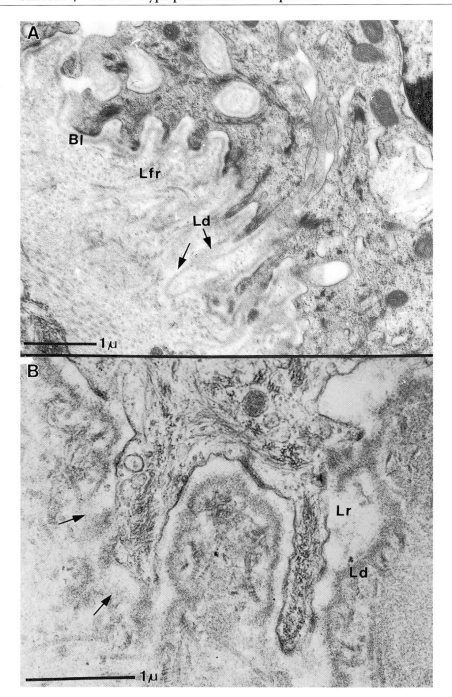

Die Beziehung der Mikrofilamente zur Tumorzellmotilität wird durch den Nachweis von Mikrofilamenten bei bösartigen Tumoren in vivo gestützt. So waren insbesondere im Bereich der Infiltrationszone Epithel/Stroma und in enger räumlicher Beziehung zu Zytoplasmaprotrusionen entlang der Zytoplasmamembran an der Grenzzone zum Stroma vermehrt Mikrofilamente nachweisbar (Sugar 1972; Gabbiani et al. 1976; Genadry et al. 1978; Alroy 1980; Kocher et al. 1981; White et al. 1981; Dingemans u. Mooi 1987).

Zytoplasmaprotrusionen

Bei Basalzellen von hyperplastischen und metaplastischen Veränderungen waren überwiegend kurze, mikrovilliartige Protrusionen vorhanden (Abb. 19A, 20B). Mit zunehmendem Dysplasiegrad dominierten bizarre, teils tentakelartig verzweigte, teils große, schlanke Protrusionen mit kurzen Ausläufern (Abb. 21A). Während die Protrusionen bei hyperplastischen und metaplastischen Veränderungen eine ähnliche zytoplasmatische Beschaffenheit wie die der Basalzellen aufwiesen (Abb. 20C, D), waren die Protrusionen in Basalzellen von schwergradigen Dysplasien und dem Carcinoma in situ z. T. organellenfrei mit Nachweis kleinerer, vesikulärer und mikrofilamentärer Strukturen. Mit zunehmendem Grad der epithelialen Dysplasien und Atypien bis hin zum invasiven Plattenepithelkarzinom nehmen Anzahl und Ausdehnung der Protrusionen in das angrenzende Stroma der Tunica propria und die Anzahl vesikulärer und mikrofilamentärer Strukturen zu (Abb. 22A, B).

Zytoplasmaprotrusionen werden mit der Tumorzellmotilität in Verbindung gebracht. Die genaue Bedeutung dieser Zytoplasmaprotrusionen ist bisher nicht geklärt und wird von verschiedenen Autoren kontrovers diskutiert.

◀ **Abb. 21 A, B.** Elektronenmikroskopische Befunde der Grenzregion von Basalzellen zu Matrixstrukturen in Schleimhautbereichen bronchialer Dysplasien – entsprechend lichtmikroskopischen Befunden. **A** Erhebliche Verlaufsanomalien der Basallamina (Bl) im Bereich bizarr formierter Zytoplasmaprotrusionen. Fokale Verbreiterung der Lamina rara und Dehiszenzen der Lamina densa (Ld →). Unregelmäßige Anordnung der fibrillären Strukturen der Lamina fibroreticularis (Lfr) bei einer Grad-II-Dysplasie (im lichtmikroskopischen Vergleichspräparat). **B** Auflösungsphänomene der Grenzzone zwischen Zytoplasmaprotrusionen und fragmentierten Anteilen der Basallamina (→). Erhebliche Verbreiterung der Lamina rara (Lr) bei fokal erhaltener, scharf abgrenzbarer Lamina densa (Ld). Reduktion der Verankerungsfilamente. Verlust von Hemidesmosomen. Intrazytoplasmatische vesikuläre Strukturen und unregelmäßig verlaufende Tonofilamente in den Zytoplasmaprotrusionen – bei einer Grad-II-Dysplasie im lichtmikroskopischen Vergleichspräparat (männlich/37 Jahre)

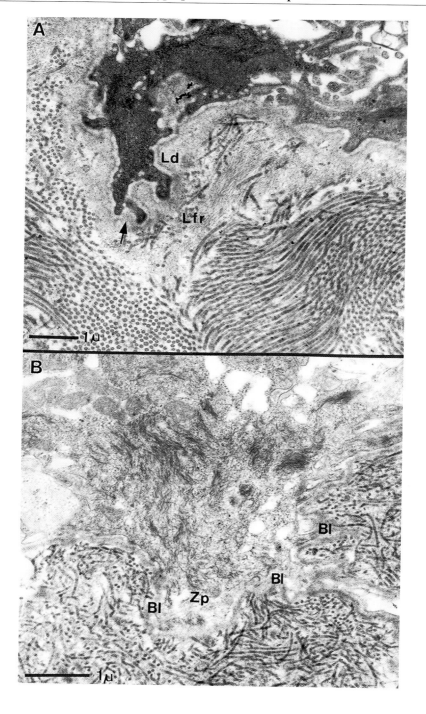

Während einige Autoren auffallend häufig Protrusionen bei infiltrierenden Tumorzellen im Bereich der Infiltrationszone belegen konnten und von einer direkten Zellmotilität ausgehen, sollen nach anderen Interpretationen Mikrofilamente zu einer Abschnürung des Halses großer, optisch leer erscheinender Tumorzellprotrusionen, mit anschließender Protrusionsablösung führen (Schenk u. Konrad 1979; White et al. 1981; White u. Gohari 1981; Parsons et al. 1982). Beim „Platzen" dieser Protrusionen sollen lysosomale Enzyme freigesetzt werden, die zu einer „Degeneration" der kollagenen Fasern im angrenzenden Stroma führen sollen (Otsubo u. Kameyama 1982). Bei mikrovilliartigen kleineren Protrusionen, die sich z. T. in umhüllte Zytoplasmainvaginationen benachbarter Zellen ausdehnen, wird eine endozytotische Aktivität diskutiert. Diese Form der Protrusionen, die dem Bild der von uns bei hyperplastischen und metaplastischen Veränderungen des Epithels beobachteten Protrusionen entsprechen, wurden auch bei nicht-malignen Neubildungen beschrieben (Roos u. Dingemans 1981; Dingemans 1988) (Abb. 20C, D).

Die Protrusionen wurden elektronenoptisch z. T. noch von einer erhaltenen Basallamina überkleidet, z. T. konnten aber auch insbesondere bei schwergradigen Dysplasien und beim Carcinoma in situ Auflösungen der Lamina densa mit Abnahme der Elektronendichte und fokalen vollständigen Unterbrechungen belegt werden (Abb. 21B).

Unter der Annahme, daß die nachgewiesenen vesikulären Strukturen proteolytische Enzyme enthalten, könnte über eine Freisetzung dieser Enzyme eine Destruktion der Basallamina induziert werden. Diese Destruktion würde nur lokal an den Stellen der Protrusionen im Bereich der zytoplasmatischen Vesikel auftreten, so daß – wie gezeigt – neben fokalen Unterbrechungen der Basallamina noch erhaltene Basallaminastrukturen nachweisbar sind (Abb. 20D, 21B).

◀ **Abb. 22 A, B.** Elektronenmikroskopische Befunde der Zell-Matrix-Grenzregion im Randbereich eines plattenepithelialen Frühkarzinoms nach lichtmikroskopischen Befunden. A Unregelmäßig strukturierte und bizarr konturierte Zytoplasmaprotrusionen mit noch weitgehend erhaltener, aber wechselnd breiter Lamina densa (Ld). Feingranuläre Homogenisierungszonen (Pfeil) im Übergangsbereich zur verstärkt ausgebildeten fibrillären Lamina fibroreticularis (Lfr). B Fragmentierte Reste der Basallamina (Bl) mit unscharfer Konturierung im Bereich der Zytoplasmaprotrusionen (Zp) einer Karzinomzelle. Fokale Defekte der im Regelfall scharf konturiert verlaufenden Lamina rara und Lamina densa (weiblich/65 Jahre, Plattenepithelkarzinom)

Die immunhistochemischen Befunde mit fokal, innerhalb der gleichen Diagnosegruppe, z. T. innerhalb desselben Schnittpräparats aufgehobener Farbreaktion der basalmembranassoziierten Antikörperreaktion mit Laminin, Typ-IV-Kollagen und NC1 (s. Kap. 4.3.1 Basalmembrandestruktion) unterstützen diese Annahme.

An der Oberfläche der Zytoplasmaprotrusionen konnten vermehrt Rezeptoren für Laminin und Fibronektin nachgewiesen werden (Liotta et al. 1983). Laminin- und Fibronektinrezeptoren sind wiederum für die Anheftung der Zellen an die extrazelluläre Matrix verantwortlich. Über die Proteolyse der Matrixkomponenten wäre die Voraussetzung für die Penetration der Zellen durch die Basalmembran gegeben. Die sich vorschiebenden Protrusionen könnten ferner als „Sensibilitätsorgan" agieren, um mit extrazellulären Matrixproteinen zu interagieren und um gerichtete „Verbindungen" für die Infiltration zu bahnen. Diese Verbindungen könnten wiederum über Stromafibronektin vermittelt werden. Somit kann der Nachweis von Zytoplasmaprotrusionen in dysplastischen Basalzellen bei Präneoplasien eine Funktionsänderung der Zellen mit einem vorwärtstreibenden Potential für ihre Beweglichkeit bedeuten (Bokoch u. Gilman 1984; Smith et al. 1986).

Der kombinierte Nachweis von Zytoplasmaprotrusionen atypischer bronchialer Basalzellen mit abnorm angeordneten Mikrofilamenten ist als Ausdruck einer gesteigerten Zellmotilität in dysplastischen und atypischen Zellen zu werten. Der Nachweis zytoplasmatischer vesikulärer Strukturen in Basalzellen ist ein Hinweis auf eine lokalisierte enzymatische Proteolyse der Basalmembranzone als Frühveränderung im Sinne eines „invasiven Potentials" von präneoplastischen Läsionen (s. Kap. 5).

5 Proteolytische Enzyme in regelrechter Bronchialschleimhaut, hyperplastischen und präneoplastischen Epithelveränderungen

Proteolytische Enzymsysteme sind an einer Reihe physiologischer Prozesse wie Wundheilung, Regeneration von Knochen und Nerven, embryologischer Entwicklung und der Trophoblastimplantation sowie der Angiogenese beteiligt.

Nach experimentellen Studien und In-vivo-Untersuchungen an autonomen Tumoren der Lunge können Tumorzellen die Destruktion der Basalmembran durch die Freisetzung proteolytischer Enzyme wie Metalloproteinasen z. B. die Metalloproteinase 2 (72-kDa-Typ-IV-Kollagenase, Gelatinase A), Serinproteasen wie Urokinase und Cysteinproteasen wie Kathepsine B und L induzieren (Stricklin et al. 1977; Wewer et al. 1986; Nakajima et al. 1987; Monteagudo et al. 1990; Hollas et al. 1991; Opdenakker u. van Damme 1992; Ossowski et al. 1991; Zucker et al. 1993).

5.1
Matrix-Metalloproteinasen

Metalloproteinasen gehören zu der Familie von Proteinasen, die in inaktiver zymogener Form von der Zelle sezerniert werden (Opdenakker u. van Damme 1992) und einen speziellen Aktivierungsmechanismus benötigen, um ihre proteolytische Aktivität zu entfalten (Cystein-switch-Mechanismus). Die Aktivierung der zymogenen Proformen wird über Plasminogenaktivatoren bzw. Plasmin und Stromelysin (MMP3) initiiert.

In vivo sind für diesen Schritt der Aktivierung verschiedene Proteasen wie Trypsin, Chymotrypsin, Kathepsin G, Kallikrein, Thermolysin sowie Plasmin und Plasminogenaktivatoren wie Urokinase-Plasminogen-Aktivator (uPA) und Tissue-Plasminogen-Aktivator (tPA) notwendig (Masulli u. Blasi 1990). Die Plasminogenaktivatoren initiieren eine proteolytische Kaskade, die Plasminogen und Plasmin konvertiert. Plasmin aktiviert Prokollagenase und Prostromelysin. Die vollständige proteolytische Aktivität wird über die autokatalytische Spaltung der Metalloproteinase oder die spezifische Hydrolyse durch Stromelysin

(MMP3) erreicht (Nagase et al. 1991; Atkinson et al. 1992; Ogata et al. 1992; Cubellis et al. 1990; Polette et al. 1993). Die regulatorischen Signale zur Produktion der Proteinasen bewegen sich auf der molekularen Ebene der Transkription. Faktoren und Agenzien wie Interleukin 1, Interleukin 8, Tumornekrosefaktor (TNF), transforming growth factor (TGF), Tumorantigene und onkogene Viren können die Produktion der mRNA von Metalloproteinasen initiieren (Oja u. Ragkow 1988; Lund u. Riccio 1987; Wright et al. 1993; Smith et al. 1994).

Basierend auf ihrer Substratspezifität lassen sich Metalloproteinasen in drei Subpopulationen unterteilen:

Die interstitiellen Kollagenasen (MMP1) sind am besten charakterisiert. Die spezifischen Substrate sind die interstitiellen Typ-I-, -II- und -III-Kollagene (Polette et al. 1993).

Die *Stromelysine* degradieren Proteoglykane, die nicht-kollagenen Glykoproteine Laminin und Fibronektin, Typ-III-Kollagen, die nicht-kollagene Domäne des Typ-IV-Kollagenmoleküls (Matrisian u. Bowden 1990), Typ-V- und -IX-Kollagen sowie Gelatine (Murphy et al. 1989).

Die *Typ-IV-Kollagenasen* mit einem Molekulargewicht von 72 kD (*MMP 2, Gelatinase A*) und 92 kD (*MMP 9, Gelatinase B*) sind in der aktiven Form für die Proteolyse der Kollagentypen IV, V, VII, Fibronektin und Gelatinmolekülen verantwortlich (Abb. 23) (Liotta 1986; Liotta et al. 1980).

5.1.1
Inhibitoren der Metalloproteinasen

Unter physiologischen Bedingungen liegt im Gewebe ein Gleichgewicht zwischen Proteinasen und Proteinaseinhibitoren (TIMP: tissue inhibitor of metalloproteinasis) vor.

TIMP 1 ist ein Glykoprotein mit einem Molekulargewicht von 28,5 kDA. TIMP 1 inhibiert spezifisch interstitielle Kollagenasen und die neutrophilen Kollagenasen. Der Inhibitor wird ubiquitär in mesodermalen Geweben sowie in einer Reihe von Körperflüssigkeiten und in Zellkulturen gefunden (Schulz et al. 1988). TIMP 1 wurde 1983 von Welgus u. Strickling isoliert, in zahlreichen experimentellen Studien konnte die Aminosäuresequenz bestimmt und das Protein kloniert werden (Welgus u. Stricklin 1983; Docherty et al. 1985).

TIMP 2 wurde 1988 von Stetler-Stevenson et al. als neues Mitglied der Metallproteinasen-Inhibitorfamilie identifiziert. Es ist ein Protein mit einem Molekulargewicht von 21 kDA und inhibiert spezifisch Typ-IV-

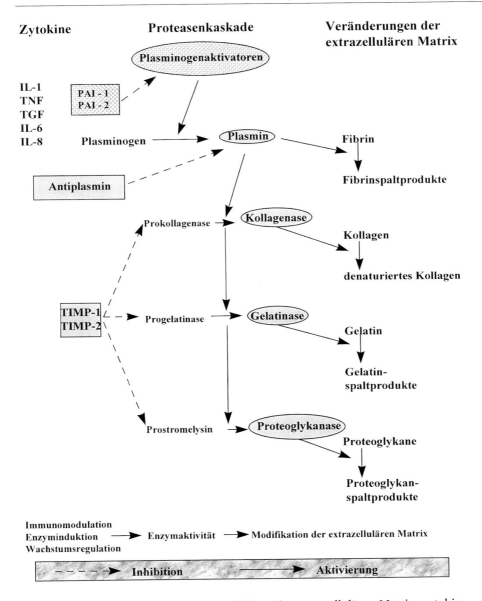

Abb. 23. Proteasenkaskade bei der Umbildung der extrazellulären Matrix, zytokin-vermittelte Proteolyse. (Mod. nach Opdenakker u. Van Damme 1992)

Kollagenasen. Trotz signifikanter Übereinstimmungen in der Aminosäuresequenz beider Inhibitoren bestehen Unterschiede hinsichtlich der Interaktion mit dem jeweils spezifischen Kollagenasetyp. TIMP 1 bildet einen Komplex nur mit der aktivierten Form der interstitiellen Kollagenase. TIMP 2 bindet sowohl die latente Proform der Kollagenase Typ IV als auch die aktivierte Form (Stetler-Stevenson et al. 1988; Stetler-Stevenson 1996). Der zugrundeliegende molekulare Mechanismus der Inhibition ist für beide TIMP-Proteine identisch.

Es wird ein 1:1 stöchiometrischer Komplex mit hoher Affinität (Kd = 10^{-10}) gebildet (Goldberg et al. 1992). Die Interaktionen von Zytokinen, Plasminogenaktivatoren, Metalloproteinasen und Inhibitoren sind der Abb. 23 zu entnehmen.

5.1.2
Metalloproteinasen und Kanzerogenese

Eine erhöhte proteolytische Aktivität von maligne transformierten Zellen wurde erstmals bereits von Fischer 1925 postuliert. Heute ist die Bedeutung proteolytischer Enzyme für das invasive Tumorwachstum Gegenstand zahlreicher Untersuchungen (Bauer et al. 1977; Strauli 1980; Wooley et al. 1980; Stetler-Stevenson 1996). In verschiedenen Tumoren konnte eine gesteigerte kollagenolytische Aktivität im Vergleich zum regelrechten Vergleichsgewebe nachgewiesen werden (Mullins u. Rohrlich 1983).

Metalloproteinasen werden nur synthetisiert oder sezerniert bei Aktivierung durch regulatorische Signale oder Agentien wie z. B. Interleukin I, TNF, Wachstumsfaktoren oder onkogene Viren. Der Nachweis der Typ-IV-Kollagenase (MMP 2 oder MMP 9) (Immunhistochemie und In-situ-Hybridisierung) in Epithelzellen, Tumorzellen oder Stromazellen ist ein Hinweis auf die proteolytische Aktivität der Zellen.

5.2
Proteolytische Enzyme in Präneoplasien

Über eine Typ-IV-Kollagenaseexpression in bronchialen Tumorvorstadien liegen bisher keine Untersuchungen vor. Da fast regelmäßig im Bronchialsystem von Patienten mit bösartigen Tumoren der Lunge auch präneoplastische Epithelveränderungen nachweisbar sind, sind wir der Frage nachgegangen, inwieweit bereits auf der Ebene transitorischer und präneoplastischer Epithelveränderungen der Bronchialschleimhaut in Assoziation mit Destruktionen der Basalmembranzone eine Expression von proteolytischen Enzymen zu belegen ist. Typ-IV-Kollagen ist eine Hauptstrukturkomponente der Basalmembran. Die enzymatische Proteolyse wird speziell durch neutrale Metalloproteinasen wie die Typ-IV-Kollagenase (MMP 2 und MMP 9) initiiert.

5.2.1
Methodischer Ansatz

Bioptisch entnommene, in Formalin fixierte und in Paraffin eingebettete Proben mit regelrechtem Bronchialschleimhautbefund, hyperplastischen und präneoplastischen Epithelveränderungen unterschiedlicher Schweregrade wurden immunhistochemisch mit der Avidin-Biotin-Methode (Hsu et al. 1981) untersucht. Als Metalloproteinase wurde der monoklonale Antikörper Typ-IV-Antihumankollagenase (72 kD) (Paecel & Lorei) eingesetzt (Fisseler-Eckhoff u. Müller 1993). Der Ausfall der immunhistochemischen Reaktionen wurde nach einem Immun-reactive-Score nach Remmele u. Stegner 1987) bestimmt.

5.2.2 Typ-IV-Kollagenaseexpression in regelrechter Bronchialschleimhaut und hyperplastischen Epithelveränderungen

In der *regelrechten Bronchialschleimhaut* ist eine Typ-IV-Kollagenaseexpression in einzelnen neutrophilen Leukozyten, Makrophagen und Endothelzellen im Stroma der Tunica propria nachweisbar (Abb. 24A).

In *hyperplastischen transitorisch-regeneratorischen Epithelveränderungen* wiesen weniger als 10 % der Epithelzellen eine Typ-IV-Kollagenase-positive Reaktion auf (Abb. 24B). Mit zunehmender entzündlicher

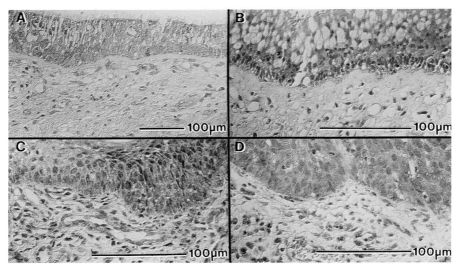

Abb. 24 A – D. Immunhistochemischer Nachweis von MMP2 in Epithelzellen der regelrechten Bronchialschleimhaut, bei Hyperplasien und potentiellen Präneoplasien. **A** Mikrophotogramm der regelrechten Bronchialschleimhaut, Nachweis der Typ-IV-Kollagenaseexpression in Basalzellen und zilientragenden Flimmerzellen (männlich/ 56 Jahre, APAAP, Bronchusbiopsie). **B** Typ-IV-Kollagenaseexpression in Befunden mit Becherzellenhyperplasie. Abgeschwächte bis vollständig aufgehobene Farbreaktion in schleimsezernierenden Becherzellen, stärkergradige Typ-IV-Kollagenaseaktivität in Basalzellen bei begleitender entzündlicher Infiltration der Tunica propria (männlich/58 Jahre, APAAP, Bronchusbiopsie bei Plattenepithelkarzinom). **C** Stärkergradige Immunreaktion mit dem Typ-IV-Humankollagenaseantikörper in allen Abschnitten des Bronchialepithels mit Akzentuierung in den basalmembrannahen dysplastischen Epithelzellen eines Carcinoma in situ. Grobgranuläre intrazytoplasmatische Farbreaktion. Stärkergradiges entzündliches Infiltrat in der Tunica propria mit positiver Reaktion leukozytärer Zellen, von Mesenchymzellen und Endothelzellen mit dem Antikörper gegen Typ-IV-Kollagenase (männlich/57 Jahre, APAAP, Bronchusbiopsie bei Frühkarzinom). **D** Carcinoma in situ mit positiver Immunreaktivität in basalmembranbenachbarten atypischen Epithelzellen. Stärkergradige entzündliche Stromareaktion mit Typ-IV-Kollagenasenachweis in Entzündungszellen und Mesenchymzellen sowie Endothelzellen (männlich/58 Jahre, APAAP, Bronchusbiopsien bei Plattenepithelkarzinom)

Stromareaktion nimmt die Anzahl positiv markierter Mesenchymzellen, Leukozyten, Makrophagen sowie Endothelzellen im Randbereich der z. T. nicht mehr mit Typ-IV-Kollagenantikörpern durchgehend positiv markierbaren Basalmembranzone zu. Im Rahmen der Leukodiapedese sind z. T. auch Typ-IV-Kollagenase-positive Stromazellen in der epithelnahen Basalmembranschicht und den basalen Epithelzellagen angeordnet.

Proteolytischen Enzymen wie der MMP 2 kommen wesentliche Bedeutungen bei Regenerations- und Reepithelialisierungsvorgängen der Basalmembranzone u. a. bei hyperplastischen und metaplastischen Epithelveränderungen ohne Dysplasien zu. Bei diesen Epithelanomalien ist die Typ-IV-Kollagenase (MMP 2) überwiegend in Stromazellen in der Tunica propria im Bereich der Basalmembranzone nachweisbar.

Bei der Basalmembranzone handelt es sich nicht um ein statisches, sondern um ein dynamisches Strukturgefüge, welches einem ständigen Turnover zwischen Auf- und Abbau unterliegt (Dingemans 1988). Die Synthese proteolytischer Enzyme durch Entzündungszellen sowie Fibroblasten und Endothelzellen wurde sowohl immunhistochemisch als auch mit Hilfe der In-situ-Hybridisierung belegt (Oppenheim et al. 1991; Stähle-Bäckdahl u. Parks 1993; Opdenakker u. van Damme 1992). Auch in regelrechtem Gewebe anderer Organe wie der Schilddrüse (Campo et al. 1992), der Brustdrüse (Monteagudo et al. 1990) und der Leber (Arthur 1994) konnte eine Typ-IV-Kollagenaseexpression in Myoepithelzellen, Endothelzellen, Fibroblasten und Myofibroblasten nachgewiesen werden.

5.2.3
Typ-IV-Kollagenaseexpression in Präneoplasien

In Plattenepithelmetaplasien mit *leichtgradigen und mittelgradigen Dysplasien,* in denen fokale Unterbrechungen der Basalmembranzone dokumentiert werden konnten, ist eine Typ-IV-Kollagenaseexpression in bis zu 50 % der dysplastischen Basalzellen des bronchialen Oberflächenepithels immunhistochemisch nachweisbar. Mit zunehmendem Dysplasiegrad bei *schwergradigen Dysplasien* und dem *Carcinoma in situ* sind fokale Unterbrechungen, Diskontinuitäten und Verluste von extrazellulären Matrixkomponenten wie Laminin und Typ-IV-Kollagen von einer gesteigerten Typ-IV-Kollagenaseexpression begleitet; 51 – 80 % der dysplastischen Epithelzellen weisen in den äußeren, mittleren und luminalen Zellagen eine immunhistochemisch starke Farbreaktion auf. Setzt man den Reaktionsausfall in den dysplastischen Epithelzellen in Beziehung zum Präneoplasiegrad, so weist eine Zunahme der Reaktionsintensität auf eine gesteigerte Typ-IV-Kollagenaseexpression in Abhängigkeit vom steigenden Dysplasiegrad hin (Abb. 24C, D).

Bereits im Vorfeld der Tumorrealisation ist bei bronchialen präneoplastischen Epithelveränderungen eine gesteigerte proteolytische Aktivität sowohl in Zellen von Dysplasien als auch in Stromazellen im
Rahmen der begleitenden Entzündungsreaktion in der Tunica propria
zu dokumentieren. Dies kann als Hinweis auf eine invasive Potenz
derartiger Veränderungen gewertet werden (Abb. 25A, B).

A

Diagnosegruppen	IRS	PP	SI
1 Regelrechte Bronchialschleimhaut	3,86	1,93	1,63
2 Becherzellenhyperplasien	2,10	1,35	1,40
3 Basalzellenhyperplasien	5,25	2,45	2,05
4 Plattenepithelmetaplasien	4,95	2,30	2,05
5 Mikropapillomatosen	5,80	2,50	2,30
6 Dysplasien	6,45	2,80	2,20
7 Carcinoma in situ	7,10	3,20	2,40

B

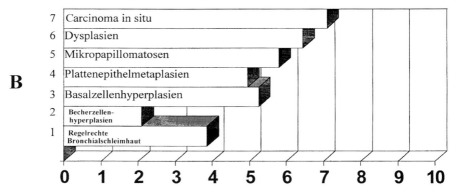

Abb. 25 A, B. Tabellarische Darstellung der Typ-IV-Kollagenase Immunoreaktivität
in Epithelzellen der regelrechten Bronchialschleimhaut, in Hyperplasien und Präneoplasien (vgl. auch Abb.. 67). **A** Zusammensetzung des Immune-reactive-Score
(IRS) in den einzelnen Diagnosegruppen (PP = prozentualer Anteil positiv markierter Zellen, SI = Färbeintensität). **B** Quantitative Verteilung der Typ-IV-Kollagenaseexpression in den einzelnen Diagnosegruppen

5.3
Basalmembranneosynthese bei bronchialen Präneoplasien

Bei Basalmembranen handelt es sich wie bereits ausgeführt nicht um statische sondern um dynamische Strukturgefüge, die einem ständigen Turnover zwischen Abbau und Wiederaufbau unterliegen (Gusterson et al. 1984; Dingemans 1988). Nach In-vitro-Untersuchungen findet die Basalmembran-Synthese an der Epithel- bzw. Basalmembrangrenzzone statt. Intrinsische Basalmembrankomponenten wie Laminin und Typ-IV-Kollagen sollen von den Epithelzellen in Kontaktzonen zu Basalmembranen synthetisiert werden (Martinez-Hernandez u. Amenta 1983). Demnach ist bei Ab- und Umbau von Basalmembranstrukturen in bronchialen Präneoplasien eine Neosynthese der intrinsischen Basalmembrankomponenten Laminin und Typ-IV-Kollagen auch durch Epithelzellen vom Basalzelltyp zu erwarten. Durch immunhistochemische Untersuchungen konnten entsprechende Befunde auf Proteinebene als Zeichen der Translation erhoben werden.

Offen ist aber die Frage, ob es im Rahmen zellulärer Dedifferenzierungen zu einem spezifischen Funktionsverlust dieser Zellen kommt. Da aber der Grad der zellulären „Dedifferenzierung" bei bronchialen Präneoplasien in Abhängigkeit vom Schweregrad unterschiedlich ausgeprägt ist, müssen Unterschiede zwischen hyperplastischen und den verschiedenen präneoplastischen Epithelveränderungen bezüglich der Neosynthese von Basalmembranstrukturen erwartet werden.

Eine erhöhte transkriptionale Aktivität von Laminin- oder Kollagengenen als Zeichen einer Neosynthese von Basalmembrankomponenten resultiert in einer „Erhöhung" der zytoplasmatischen mRNA-Konzentration. Die Lokalisation der Zellen mit einem erhöhten Level von mRNA kann durch die In-situ-Hybridisierung mit komplementären DNA- oder RNA-Proben belegt werden. Diese Methode wurde bereits zur Lokalisation der transkriptionalen Aktivität verschiedener Kollagengene während der Embryonalentwicklung eingesetzt (Hayashi et al. 1986; Sandberg u. Vuorio 1987; Nah et al. 1988).

Die von uns eingesetzte cDNA-Sonde für Typ-IV-Kollagen wurde von Wood et al. (1988), auf ihre Sensitivität und Spezifität getestet.

Zum Nachweis der mRNA für die B_1-Kette des Laminins wurden spezifische Transkripte eingesetzt. Die Sondenspezifität und Sensitivität wurden von den Arbeitsgruppen Barlow et al. (1984) und Milani et al. (1989) überprüft.

Bei *hyperplastischen Epithelveränderungen* mit stärkergradigen entzündlichen Infiltraten im angrenzenden bindegewebigen Stroma konnte

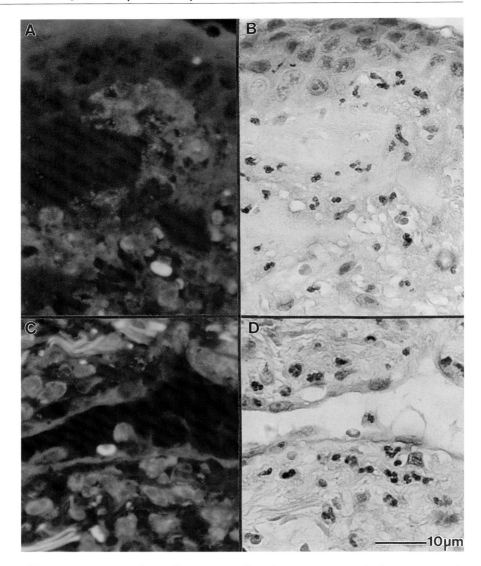

Abb. 26 A–D. Gegenüberstellung von Mikrophotogrammen mit fluoreszenzoptischem Nachweis der mRNA-Expression der B1-Kette des Laminins und korrespondierenden Bildern im Durchlicht bei lichtmikroskopischen Befunden einer Basalzellenhyperplasie (**A, B**) und Grad-I-Dysplasie (**C, D**). **A** Positive, körnige Grünfluoreszenz als Zeichen der mRNA-Expression für Laminin in Zellen mit enger räumlicher
Beziehung zur verbreiterten Basalmembranzone und im Stroma der Tunica propria
zwischen elastischen Fasern. Gelbe Autofluoreszenz der Erythrozyten und elastischen fragmentierten Fasern. **B** Korrespondierender Ausschnitt mit Gefäßen, mesenchymal-fibroblastären und monozytär-histiozytären Zellen im Stroma. **C** Positive

eine mRNA-Expression für Typ-IV-Kollagen und die B_1-Kette des Laminins in mesenchymal-fibroblastären Zellen und einzelnen monozytär-histiozytären Zellen im Stroma an der Epithel-Basalmembrangrenzzone nachgewiesen werden. Im Stroma der Tunica propria zeigten einzelne im Randbereich von Basalmembranen kapillärer Blutgefäße gelegene Zellen eine mRNA-Expression für die B_1-Kette des Laminins und für Typ-IV-Kollagen (Abb. 26A, B). Bei *Plattenepithelmetaplasien* mit leichtgradigen, mittelgradigen und schwergradigen *Dysplasien* und beim *Carcinoma in situ* konnten mit zunehmendem Grad der „Dedifferenzierung" und mit zunehmendem Grad der Basalmembrandestruktion vermehrt positiv markierte Zellen mit mRNA-Expression für Laminin und Typ-IV-Kollagen an der Epithel-Basalmembran-Grenzzone demonstriert werden (Abb. 26C, D). Im Stroma der Tunica propria waren die positiv markierten Zellen mit Basalmembranen kapillärer Blutgefäße assoziiert und waren bevorzugt im Bereich vermehrter Kapillarproliferationen vorhanden.

Die Synthese epithelialer Basalmembranen soll nur an der Grenzzone zum benachbarten Stroma und nicht zwischen Epithelzellen stattfinden (Gabbert et al. 1987). In den letzten Jahren konnte aber durch In-vitro-Untersuchungen gezeigt werden, daß mesenchymale Zellen in der Lage sind Basalmembrankomponenten zu bilden. Sie sind an der Zusammensetzung von epithelialen Basalmembranen beteiligt (Damjanov et al. 1985). Somit kann die bei den Untersuchungen nachgewiesene Lokalisation der positiv markierten Mesenchymzellen mit mRNA-Expression für Typ-IV-Kollagen und Laminin in Präneoplasien in enger räumlicher Beziehung zur epithelialen Basalmembranzone als Beleg für die Beteiligung von Mesenchymzellen an der Synthese epithelialer Basalmembranen gewertet werden.

Entgegen den von einzelnen Autoren mitgeteilten Befunden zur epithelialen Neubildung von Basalmembranen konnten wir in den von

---

Grünfluoreszenz als Zeichen der mRNA-Expression für Laminin in Zellen an der BM-Stromagrenzzone. Enge Assoziation zu kapillären Blutgefäßen. **D** Korrespondierendes Durchlichtmikrophotogramm mit paravasaler Anreicherung von mesenchymal-fibroblastären Zellen, monozytär-histiozytären Zellen und neutrophilen Granulozyten (lichtmikroskopische Befunde einer Basalzellenhyperplasie und Grad-I-Dysplasie bei chronischer Bronchitis und polytopen Präneoplasien der Bronchialschleimhaut), Zustand nach Entfernung eines Plattenepithelkarzinoms an anderer Stelle (männlich/60 Jahre)

uns durchgeführten Untersuchungen mit den eingesetzten Methoden – auch bei immunhistochemisch nachgewiesenen Unterbrechungen der Basalmembran mit Laminin-, NC-1- und Typ-IV-Kollagenschwund – keine In-situ-Hybridisierungssignale als Zeichen der mRNA-Transkription in den der Basalmembranzone benachbarten Epithelzellen nachweisen. Als Dokumentation der spezifischen Reaktion zeigten die markierten Zellen nach RNAse-Vorbehandlung und bei der Hybridisierung mit Digoxigenin-markierter pBR-322-DNA (Boehringer-Mannheim) keine positiven Signale in der In-situ-Hybridisierung.

Der hier nicht mögliche Nachweis der mRNA-Expression für Basalmembrankomponenten in dysplastischen Epithelzellen läßt aber doch auf einen Funktionsverlust dieser Zellen im Rahmen der Dedifferenzierung schließen. Der in unseren Untersuchungen fehlende Nachweis der mRNA-Expression für Laminin und Typ-IV-Kollagen in Epithelzellen bei hyperplastischen und metaplastischen Schleimhautveränderungen kann auch durch die Neosynthese von Basalmembrankomponenten in Mesenchymzellen mit Kompensation nur fokal auftretender Basalmembrandefekte bedingt sein. Danach wäre eine gesteigerte transkriptionale Aktivität der Kollagen- bzw. Laminingene in den Epithelzellen nicht erforderlich.

Der vermehrte Nachweis der Laminin-mRNA-Expression in mesenchymalen Zellen in enger Assoziation zu Basalmembranen proliferierender Kapillaren läßt auf eine Beteiligung von fibroblastären Zellen und Endothelzellen an der Neosynthese von Basalmembrankomponenten schließen.

6 Vaskularisation und Neovaskularisation in Präneoplasien

Vaskularisation und Neovaskularisation nehmen bei der Entwicklung und Propagation maligner Neoplasien eine Schlüsselposition ein, da in der Regel Differenzierungs- und Dedifferenzierungsvorgänge von *Tumorvorstadien* und Tumoren nur auf der Basis einer ausreichenden Gefäßversorgung ablaufen können (Folkman et al. 1971; Folkman 1985). Entwicklung und Ausbau neuer Blutgefäße sind sehr komplex und in vielen Details noch nicht vollständig geklärt. Sowohl unter physiologischen Bedingungen als auch unter pathologischen Gegebenheiten findet dieser Prozeß kontinuierlich statt, um den Erhalt des Gewebes zu gewährleisten. Als Beispiel seien die Vorgänge während der Embryogenese, der Menstruation, der Wundheilung und des Tumorwachstums genannt.

6.1 Begriffsbestimmung

Die Neovaskularisation ist mit den Begriffen „Vaskulogenese", „Vaskularisation", „Neo- oder Revaskularisation", „Angiogenese" und „Neoangiogenese" verknüpft.

Die Prozesse der Vaskulogenese und Angiogenese beginnen während der Embryonalphase. Unter dem Begriff der *Vaskulogenese* wird die Entstehung neuer Gefäße durch „in-situ-differenzierte" Angioblasten verstanden. Der Begriff der *Angiogenese* umschreibt das Sprossen neuer Blutgefäße aus bereits vorbestehenden Blutleitern. Darüber hinaus wird der Begriff der Angiogenese weiter gefaßt, es werden pathologische Prozesse aller Art in anderen, späteren Entwicklungsstufen darunter subsummiert. Der Begriff der Neoangiogenese ist dem der Angiogenese synonym. Unter *Vaskularisation* wird i. allg. die Entstehung neuer Blutgefäße in einem zunächst avaskulären Gewebe verstanden. Die Vorgänge der *Neo- oder Revaskularisation* haben „reparativen" Charakter, da vorbestehende, nicht mehr zur Blutversorgung des Gewebes ausreichende Gefäße durch neue Blutleiter ersetzt werden (Paweletz u. Knierim 1989).

6.2
Angiogenese: Allgemeine Aspekte

6.2.1
Verhalten der Endothelzellen während der Angiogenese

Endothelzellen gehören zu den Zellen mit der niedrigsten Zellumsatzrate. Unter physiologischen Bedingungen erneuert sich das gesamte Endothel in einem menschlichen Organismus nur ein- bis 2mal im Leben (Hobson u. Denekamp 1984).

Innerhalb der Angiogenese nimmt die Endothelzelle eine zentrale Rolle ein, die mit dem Aussprossen der Endothelien aus einer Venole beginnt (D´Amore u. Thompson 1987). Die dem angiogenetischen Reiz am nächsten gelegene Endothelzelle wird aktiviert, was elektronenmikroskopisch an einer Vermehrung der Zellorganellen erkennbar ist (Paweletz u. Knierim 1989; D´Amore u. Thompson 1987). Es bilden sich fingerförmige Protrusionen in Richtung der Basalmembranzone der Gefäße aus. Mittels Produktion und Sekretion von Proteasen durch die Endothelzelle kommt es zu einer Fragmentierung der Basalmembranzone der Gefäße

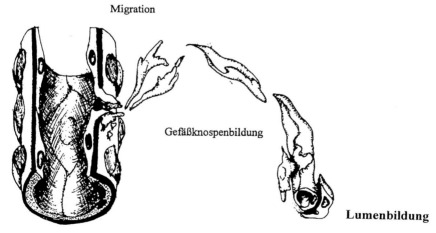

Abb. 27. Schematische Darstellung der Vorgänge der Angiogenese mit Endothelzellmigration, knospenförmiger Proliferation und Lumenbildung

(Abb. 27). Die Basalmembranzone verliert so ihre trennende und stabilisierende Funktion zwischen der Endothelzelle und der extrazellulären Matrix. Bedingt durch einen Verlust des Zell-Zell-Kontaktes oder aufgrund anderer modulierender Einflüsse wie der Wirkung chemotaktischer Faktoren (bFGF u. a.) kommt es zu einer Aktivierung anderer Endothelzellen.

6.2.2
Sprouting der Endothelien

Die durch Wachstumsfaktoren aktivierten Endothelzellen formen als 1. Reaktion auf einen angiogenen Reiz an exponierter Stelle eine Ausbuchtung, die sich schnell über den Zustand einer Knospe in einen Gefäßsproß („SPROUT") differenziert (Abb. 27). Der Gefäßsproß kann eine sackartige oder eher schmale Konfiguration besitzen. Sehr oft befindet sich eine spindelzellförmige Endothelzelle an der Spitze („TIP") der neugebildeten Struktur. Die entstandenen Gefäßsprossen wachsen in Richtung auf den angiogenen Stimulus, wobei die sackartig geformten eher älter und die schmalen eher jünger sind. Frühe Stadien der Gefäßinitiierung kommen ohne Proliferation von Endothelzellen aus (Burri 1992).

6.2.3
Intussuszeption

Bei dem Gefäßwachstum durch Intussuszeption kommt es zu einem Wachstum durch Einlagerung neuer Strukturen in ursprünglich vorhandene Gewebe. Auf das Gefäßsystem bezogen findet nur eine Ausweitung oder Ausdehnung der bestehenden Blutleiter ohne proliferative oder zellteilende Tendenz statt. Dieser Prozeß ist für die Lunge gesichert und wird gegebenenfalls auch von anderen Geweben vollzogen (Burri 1992).

6.2.4
Lumenbildung innerhalb neuformierter Gefäße

Die Lumenbildung geht von den durch Wachstumsfaktoren aktivierten Endothelzellen aus. Durch In-vivo- und In-vitro-Verfahren sind licht- und elektronenoptisch 2 Entstehungsweisen gefunden worden (Folkman u. Haudenschild 1980):

- Formierung eines neuen Lumens durch *intrazytoplasmatische Vorgänge*: Es entstehen intrazytoplasmatische Vakuolen innerhalb der Endothelzellen, die sich anschließend zu kapillarähnlichen Strukturen formieren. Mit der Bildung des Lumens verlieren die Zellen ihre Fähigkeit zur Teilung.
- Formierung eines neuen Lumens durch *interzytoplasmatische Vorgänge*: Bei dieser Art der Gefäßneubildung wird das Lumen durch Vergrößerungen der Interzellularspalten gebildet (Cliff 1963). Die Theorie stützt sich auf die Tatsache, daß die migrierenden Endothelzellen noch schwache Interzellularkontakte besitzen. Bei den entstandenen Strukturen in diesem Entwicklungsstand der Angiogenese handelt es sich um „Sackgassen", die noch keinen Blutfluß und keine regelrechte Zirkulation erlauben. Die Verbindung dieser blinden Enden untereinander, die Bildung sog. „loops" steht am Anfang der Elongation der neuen Blutleiter. Hierbei erfolgt eine Vergrößerung der Schleife durch „Intercalation". Eine 2. Möglichkeit ist die Annäherung und Verbindung der sich ausbreitenden „TIP" zu einer Schleife aufgrund stärkster Wachstumsreize inmitten des Tumorgewebes (Feigl et al. 1985). Danach findet eine Anastomosierung der wachsenden Gefäßknospen statt, die Blutzirkulation kommt in Gang. Der Tumor ist an das Gefäßnetz des Wirts „angeschlossen".

Perizyten wird eine regulative Funktion hinsichtlich der Permeabilität der Basalmembranzone, eine Beteiligung an der Regelung der Kontraktilität der Gefäße aufgrund ihres Gehalts an kontraktilen Elementen (Aktin- und Myosinfibrillen), der Produktion extrazellulärer Matrixkomponenten u. a. Thrombospondin, Fibronektin, Laminin, Typ-I-, -III-, -IV-Kollagen und die Beteiligung an der Bildung der neuen Basalmembran zugeschrieben (Schor u. Schor 1983; Canfield et al. 1986).

6.2.5
Proliferation und Zellteilung der Endothelzellen

Im Rahmen der Angiogenese müssen die Prozesse der Migration und Proliferation der Endothelzellen mit Hilfe angiogenetisch-wirksamer Faktoren geordnet und gut koordiniert sequentiell ablaufen. Die Existenz verschiedener Zellen wie Makrophagen, Mastzellen, Leukozyten, Lymphozyten und auch atypischer Zellen (Tumorzellen) in enger Nachbarschaft von aktivierten und sich teilenden Endothelzellen ist unerläßlich. Auf welcher Basis Entzündungszellen über die Sekretion verschiedener

Faktoren (Angiotropin, tumornecrosis factor α, bFGF u. a.) hinaus mit der Steuerung der Endothelzellen interagieren, ist bislang noch ungeklärt (Leibovich et al. 1987; Hockel et al. 1988). Im weiteren geht die Teilung der Endothelzellen asynchron vor sich, so daß dementsprechend unterschiedliche Perzeptions- und Regulationsmechanismen bei aktivierten Endothelzellen angenommen werden müssen. Bei der Endothelzellteilung obliegt es der Endothelzelle nicht nur selbst in einen Zellteilungsprozeß einzugehen, sondern auch umgebende Zellen wie Perizyten und glatte Muskelzellen zur Teilung anzuregen (Paweletz u. Knierim 1989). Die Zellteilung findet nicht an der migrierenden Endothelzelle statt, sondern in der Nähe oder der Basis der sich ausbreitenden „SPROUTS" (Feigl et al. 1985). Der Vorgang der Proliferation innerhalb der Kaskade der Angiogenese stellt eine wichtige Stufe dar, ohne die die Entstehung neuer Blutgefäße nicht möglich wäre.

Methodischer Ansatz

Zur Frage, inwieweit bereits im Vorfeld der Tumorentwicklung auf der Ebene hyperplastischer, metaplastischer und präneoplastischer Epithelveränderungen wie Dysplasien und dem Carcinoma in situ quantitative und qualitative Unterschiede des Vaskularisationsmusters auftreten, wurden immunhistochemische (factor VIII related Antigen, APAAP-Methode) und morphometrische Untersuchungen durchgeführt. Da mit dem Faktor-VIII-Antikörper neben kapillären Blutgefäßen auch Lymphgefäße markiert werden, wurden zusätzliche immunhistochemische Untersuchungen mit dem monoklonalen Antikörper gegen das „platelet endothelial cell adhesion molecule 1" (PECAM 1) CD 31 durchgeführt; CD 31 ist ein Zelladhäsionsmolekül, das von Endothelzellen stark exprimiert wird, aber auch mit Thrombozyten, Monozyten, Granulozyten, B-Zellen und T-Zell-Populationen positiv reagiert, CD 31 wird auch als Endotheladhäsionsmolekül (ENDO-CAM) bezeichnet.

Ferner wurde die Expression des „vascular endothelial growth factors" (VEGF), einem multifunktionalen Zytokin, das als Angiogenesefaktor auf Endothelzellen mit dem VEGF-Rezeptor agieren soll und einen Einfluß auf die Zellteilung von Endothelzellen und die Permeabilität von kleinen Blutgefäßen haben soll, untersucht (Fisseler-Eckhoff et al. 1996).

6.3
Angiogenese bei hyperplastischen und präneoplastischen Epithelveränderungen

6.3.1
Angiogenese bei reaktiv-regeneratorischen Bronchialschleimhautveränderungen

Es existieren zahlreiche Grundsatzarbeiten zu ablaufenden Vorgängen bei der Angiogenese und damit eng korrelierenden Prozessen, wie Realisation maligner Tumoren, rasche Tumorpropagation und Metastasierungstendenz. Es liegen aber nur wenige quantitative und qualitative Aussagen hinsichtlich morphometrisch bestimmbarer Neovaskularisationsgrade bei transitorisch regeneratorischen und präneoplastischen Veränderungen der Bronchialschleimhaut im Vorfeld der Realisation invasiver Plattenepithelkarzinome vor (Hobson u. Denekamp 1984; Folkman 1992, 1995; Folkman et al. 1989; Bouck 1990; Jaeger et al. 1995; Strieter et al. 1995).

Die morphometrischen und immunhistochemischen Untersuchungen ergaben bis zu 20 Gefäße/0,6 mm² Fläche in der regelrechten Bronchialschleimhaut (Abb. 28A). Bei chronisch entzündlichen Veränderungen der Bronchialschleimhaut wurde eine Zunahme der Gefäßanzahl auf bis zu 33 Gefäße/0,6 mm² sowie eine Zunahme der Gefäßdurchmesser von normal $9{,}04 \times 10^{-4}$ auf $11{,}3 \times 10^{-4}$ gemessen (Abb. 28B). Bei Plat-

---

Abb. 28 A – H. Vergleichende Darstellung der Angiogenese bei Hyperplasien und ▶ potentiellen Präneoplasien durch immunhistochemische Anfärbung der Gefäße mit Faktor-8-Antikörpern. (Aus: Fisseler-Eckhoff et al. 1996). A Mikrophotogramm der regulären Bronchialschleimhaut mit geringgradiger Basalzellenproliferation. Zahlreiche Faktor-8-positive Gefäße in der Tunica propria. B Mikrophotogramm der Bronchialschleimhaut mit entzündlicher Stromareaktion in der Tunica propria. Zunahme der Gefäßanzahl pro 0,6 mm² Fläche in der Tunica propria. C Übergangszone einer Basalzellenhyperplasie in eine Plattenepithelmetaplasie mit englumigen Faktor-8-positiven Blutgefäßen im Bereich der Basalmembranzone. D Mikropapillomatose mit hernienartigen Protrusionen vaskularisierter Stromapapillen. E Plattenepithelmetaplasie mit schwergradiger Dysplasie und zahlreichen Blutgefäßen im Bereich der stärkergradig aufgesplitterten Basalmembranzone sowie fokal auch intraepithelial. F Mikrophotogramm einer Mikropapillomatose bei Befunden eines Carcinoma in situ mit gesteigerter Angiogenese im Bereich der Stromapapillen. G, H Mikrophotogramme eines Carcinoma in situ im Randbereich eines Plattenepithelkarzinoms mit Angioproliferation im Randbereich der Basalmembranzone sowie in der Tunica propria

tenepithelmetaplasien waren bis zu 33 Gefäße/0,6 mm² in der Tunica propria nachweisbar (Abb. 28C).

Reaktionen der Bronchialschleimhaut auf akute oder chronische Irritationen manifestieren sich einerseits als transitorische regeneratorische hyperplastische und metaplastische Epithelveränderungen, die mit chro-

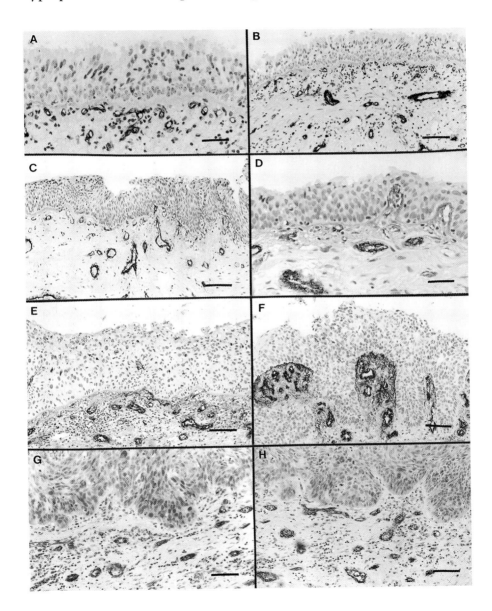

nisch entzündlichen Veränderungen in der Tunica propria einhergehen. Diese chronisch-entzündlichen Veränderungen sind mit einer gesteigerten Angiogenese assoziiert, der prozentuale Anteil der Gefäße an einer Referenzfläche von 0,6 mm² fiel mit 9,9 % vergleichsweise hoch aus (2,44 % bei regelrechter Bronchialschleimhaut, 3,57 % bei Hyperplasien ohne Entzündung). Im Rahmen der subepithelialen Entzündungsreaktion sind verstärkt Leukozyten, Makrophagen, immunkompetente Zellen und Fibroblasten nachweisbar, die über die Freisetzung angiogenetischer Zytokine wie VEGF, IL-8, IL-10 oder TNF eine verstärkte Angiogenese induzieren können (Strieter et al. 1992, 1995; Smith et al. 1994). Durch die Einwirkung der Entzündungsparameter kommt es zu einer Erhöhung des Blutstroms mit nachfolgender Hyperämie, aus der die Vergrößerung der Gefäßlumina resultiert. Aufgrund der Position der Endothelzelle an der Grenzfläche zwischen Blut und Gewebe nehmen Endothelzellen aktiv an entscheidenden hämöostatischen Funktionen teil, u. a. sind dies die Modulation verschiedener immunologischer Vorgänge, die Regulation der kapillären Permeabilität, des Gefäßtonus und die Erhaltung einer nicht-thrombogenen Oberfläche (Jaffe 1987).

Der Endothelzellverband ist für die Adhäsion verschiedener Entzündungszellen u. a. über das Endothel-Leukozyten-Adhäsionsmolekül (ELAM-1), welches durch Stimulation mit IL-1 und TNF in seiner Bildung induziert werden kann (Bevilacqua et al. 1989), verantwortlich. Endothelzellen sollen im Rahmen chronischer Entzündungsprozesse Adhärenzstrukturen exprimieren, die ansonsten auf lymphatische Organe begrenzt sind und eine Rolle bei der physiologischen Rezirkulation von Leukozyten spielen. In diesen pathologischen Expressionssituationen soll die fein regulierte Genexpression der Endothelzellen gestört sein. Durch die entzündlich bedingte Schädigung des Endothelverbands kann eine zunehmend erhöhte Permeabilität mit konsekutiver Schädigung der Basalmembranzone der Gefäße erklärt werden. Folge der gesteigerten Gefäßpermeabilität ist ein Stromaödem mit Fibrinexsudation, das wiederum die Grundlage für die Proliferation von Endothelzellen und eine gesteigerte Fibroblastenproliferation ist (Dvorak et al. 1983; Dvorak 1986; Dingemans 1988, Nikosia u. Madri 1987).

Die Angiogenese ist eine Konsequenz unterschiedlicher Veränderungen im Bereich hyperplastischer Bronchialschleimhautveränderungen im Rahmen „reaktiv-regeneratorischer Umwandlungen" von Epithel und Stroma (Folkman et al. 1989).

Wie, wann und warum diese Prozesse ablaufen, ist bis heute nicht geklärt. Es wird diskutiert, daß jede hyperplastische Veränderung primär
ein noch unbekanntes Onkogen exprimiert, welches eine angiogenetische Potenz besitzt, jedoch von dem in der Nachbarschaft gelegenen regelrechten Epithel supprimiert wird. Sporadisch können hyperplastische
Läsionen aus ungeklärtem Grund der Suppression entgehen. Mit der
Größenzunahme hyperplastischer Epithelveränderungen wird ein „auto-
matisches" Vorkommen einer vermehrten Angiogenese postuliert, wobei
die angiogenetischen Vorgänge eigenregulatorisch ablaufen sollen (Folkman et al. 1989).

6.3.2
Angiogenese bei präneoplastischen Epithelveränderungen

Im Vergleich zur regelrechten Bronchialschleimhaut steigt die Gefäßanzahl kontinuierlich bei Differenzierungsstörungen des Oberflächenepithels mit Plattenepithelmetaplasien (33 Gefäße/0,6 mm^2), Grad-I- und
-II-Dysplasien (50 Gefäße/0,6 mm^2), bis zum Carcinoma in situ (61 Ge-
fäße/0,6 mm^2) an.

Die Gefäßanzahl bei Proben mit *metaplastischen Epithelveränderungen* nimmt im Vergleich zu regelrechter Bronchialschleimhaut und
Dysplasien eine Mittelposition ein, was als Hinweis auf eine „ruhende
Stellung und Funktion" der Metaplasie im Rahmen der Epitheltransformation gewertet werden kann (Abb. 28C).

Metaplasien können als transitorische Epithelveränderung im respiratorischen System als Reaktion auf inhalierte Noxen entstehen und lange
Zeit bestehen bleiben, sie sind physiologischerweise im Bereich von Karinen des Bronchialsystems nachweisbar. Hinsichtlich des prozentualen
Anteils der Gefäße an einer 0,6 mm^2 großen Fläche ist bei Metaplasien
ein Anstieg im Vergleich zur regelrechten Bronchialschleimhaut auf
4,99 % nachweisbar. Ursächlich sind nicht wie bei entzündlichen Bronchialschleimhautveränderungen eine Zunahme der Gefäßdurchmesser,
sondern ein signifikanter Anstieg der Gefäßanzahl pro Fläche unterhalb
der Basalmembranzone.

Mikropapillomatosen kommen meist in metaplastisch veränderter
Bronchialschleimhaut vor und sind durch hernienartig vorgewölbte,
hochvaskularisierte Stromaproliferate charakterisiert (Abb. 28D). Zelluläre und nukleäre Atypien können vorkommen. Die subepithelialen Ge-
fäßproliferate führen zu einer engen Epithel-Stroma-Verzahnung, wodurch ein erhöhter Stoffaustausch zwischen veränderten Epithelzellen

und „aktivierten Endothelzellen" sowie Komponenten der extrazellulären Matrix ermöglicht wird (Müller u. Müller 1983; Müller und Gonzalez 1991). Der Status der Mikropapillomatose als präneoplastische Läsion der Bronchialschleimhaut wird durch die steigende Inzidenz bei Patienten mit Bronchialkarzinomen gefestigt (Nasiell 1963; Müller 1979).

Mit *zunehmendem Dysplasiegrad bis zum Carcinoma in situ* ist eine Zunahme vorwiegend kleinlumiger Gefäße in enger Nachbarschaft zur veränderten und fokal zerstörten subepithelialen Basalmembranzone nachweisbar, wobei ein geringerer prozentualer Anteil der Gefäße in bezug auf die Fläche (3,27 % in 0,6 mm^2) nachweisbar ist.

Die Untersuchungsergebnisse korrelieren gut mit Untersuchungen zum Vaskularisationsgrad an zervikalen intraepithelialen Neoplasien (CIN) des Uterus, bei denen mit zunehmendem Dysplasiegrad eine Zunahme der angiogenetischen Aktivität nachgewiesen werden konnte (Abb. 28E, G, H). Auch bei diesen zervikalen Präneoplasien sind in Übereinstimmung mit den Ergebnissen an Präneoplasien der Bronchialschleimhaut Gefäßstrukturen in den oberen Zellagen des dysplastischen Epithels nachweisbar, die Rückschlüsse auf eine Extension der neugebildeten Gefäße gegen die Oberfläche des Epithels der dysplastischen Läsion zulassen (Abb. 28F).

Vergleicht man die Anzahl der Gefäße/Fläche in allen Diagnosegruppen, so konnte ein kontinuierlicher Anstieg der Gefäßanzahl/Fläche von der regelrechten Bronchialschleimhaut über bronchiale Hyperplasien, Metaplasien, Dysplasien bis zum Carcinoma in situ nachgewiesen werden.

6.3.3
Expression von CD 31 und VEGF in Präneoplasien

Mit dem *Zelladhäsionsmolekül CD 31* stellen sich zahlreiche positive Endothelzellen in Gefäßen im Stroma der Tunica propria dar. Mit zunehmendem Dysplasiegrad bis hin zum Carcinoma in situ ist eine zunehmende Neovaskularisation im Bereich der Basalmembranzone mit Orientierung auf das proliferierende atypische Epithel zu belegen (Abb. 28F). In Präneoplasien war eine CD-31-Expression im Bereich proliferierender Endothelzellen im Stroma mit auffallend stark ausgeprägter Neovaskularisation nachweisbar (Abb. 29A).

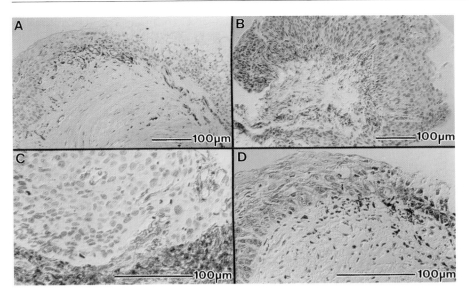

Abb. 29 A – D. Immunhistochemische Darstellung von VEGF und CD 31 in Zellen regulärer Bronchialschleimhaut sowie bei hyperplastischen und präneoplastischen Epithelveränderungen. A Mikrophotogramm der Übergangszone einer Becherzellen-hyperplasie in eine Metaplasie mit CD 31 positiver proliferierender Endothelzellen im Stroma der Tunica propria. B Variable CD 31-Immunreaktivität der Gefäßwand-zellen bei gesteigerter Angiogenese im Stroma der Tunica propria in einer Schleim-hautbiopsie mit Befunden einer Plattenepithelmetaplasie mit schwergradiger Dyspla-sie. CD 31-Positivität in Endothelzellen im Randbereich eines Carcinoma in situ. Einzelne interepitheliale CD 31-positive Kapillaren. D Mikrophotogramm der Über-gangszone einer Becherzellenhyperplasie in eine Metaplasie. VEGF-Positivität in Basalzellen der Bronchialschleimhaut

Der *VEGF* ist physiologischerweise in geringen Mengen in Epithelzel-len der regelrechten Bronchialschleimhaut nachweisbar.

Es wird angenommen, daß aufgrund der Funktion von *VEGF* als mul-tifunktionalem Zytokin mit Einfluß auf die Zellteilung von Endothelzel-len und Regulation der Permeabilität der Gefäße über VEGF eine kon-stante ausreichende Durchblutung des Lungengewebes aufrechterhalten wird, so daß nur bei hypoxischen Zuständen eine erhöhte VEGF-Expres-sion auftritt. In den von uns untersuchten Präneoplasien konnte VEGF in geringer Menge in Epithelzellen regelrechter und entzündlich veränder-ter hyperplastischer Schleimhaut nachgewiesen werden (Abb. 29C). Mit zunehmendem Grad der Dysplasie und beim Carcinoma in situ wird VEGF verstärkt von Epithelzellen exprimiert (Abb. 29D). Ferner wird VEGF von Makrophagen im entzündlich veränderten Stroma der Tunica propria exprimiert. Die angiogenetischen Aktivitäten der Makrophagen werden sowohl durch Hypoxie als auch durch hohe Laktatkonzentrationen, wie sie im Inneren eines Tumors vorkommen, gefördert (Knighton et al. 1983; Jensen et al. 1986).

6.3.4
Angiogenese und entzündliche Stromareaktion bei Präneoplasien

Mit zunehmendem Dysplasiegrad und beim Carcinoma in situ sind regelmäßig stärkergradige entzündliche Infiltrate mit Lymphozyten, neutrophilen Granulozyten und Makrophagen im Stroma der Tunica propria nachweisbar. Einerseits können Entzündungszellen über die Freisetzung angiogenetischer Zytokine die Angiogenese fördern. Andererseits können auch Makrophagen über die Freisetzung endothelchemotaktischer Faktoren wie PGE2, TGFβ1, PDGF, bFGF und IL-6 (Sunderkötter et al. 1994; Polverini 1989; Weinstat-Saslow u. Steeg 1995) die Angiogenese fördern. Fibroblasten produzieren TGFβ1 und bFGF. Somit kann davon ausgegangen werden, daß Makrophagen und Fibroblasten durch Produktion angiogenetischer Zytokine und Wachstumsfaktoren die Vaskularisation präneoplastischer Bronchialschleimhautveränderungen fördern können (Weitzman u. Stossel 1981; Weitberg et al. 1985; Heppner 1986).

6.3.5
Interaktion der Endothelien mit der extrazellulären Matrix

Endothelzellen unterhalten während ihrer angiogenetischen Aktivität einen intensiven Kontakt zur extrazellulären Matrix. Aufgrund ihrer enzymatischen Ausstattung ist die aktivierte Endothelzelle in der Lage, die Strukturbestandteile der Basalmembranzone wie Typ-IV-, -V-Kollagen, Laminin, Fibronektin, Endaktin und Heparansulfatproteoglykan zu zerstören und in das interstitielle Stroma zu penetrieren. Die Überwindung des interstitiellen Stromas, bestehend aus Zellen (Fibroblasten, Fibrozyten u. a.) und zellulären Produkten wie Typ-I-, -III-, -V-Kollagen, Fibronektin, Elastin und verschiedenen Proteoglykanen, setzt die Freisetzung proteolytischer Enzyme aus Endothelzellen und atypischen Epithelzellen voraus (Madri u. Pratt 1986). Matrixkomponenten kontrollieren die zelluläre Proliferations- und Migrationsrate. Fibronektin bewirkt über einen Rezeptor auf der Endothelzelle eine Adhäsion der Endothelzellen an Kollagen. Es stellt einen wesentlichen Teilfaktor der subendothelialen

Matrix solider Kapillarsprossen dar und wirkt entscheidend über Stimulation der Wanderung von Gefäßendothelien an der Angiogenese mit (Nikosia u. Madri 1987). Hohe Konzentration an interstitiellem Kollagen und Fibronektin heben die Wirkung angiogenetischer Induktoren auf die Endothelmigration auf oder hemmen sie. Die intrazelluläre Modulation der Kollagensynthese und die anschließende Sekretion des modulierten Kollagens führen durch die Stimulation der Migration der Endothelzellen zur Einleitung der Neoangiogenese (Schor u. Schor 1983; Reilly u. Mc Auslan 1988). Die Expression von Laminin im gesamten Bereich neuentstandener Blutgefäße konnte insbesondere im Bereich der proliferierenden Spitze („TIP") demonstriert werden, während Typ-IV-Kollagen eher mit der Formierung eines neuen Lumens korreliert werden kann (Form u. Auerbach 1983). Auf der B1-Kette des Laminins konnten Grant et al. (1989) eine Domäne isolieren, die als isoliertes Protein Endothelzellen dazu veranlaßt, sich zu einer Ringstruktur mit Lumenbildung zusammenzulegen. Auf Endothelzelloberflächen konnten in die Zellmembran integrierte Proteine lokalisiert werden, die extrazelluläre Bindungsdomänen für Heparansulfatproteoglykane besitzen und intrazellulär mit dem Aktinzytoskelett der Endothelzellen verbunden sind.

6.3.6
Wachstumsfaktoren und Angiogenese in Präneoplasien

In den letzten Jahrzehnten wurden eine Vielzahl von angiogenetisch wirksamen Faktoren durch In-vitro- und In-vivo-Versuche beschrieben, die zur Aktivierung der Endothelzelle beitragen. Die Hauptaufgaben dieser chemischen Botenstoffe bestehen darin, die Endothelzellen zur Produktion und Sekretion der zur Zersetzung der Basalmembranzone und der extrazellulären Matrix notwendigen Enzyme anzuregen. Erst sie ermöglichen die Migration der Endothelzellen und beeinflussen die DNA-Synthese und die Mitoserate der aktivierten Endothelzellen (Paweletz u. Knierim 1989). Eine Übersicht über verschiedene angiogenetische Faktoren und ihre Funktionen in der Kaskade der Neoangiogenese gibt die Tabelle 4.

Impulse zur Angiogenese können sowohl von atypischen Epithelzellen in Präneoplasien der Bronchialschleimhaut über die Sekretion von Wachstumsfaktoren wie z.B. FGF, ECGF, TNF, PDGF, IGF-1, β-TGF, HBGFs und VEGF erfolgen als auch von Zellen innerhalb der extrazellulären Matrix ausgehen (Tabelle 4) (Ingber u. Folkman 1989; Folkman 1995). So konnten mit zunehmendem Dysplasiegrad und beim Carcino-

Tabelle 4. Darstellung der die Angiogenese beeinflussenden Wachstumsfaktoren (EC = endothelial cell, n.b. = nicht bekannt)

Faktor	Quelle	EC-Proli-feration	EC-Migration	Besonderheiten
Angiotropin (2500 Da)	Blut; Monozyten	Nein	Ja	In vivo: potenter Angiogenese-Faktor, transiente Vasodilation in vivo, direkte Wirkung, Induktion dreidimensionaler Netzwerke (Hockel et al. 1988)
Faktor nach Banda (2000 – 14 000 Da)	Makrophagen, Wundsekret	Nein	Ja	Sekretion abhängig von Sauerstoffspannung (unter Hypoxie), Relation zur Wundheilung, Therapie von Ulzera und chronischen Prozessen (Banda et al. 1982)
EGF	Glandula parotis, Speichel, Urin u. a.	Ja	n.b.	Potentes EC-Mitogen, Aktivität durch Thrombin hemmbar (Gospodarowicz et al. 1978)
Fibrin	Tumor, Wundgranulation, Gewebe	Nein	Ja	Direkte Wirkung, Motilität der EC steigt (Kadish et al. 1979), EC bilden in Fibringels dreidimensionale Netzwerke (Nicosia et al. 1983)
TGF-α (5500 Da)	Transformierte Fibroblasten, Tumoren, Makrophagen	Ja	n.b.	Direkte Wirkung über Bindung an den EGF-Rezeptoren; in vivo: potenter Angiogenesefaktor
TGF-β (25 000 Da)	Thrombozyten, Knochen	Nein	Nein	In vivo: potenter Angiogenesefaktor; in vitro: potenter Anti-Angiogenesefaktor
TNF-α (17 000 Da)	Aktivierte Makrophagen	Nein	Ja	Induktion von Tumornekrosen u. Regression; in vivo: potenter Angiogenesefaktor (Leibovich et al. 1987)
Heparin	Mastzellen	n.b.	n.b.	In Verbindung mit Kupfer angiogen
VEGF (45 000 Da)	Tumoren, Hypophyse	Ja	n.b.	Heparin-bindend, nur für EC, nicht für andere Zellinien mitogen

ma in situ atypische Epithelzellen mit Expression von VEGF nachgewiesen werden. Eine besondere Rolle bei der Angiogenese kommt dem „fibroblast growth factor" (FGF) zu, der wesentlicher Bestandteil von Basalmembranen ist. Bisher sind sechs verschiedene Rezeptoren für FGF bekannt, u. a. auf den Oberflächen von Endothelzellen, Perizyten und Fibroblasten. Destruktion epithelialer oder endothelialer Basalmembranen, wie sie bei schwergradigen Dysplasien und Carcinomata in situ vorliegen, können über eine verstärkte Freisetzung von FGF in die umgebende bindegewebige Matrix die Angiogenese induzieren.

Fazit für die Praxis

Bei der Angiogenese stehen autokrine und parakrine Vorgänge im Mittelpunkt, die Ausdruck eines gestörten Zusammenspiels zwischen angiogenetisch und angiostatisch wirkenden Faktoren sind (Libermann et al. 1987). Bewiesen ist die Beeinflussung der Angiogenese, die auf embryonaler Ebene streng reguliert und kontrolliert und im Erwachsenenalter statisch fixiert bleibt, durch Wachstumsfaktoren (Hobson u. Denekamp 1984; Plate et al. 1995). Bei Präneoplasien der Bronchialschleimhaut laufen angiogenetische Prozesse im subepithelialen Stroma erneut ab, wobei beim Carcinoma in situ bereits eine angiogenetische Potenz, vergleichbar der invasiver Plattenepithelkarzinome, vorliegt (vgl. Kap. 9.3). Verstärkte Vaskularisationen im Bereich atypischer Epithelverbände beim Carcinoma in situ sind klinisch-endoskopisch als punktförmige hyperämische Schleimhautveränderungen sichtbar. Sie erlangen eine diagnostische Bedeutung als indirektes Präneoplasie- oder frühes Tumorzeichen bei endoskopischen Untersuchungen des Bronchialsystems.

Autofluoreszenzbronchoskopie – LIFE

Von der Entwicklung der Autofluoreszenzbronchoskopie – einem neuen endoskopischen Diagnoseverfahren – erhofft man sich eine Früherkennung obligater Präneoplasien. Die Wirkungsweise des „lung imaging fluoreszence endoscopes" (*LIFE*) stellt eine Kombination von Bronchoskopie und Autofluoreszenzmessung mit computergesteuerter Auswertung dar. Über ein Bronchoskop wird das Bronchialgewebe mit monochromblauem Licht bestrahlt (Wellenlänge 442 nm) und zum Fluoreszieren angeregt. Diese Fluoreszenz wird am Okular des Bronchoskops von der Kamera aufgenommen. Da jede Gewebeart ihre eigene Fluoreszenz-antwort hat, fluoreszieren Strukturen präneoplastisch veränderter Epithelregionen anders als ausgereifte, regelrecht geschichtete Schleimhautareale.

Die autofluoreszierenden Eigenschaften sollen sich in der Submucosa unmittelbar unterhalb des Schleimhautepithels befinden. Bei der präneoplastischen und neoplastischen Epitheltransformation kommt es zu einer verminderten Autofluoreszenz der Bronchialschleimhaut. Aus den dargestellten, im Rahmen der Zell-Matrix-Interaktion auftretenden Stromareaktionen mit Verlust an Basalmembrankomponenten, Zunahme der Kollagenfaserneosynthese und Angiogenese in der Submukosa bzw. Lamina propria lassen sich durchaus Veränderungen in der Autofluoreszenz bei präneoplastisch veränderter Bronchialschleimhaut erklären, die zu den genannten LIFE-Befunden führen können. Erste diagnostische Studien mit LIFE belegen, daß dysplastische und präneoplastische Epithelveränderungen durch eine Abnahme der Eigenfluoreszenz früher erkannt, gezielt biopsiert und untersucht werden können (Lam et al. 1993).

6.4
Funktionsstörungen der Zell-Zell-Interaktion im Bereich der Basalmembranzone bei bronchialen Präneoplasien: Einfluß auf die epitheliale Differenzierung

Der nachgewiesene fokale Mangel von Strukturproteinen wie Laminin und Typ-IV-Kollagen sowie NC 1 bei Grad-II-, -III-Dysplasien und beim Carcinoma in situ muß als Zeichen der gestörten Basalmembranorganisation mit resultierender Insuffizienz der Membranfunktionen gewertet werden. Das Ausmaß der mit den angewandten verschiedenen Methoden faßbaren Basalmembrandestruktion nahm mit steigendem Präneoplasiegrad zu. Dieses Ergebnis weist auf Beziehungen zwischen Störungen der Basalmembranfunktion und den im Rahmen der Epitheltransformation auftretenden Zellveränderungen hin.

Voraussetzung für die regelrechte Differenzierung von Epithelzellen ist u. a. eine funktionstüchtige Basalmembran.

Basierend auf der in der Einleitung dargestellten Funktion der regelrechten Basalmembran können die ermittelten Strukturanomalien zu folgenden Störfaktoren bei der Zelldifferenzierung führen:
- Bei partiellem oder vollständigem Abbau bzw. fehlender Neosynthese von Basalmembranstrukturen wie Laminin, Typ-IV-Kollagen, NC 1

und Fibronektin ist (bei nachgewiesenen Funktionen dieser nicht-kollagenen Glykoproteine als Zell-Matrix-Liganden) die Adhäsion der Zellen an die Basalmembran nicht mehr gegeben. Dies ist als Faktor für den in Präneoplasien vielfach nachweisbaren *Verlust der Zellpolarität* zu werten.

- Eine gestörte Zellpolarität bildet die Basis für ein mehr oder weniger *ungeordnetes Strukturgefüge* der Zellen im Epithelverband von Präneoplasien. Basalmembranen haben Einfluß auf den Zellstoffwechsel, beeinflussen Zelldifferenzierung und Zellmigration. Aus einem nach den erhobenen Befunden zu folgernden zunehmenden Funktionsverlust der Basalmembran mit steigendem Dysplasiegrad kann gleichzeitig eine Zunahme der *Dedifferenzierung* von Epithelzellen in Dysplasiearealen abgeleitet werden.

- Aufgrund dieser immunhistochemisch und submikroskopisch faßbaren Störungen der *Zell-Matrix-Interaktion* muß einerseits der zunehmenden Dedifferenzierung der bronchialen Epithelzelle im Rahmen der Kanzerogenese eine wesentliche Bedeutung beim zunehmenden „Verlust der *Integrität*" der Basalmembran beigemessen werden. Andererseits muß der zunehmende Funktionsverlust der Basalmembran mit Reduktion der funktionellen Strukturbarriere zwischen Epithel und Bindegewebe als wesentlicher Faktor der fortschreitenden „Dedifferenzierung" bronchialer Epithelzellen bis hin zum invasiven Karzinom gewertet werden.

- Der Nachweis einer gesteigerten *Kollagenaseaktivität* in atypischen Zellen und die Zunahme der Kollagenaseexpression in Epithel- und Stromazellen mit zunehmender maligner Epitheltransformation und Basalmembrandestruktionen können als Ausdruck einer zunehmenden Tendenz zur lytischen *Matrixdestruktion* als ein Faktor der Infiltration in bronchialen Präneoplasien bis hin zum Frühkarzinom gewertet werden.

- *Angiogenetische Prozesse* im subepithelialen Stroma von Präneoplasien bilden die Basis für das spätere infiltrierende Tumorwachstum von Plattenepithelkarzinomen.

7 Stromareaktionen in Lungentumoren

Manifeste Karzinome gehen vielfach mit stärkergradigen entzündlichen Reaktionen, Bindegewebeproliferationen und Neovaskularisationen im Tumor und im Tumorrandbereich einher. Diese als Stromareaktion bezeichneten morphologisch faßbaren Veränderungen werden einerseits als Abwehrreaktion des Wirtsgewebes aufgefaßt, andererseits wird eine Interaktion zwischen Tumorzellen und Zellen des Wirtsgewebes als Ursache für die Stromareaktion diskutiert (Liotta et al. 1983). Aus rein theoretischen Überlegungen läßt sich ableiten, daß fokale Bindegewebevermehrungen bzw. Narben in Tumoren schon primär vor der Entwicklung des Tumors in der Lunge vorgelegen oder sich sekundär im Verlauf der Tumorentstehung entwickelt haben können. Bei primär vorliegenden Narben sind solche zu differenzieren, die direkt am Ausgangspunkt des Lungentumors lokalisiert sind und solche in näherer räumlicher Umgebung des Lungentumors, die erst im Rahmen der weiteren Tumorpropagation eingeschlossen werden. Auch die im Rahmen der Tumorentwicklung erfolgende Bindegewebevermehrung kann im Tumor selbst oder im benachbarten, zunächst nicht infiltrierten Lungengewebe mit nachfolgender Eingliederung in den Tumor lokalisiert sein. Es lassen sich also mehrere Möglichkeiten für die Entstehung von fokalen Narben im Lungentumor entwickeln. Bereits 1939 wurde von *Friedrich* und 1943 von *Rössle* der Begriff des *Lungennarbenkrebses* beim Nachweis pigmentierter zentraler Narben in *Lungentumoren des Obduktionsguts* geprägt. Als Kausalfaktoren für Narbenkarzinome der Lunge wurden seinerzeit besonders Lungennarben infolge von Tuberkulose, abgelaufenen Lungeninfarkten, chronischen Pneumonien und Silikosen wie auch unspezifischer Vernarbungsprozesse angesehen. Erst durch Untersuchungen vom Operationsgut haben Bewertungen von primären und sekundären Vernarbungen einen Wandel erfahren.

Spontane Tumorvernarbung   **Primäre Lungennarbe**

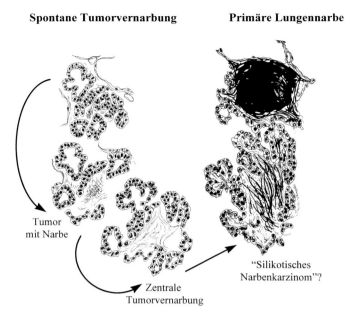

Tumor
mit Narbe

Zentrale
Tumorvernarbung

"Silikotisches
Narbenkarzinom"?

Abb. 30. Schematische Darstellung der möglichen Wege der Tumorvernarbung in Lungentumoren

Die Abgrenzung sekundärer, regressiver Tumorvernarbungen mit Verkalkungen und Pigmenteinlagerungen gegenüber primären Lungennarben als Kofaktoren seltenerer sog. Narbenkarzinome der Lunge spielen auch heute noch vor dem Hintergrund *versicherungsmedizinischer Fragestellungen,* z.B. beim *sog. silikotischen Narbenkarzinom,* eine besondere Rolle (Abb. 30).

Anmerkungen zum sog. silikotischen Narbenkarzinom

Erkrankungen an einer Pneumokoniose nach Inhalation von Staub, welcher in unterschiedlichem Anteil freie kristalline Kieselsäure enthält, sind unter der Bezeichnung Silikose als Berufskrankheit nach Ziffer 4101 der Berufskrankheitenverordnung (BeKV) aufgeführt. Freie kristalline Kieselsäure kommt im wesentlichen als Quarz oder gelegentlich auch als dessen Modifikation Kristobalit oder Trydimit an zahlreichen Arbeitsplätzen vor (Di Biasi 1949; Worth u. Schiller 1954; Giese 1960;

Otto 1970; Könn 1966; Schejbal u. Böhm 1979; Könn et al. 1983). Expositionen gegenüber quarzhaltigen Feinstäuben sowie die Entwicklung der Silikose stehen aktuell wieder unter dem Verdacht an der Entwicklung von Krebs, speziell von Lungenkrebs beteiligt zu sein.

Die Bewertung der „International Agency for Research on Cancer" (IARC) aus dem Jahre 1986, wonach für Feinstaub aus kristallinem Quarz die Kanzerogenität im Tierexperiment nachgewiesen sei und eine begrenzte Evidenz zur Humankanzerogenität vorliege, regte die Durchführung insbesondere epidemiologischer Studien an (Morfeld et al. 1992). In den bisher vorliegenden tierexperimentellen Befunden und epidemiologischen Studien wird eine vermehrte Entwicklung von Lungenkarzinomen in Zusammenhang mit Quarzstaubexposition kontrovers diskutiert (Müller u. Reitemeyer 1986; Remberger 1992; Miller u. Jakobsen 1985; Auerbach u. Garfinkel 1991; Morfeld et al. 1992; Samet et al. 1994; Morfeld u. Piekarski 1994). Während die Studien von Samet et al. 1994 kein erhöhtes Lungenkrebsrisiko bei Patienten mit Quarzstaubexposition und Radonexposition ergaben, soll nach Finkelstein u. Murray (1995) ein erhöhtes Risiko für die Genese von Lungentumoren bei Quarzstaub- und Radonexposition vorliegen.

Das sog. silikotische Narbenkarzinom der Lunge ist eine seltene Sonderform eines Lungentumors, der sich im Bereich einer silikotischen Schwiele oder in enger räumlicher Beziehung zu einem silikotischen Lymphknoten entwickelt (s. Abb. 52C, D) (Schejbal u. Böhm 1979; Könn et al. 1983; Reitemeyer 1986; Müller et al. 1988; Auerbach u. Garfinkel 1991).

Aus der Hypothese der kokarzinogenen Wirkung der Lungennarbe bei der Entwicklung des Narbenkarzinoms ist für die Diagnose des sog. silikotischen Narbenkarzinoms der Lunge der Nachweis einer typischen präexistenten, silikotischen Narbe im Tumorbereich zu fordern (Lit. s. Müller u. Grewe 1992). Die vergleichende Bewertung von Röntgenserienuntersuchungen hat sich zur Verlaufskontrolle und Entscheidungsfindung in der versicherungsmedizinischen Bewertung von sog. silikotischen Narbenkarzinomen bewährt (s. Abb. 52A, B).

Für die Genese des Lungenkarzinoms selbst spielt nach bisheriger Kenntnis die Ätiologie der Narbe keine Rolle (Reitemeyer 1986; Remberger 1992). Vielmehr wird die kokarzinogene Wirkung der Lungennarbe in der Reizwirkung auf das Lungengewebe bzw. als bevorzugter Realisationsort für Tumoren angesehen. Hinsichtlich der histologischen Tumortypen, der Lokalisation in der Lunge und dem biologischen Verhalten ergeben sich im Vergleich zu silikoseunabhängigen Lungenkarzinomen keine aussagekräftigen Unterschiede (Goldmann 1965; Böhm 1978). In den zahlreichen Arbeiten der letzten 40 Jahre zu diesem Thema schwanken aber die Angaben über Häufigkeiten von Narbenkarzinomen der Lunge zwischen 2,4 und 39 % (Reitemeyer 1986).

Diese auffallende Diskrepanz bei der morphologischen Analyse von unterschiedlich selektiertem Beobachtungsgut aus Obduktions- und Resektionsgut zeigt, daß bisher im wesentlichen nur *stationäre Endstadien* manifester Lungentumoren erfaßt und pathogenetische Aspekte besonderer Stroma- und Gefäßkomponenten mit daraus resultierenden primären Tumorvernarbungen nur mangelhaft berücksichtigt wurden. Diese unterschiedlichen Zahlen spiegeln offensichtlich auch die differentialdiagnostischen Schwierigkeiten bei der Abgrenzung primärer Lungennarben gegenüber den sekundären Tumorvernarbungen wider.

Fazit für die Praxis

Nach Befunden an frühen Entwicklungsphasen von bösartigen Lungentumoren sind narbige Veränderungen fast immer Sekundärphänomene. Eine Ausnahme – besonders unter versicherungsmedizinischem Aspekt – bildet das sog. silikotische Narbenkarzinom. Bei der Einordnung als sog. silikotisches Narbenkarzinom ist die Struktur der silikotischen Narbe mit ihrem konzentrisch aufgebauten hyalinschwieligen Kern relativ spezifisch und sehr beständig.

Kausales Spektrum der Tumorvernarbung

Das zur Tumorvernarbung führende Spektrum morphologisch faßbarer Befunde reicht von der lokalen tumorassoziierten Mesenchymproliferation über obliterative Gefäßveränderungen mit sekundären Infarkten, Bronchusobstruktion, sekundäre Inkorporation von Lungengewebe mit Elastose und inflammatorische Umgebungsreaktionen bis zu spontanen und therapeutisch induzierten Tumornekrosen. Durch die Inkorporation atelektatischer Alveolarsepten im Rahmen der Tumorpropagation entstehen netzartige Fibrosen mit Verdichtung vorbestehender kleinerer Staubpartikel und einer dadurch scheinbar vermehrten Anreicherung von Kohlenstaub in Form schwarz gefärbter Staubbänder. Durch sekundäre Tumorregressionen mit Gefäßverschlüssen und Bindegewebeproliferationen entstehen ausgedehntere zentrale Tumorvernarbungen mit Pigmentierungen. Die Einbeziehung von staubbeladenem Lungengewebe ist allgemein mit dem infiltrierenden Wachstum verbunden, daher kann man dieses Phänomen der Inkorporation von Kohlenstaub nicht nur bei primären Lungentumoren, sondern auch bei Metastasen beobachten (Fisseler-Eckhoff et al. 1990).

In Abhängigkeit vom histologischen Tumortyp und Differenzierungsgrad lassen sich qualitative und quantitative Unterschiede in der Stromareaktion fassen. Untersuchungen von Lungentumoren in frühen Entwicklungsstadien an Operationspräparaten ermöglichen gezielte morphologische, morphometrische und immunhistochemische Analysen verschiedener Formen der Gefäß- und Stromaanteile in bösartigen Neubildungen der Lunge in Abhängigkeit vom Entwicklungsstadium (Fisseler-Eckhoff et al. 1987b, 1988; Müller et al. 1988).

7.1
Plattenepithelkarzinome

7.1.1
Allgemeine Aspekte

Plattenepithelkarzinome sind mit 30 – 40 % der häufigste Tumortyp, obwohl in den letzten Jahren eine Zunahme der Adenokarzinome zu beobachten ist; 89 % der Patienten mit Plattenepithelkarzinomen sind Raucher, meist ist das männliche Geschlecht im 4. bis 6. Lebensjahrzehnt betroffen (Eck et al. 1969; Kennedy et al. 1984; Maassen et al. 1988; Nagamoto et al. 1989; Hoffmann et al. 1991; Lyubski u. Jacobson 1991; Bülzebruck et al. 1992).

In ca. 66 % sind Plattenepithelkarzinome *zentral lokalisiert,* mit Ausgangspunkt von größeren Segment- und Subsegmentbronchien (Abb. 31A). Die Infiltration und Verlegung größerer Luftwege durch endobronchiale, exophytische und polypoide Tumormassen bedingen im Vergleich zu anderen Tumortypen ein frühzeitigeres Auftreten klinisch faßbarer Symptome (Abb. 31B). Aufgrund der verstärkten Exfoliation von Tumorzellen konnte in 4 % eine Tumorsicherung allein durch zytologische Sputumuntersuchungen erfolgen. In bioptisch entnommenen Proben aus dem Tumorrandbereich sind in proximalen oder distalen Bronchusabschnitten häufig Befunde eines Carcinoma in situ, Mikropapillomatosen und Dysplasien unterschiedlicher Schweregrade histologisch faßbar. Vom Carcinoma in situ bis zum invasiven Karzinom vergehen häufig Jahre.

Zur histologischen Diagnose eines manifesten Karzinoms sind der Nachweis der Destruktion der Basalmembran und die Infiltration des Stromas erforderlich. Die Basalmembran stellt also die biologisch entscheidende Grenze zwischen dem zumeist kurativ angehbaren In-situ-Karzinom und dem prognostisch erheblich schlechteren invasiven Karzinom dar.

In Abhängigkeit vom Ausmaß der Infiltration kann es sich noch um ein *Frühkarzinom* handeln. Entscheidendes Bewertungskriterium für die pathologisch-anatomische Diagnose eines Frühkarzinoms ist die Be-

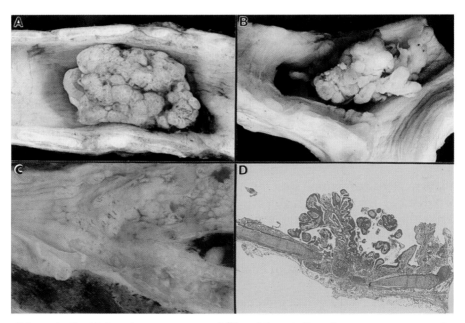

Abb. 31 A – D. Makrophotogramme und Übersicht – Mikrophotogramme von Frühkarzinomen der Lunge. (Aus: K.-M. Müller 1988). A Frühkarzinom vom polypoiden Typ mit intraluminalem stenosierendem Wachstum; walnußartige Tumoroberfläche. B Frühkarzinom vom polypoiden Typ ausgehend von der Teilungsstelle eines Segmentbronchus; Verlegung des eröffneten Bronchuslumens durch zottige Tumorkomplexe. C Frühkarzinom vom flach ulzerierten Typ. Wachstum beschränkt auf das Schleimhautniveau (männlich/62 Jahre, bis 2 mm tief ausgebreitetes Plattenepithelkarzinom im 8. Subsegmentbronchus rechts, Großschnittpräparat). D Mikrophotogramm des papillär wachsenden Typs eines Frühkarzinoms mit Beschränkung des Tumorwachstums auf die Bronchuswand (weiblich/57 Jahre, Plattenepithelkarzinom Abgang 2. Segmentbronchus links, Großschnittpräparat)

schränkung des lokal infiltrierenden Wachstums auf die verschiedenen Schichten der Bronchialwand ohne Infiltration des angrenzenden Lungengewebes (Abb. 31A–D). Definitionsgemäß müssen eine Infiltration des angrenzenden Lungenparenchyms sowie Lymphknotenmetastasen ausgeschlossen werden (Brockmann u. Müller 1986; Müller 1988a; Müller u. Brockmann 1992). Aufgrund der dargestellten Ausschlußkriterien ist die Diagnose nur am Operationspräparat möglich. Das Frühkarzinom des Bronchus kann bisher nur beim histologischen Typ des Plattenepithelkarzinoms zuverlässig belegt werden. Die Häufigkeit liegt bei etwa 2,4 % im Operationsgut.

Frühkarzinome führen klinisch meist erst spät zu Symptomen, die Prognose nach Operation ist sehr gut. Sie unterscheiden sich daher in ihrem biologischen Verhalten von den fortgeschrittenen Plattenepithelkarzinomen. In ca. 4 % kann bei Frühkarzinomen eine Gefäßinfiltration nachgewiesen werden, während bei manifesten Plattenepithelkarzinomen in 80 % eine Gefäßinfiltration beobachtet wird (Vollmers et al. 1984); 22 % der Patienten mit einem bronchialen Frühkarzinom entwickeln einen 2. primär bösartigen Lungentumor zu einem späteren Zeitpunkt, bei jedem 2. Tumor liegt ein Plattenepithelkarzinom vor. Die Therapie besteht in der Tumorresektion. In den letzten Jahren wird auch die photodynamische Therapie mit Hämatoporphyrinderivaten als Alternative zur operativen Resektion von Frühkarzinomen eingesetzt. Die Resektionsrate liegt bei 60–95 %, mit einer Fünfjahresüberlebensrate von 57–87 % (Carter et al. 1985).

Das Frühkarzinom kann bisher einer eigenen Formel im TNM-System entsprechend den Empfehlungen der UICC (1979) nicht zugeordnet werden. Im Vergleich zur Gruppe der Tumoren im Stadium T1 mit einer größten Tumorausdehnung von bis zu 3 cm hat das Frühkarzinom eine deutlich bessere Prognose mit einer Fünfjahresüberlebensrate von 95 %.

7.1.2
Pathologisch anatomische Charakteristika

7.1.2.1 Makroskopische Befunde des bronchialen Frühkarzinoms

In frühen Entwicklungsphasen von Plattenepithelkarzinomen ist das makroskopisch endoskopische Bild entweder durch eine feingranuläre, papillär aufgerauhte Schleimhautoberfläche oder eine noduläre Verdickung geprägt (Abb. 31A, C). *Makroskopisch* kann ein polypoider intraluminaler

(Abb. 31B, D), bevorzugt in den Lappen- und Segmentbronchien lokalisierter Tumor, von einem oberflächlich ulzerierend wachsenden Typ abgegrenzt werden (Abb. 31A) (Lit. s. Müller 1988).

7.1.2.2
Makroskopische Befunde von Plattenepithelkarzinomen in T1- bis T4-Stadien

Makroskopisch imponieren Plattenepithelkarzinome im *T1-Stadium* als isolierte Rundherde mit knolliger Oberfläche oder als intraluminale papilläre und mural stenosierende Tumoren (Abb. 32A, B). Sie zeigen meist eine grau-weiße oder gelbliche, meist trockene, bröckelige, gelegentlich auch körnige Schnittfläche.

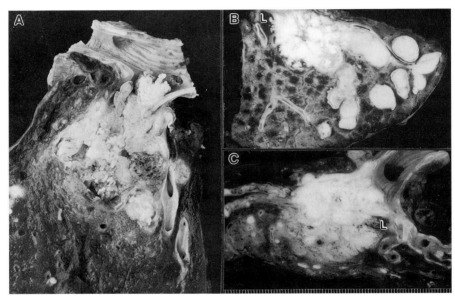

Abb. 32 A – C. Makroskopische Wachstumsmuster von Plattenepithelkarzinomen (T1 – T4). **A** Endobronchial papillär gewachsener Tumor mit zapfenartiger Verlegung der ehemaligen Bronchuslichtung. Kontinuierliche Tumorpropagation in angrenzendes Lungengewebe, unter Einschluß von Lymphknoten. Stärkergradige Kompression unmittelbar angrenzender Pulmonalgefäße. **B** Endobronchial gewachsener Tumor mit kokardenartiger Oberfläche, ausgeprägte periphere Bronchiektasen und Retentionspneumonie; frühe Lymphknoteninfiltration (L). **C** Endobronchial wachsendes Plattenepithelkarzinom. Destruktion des Bronchus durch weißes Fremdgewebe. Kontinuierliche Tumorpropagation in angrenzendes Lungengewebe unter Einschluß von Lymphknoten (L)

In *T2- bis T4-Stadien* (Abb. 32A–C) sind Nekrosen und Einblutungen häufig, in 1/3 der Fälle werden größere Kavernen in fortgeschrittenen Tumorphasen gefunden. Bei ausgeprägter desmoplastischer Stromareaktion weisen die Tumoren eine feste, harte Konsistenz und eine weiße Schnittfläche auf.

Über die tumorbedingte Obstruktion der Bronchiallichtung können konsekutive Retentionspneumonien mit Induration des peripheren, dem Tumor nachgeschalteten Lungengewebe, Atelektasen, Mukostasen bis hin zu Abszessen resultieren (Abb. 32B, C). Das derart indurierte Lungengewebe kann in den Lungentumor einbezogen werden und somit das Bild einer vorbestehenden Lungennarbe vortäuschen. Bei peripheren Tumoren können narbige Schrumpfungsvorgänge zu nabelartigen Pleuraeinziehungen führen.

7.1.3
Mikroskopische Befunde

Zelluläre Charakteristika

Lichtmikroskopisch sind Plattenepithelkarzinome durch wechselnde Differenzierungsgrade atypischer epidermisähnlich wachsender Epithelkomplexe mit unterschiedlich deutlicher Ausprägung von Interzellularbrücken gekennzeichnet (Abb. 33A–D). Charakteristisch sind Keratinbestandteile bis hin zur Ausbildung konzentrisch geschichteter Hornperlen (Abb. 33D). Die polygonalen, kubischen bis zylindrischen Tumorzellen haben einen mittleren Kerndurchmesser von 9 µm und einen Zelldurchmesser von 14 µm. Die Kerne der Tumorzellen sind hyperchromatisch, z. T. mit prominenten Nucleoli, grobem Kernchromatin, das entlang der Kernmembran kondensiert (Abb. 33A). Plattenepithelkarzinome vom Typ des Frühkarzinoms sind hoch- oder mittelgradig differenziert (Abb. 31C, D). Die mehr anaplastischen Zellen der niedrig differenzierten Plattenepithelkarzinome zeigen lockere Verbände unregelmäßiger Zellformen mit Abnahme und Unregelmäßigkeiten der Keratinbildung und nur noch vereinzeltem Nachweis von Interzellularbrücken (Abb. 34D). In Verhornungsarealen weisen die hyperchromatischen dichten eosinophilen blasenartigen bizarr erscheinenden Zellen Einzelzellverhornungen auf, die Kerne sind verdichtet, mit Verlust der Kernstruktur (Abb. 33B, C).

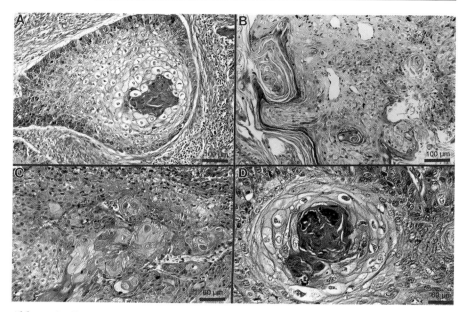

Abb. 33 A – D. Heterogene Stromakomponenten in variabel differenzierten Plattenepithelkarzinomen. **A** Solider Karzinomverband mit Verhornungsstörung; basalmembranähnliche Strukturen am Übergang zum fokal entzündlich infiltrierten Stroma. **B** Neugebildete kapilläre Blutgefäße im Bereich solide wachsender, zur Verhornung neigender atypischer plattenepithelialer Zellverbände. **C** Nur spärlich entwickeltes gefäßführendes Stroma zwischen heteromorph differenzierten Tumorzellen eines Plattenepithelkarzinoms. **D** Gefäßlose, zwiebelschalenartige Anordnung der Tumorzellen in einem Plattenepithelkarzinom mit Verhornungstendenz

> Bei stark ausgeprägter Verhornung in „Lungentumoren" sollte differentialdiagnostisch die Metastasierung eines extrapulmonalen Tumors z. B. aus dem Kopf-Hals-Bereich berücksichtigt werden. Spezielle Marker zur differentialdiagnostischen Abgrenzung gibt es bisher nicht.

In nicht verhornenden Plattenepithelkarzinomen ist die Kern-Zytoplasma-Relation zugunsten der Kerne verschoben, es dominieren große hyperchromatische Kerne mit prominenten Nucleoli und dichtem Kernchromatin (Abb. 34C). Als Zeichen der frühen Keratinisierung sind die Zellen dunkler gefärbt und zeigen feinstfaserige dichte zytoplasmatische perinukleär angeordnete Fibrillen, die ultrastrukturell den Tonofilamenten entsprechen (Abb. 33D).

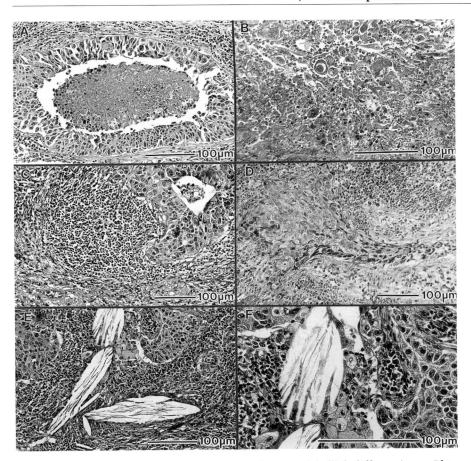

Abb. 34 A – F. Stromareaktionen in histologisch unterschiedlich differenzierten Plattenepithelkarzinomen. **A** Noduläres Tumorzellnest mit zonaler Gliederung mit zentraler komedoartiger Nekrose, umgeben von einem Ring plattenepithelial differenzierter polygonaler Tumorzellen. **B** Niedrig differenziertes Plattenepithelkarzinom mit starker Dyskohäsion der Tumorzellen mit teils riesenzelligem Charakter, Einzelzellverhornung und massiver Nekroseneigung. **C** Entzündliche Stromareaktion im Randbereich eines Tumorzellnests mit teils lymphfollikelartigem Entzündungsinfiltrat. **D** Mittelgradig differenziertes Plattenepithelkarzinom mit desmoplastischer Stromareaktion, verstärkter Vaskularisation und dichtem lymphozytär entzündlichen Infiltrat. **E** Spießartige Lücken mit Resten von Cholesterinestern und kleineren Schaumzellnestern in einem stark entzündlich veränderten Tumorstroma bei hochdifferenziertem Plattenepithelkarzinom. **F** Ausschnittvergrößerung aus **E**

Schleimvakuolen sind auch in Zellen von Plattenepithelkarzinomen als Ausdruck der Heterogenität der Zelldifferenzierung nachweisbar, ohne daß notwendigerweise eine höhere adenoide Differenzierung vorliegen muß. So konnten von Gatter et al. (1987) in ca. 50 % der untersuchten Plattenepithelkarzinome intrazelluläre Alzianblau-positive Schleimsubstanzen nachgewiesen werden.

Eine differentialdiagnostische Abgrenzung gegenüber nicht plattenepithelial differenzierten Karzinomen ist *immunhistochemisch* über den Nachweis der plattenepitheltypischen Zytokeratine CK 5 und CK 6 möglich (Moll 1993). Die Expression von Zytoskelettproteinen, von Tonofilamenten und Verhornungsstörungen korrelieren mit dem Grad der Differenzierung (Bruderman et al. 1990). *Elektronenmikroskopisch* ist die Kombination von Desmosomen und Tonofilamenten ein recht charakteristischer Befund für die Einordnung bei einem Plattenepithelkarzinom.

Als Variante wird in der WHO-Klassifikation von 1977 das spindelzellige Plattenepithelkarzinom geführt. Es ist gekennzeichnet durch die gleichzeitige Entwicklung atyischer plattenepithelialer Zellverbände und spindelzelliger Tumoranteile.

7.1.4
Wachstumsmuster

Frühe Entwicklungsphasen von Plattenepithelkarzinomen sind von einer nur geringen Stromareaktion (Phase I) begleitet. Die Zellen der Plattenepithelkarzinome sind in diesen Stadien meist zu Zellnestern angeordnet, die von einem bindegewebigen Stroma wabenartig umgeben werden, woraus im lichtmikroskopischen Übersichtbild ein teils *noduläres Wachstumsmuster resultiert* (Abb. 33A).

Innerhalb dieser nodulären Tumorzellnester kann häufig eine *zonale Gliederung* nachvollzogen werden mit zentralen komedoartigen Nekrosen (Abb. 34A), die von einem Ring plattenepithelial differenzierter polymorpher Tumorzellen umgeben werden. Die Zellen weisen hyperchromatische, prominente Nukleoli mit Chromatinverdichtung entlang der Kernmembran, voluminösem Zytoplasma, kleinen Keratinperlen und prominenten Interzellularbrücken auf (Abb. 34A, C).

Mit abnehmender zellulärer Differenzierung zeigen die Tumorzellen eine starke Dyskohäsion, die Tumorzellen nehmen einen teils riesenzelligen Charakter an (Abb. 34B).

Frühe Entwicklungsphasen von Plattenepithelkarzinomen sind von einer nur geringen Stromareaktion begleitet (Phase I der Stromareaktion). Die zunehmende Tumorpropagation geht mit einer stärkergradigen Stromareaktion einher (Phase II der Stromareaktion). Die Phase III der Stromareaktion umfaßt im wesentlichen regressive tumorbedingte Veränderungen.

7.1.5
Stromareaktionen

Während der Transformation vom Carcinoma in situ zum infiltrierenden Karzinom penetrieren atypische Basalzellen die subepitheliale Basalmembran und infiltrieren das daruntergelegene Stroma. Bei dieser Transformation treten variable Veränderungen in der Organisation, Verteilung und Menge der paraepithelialen Basalmembranzone auf.

Nach Auflösung der Basalmembran und Infiltration der Tunica propria kann der Tumor sich auch entlang der Ausführungsgänge größerer Drüsen der Bronchialwand ausbreiten (Abb. 31D). Nach Destruktion der Lamina elastica erfolgt die Infiltration entlang der Muskelschicht bis an die Innenseite der Tunica propria. Die Infiltration einzelner Zellen oder irregulärer Tumorzellnester mit begleitender Stromareaktion und Gefäßinvasion kann leicht identifiziert werden.

Die differentialdiagnostische Abgrenzung eines Carcinoma in situ mit Ausbreitung entlang der Ausführungsgänge der ehemaligen Bronchialwanddrüsen von einem plattenepithelialen Frühkarzinom kann, basierend allein auf rein lichtmikroskopischen Untersuchungen, schwierig sein, daher haben sich immunhistochemische Untersuchungen mit Darstellung von Basalmembrankomponenten bewährt.

7.1.5.1
Basalmembrankomponenten (Phase I der Stromareaktion):
Laminin, Typ-IV-Kollagen und NC 1

Frühe Tumorphasen bronchialer Frühkarzinome vom plattenepithelialen Typ zeigen in der Phase I der Stromareaktion im Bereich der *Infiltra-*

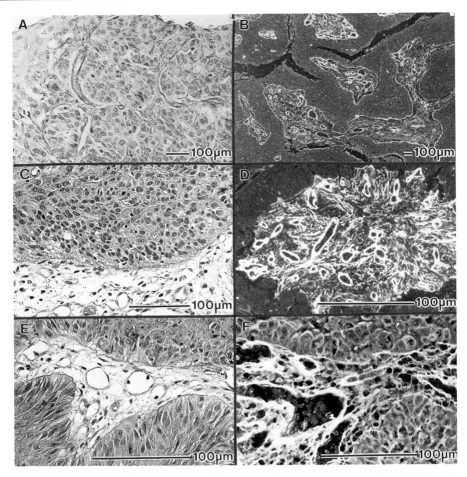

Abb. 35 A – F. Mikrophotogramme mit Ausschnitten von bronchialen Frühkarzinomen. **A** Atypische plattenepitheliale Zellnester umgeben von feinen netzartigen Faserstrukturen (männlich/65 Jahre, Operationspräparat eines Frühkarzinoms). **B** Immunfluoreszenzmikroskopische Darstellung Laminin-positiver basalmembranartiger Strukturen entlang atypischer Basalzellen von Zellverbänden und um Gefäße eines Frühkarzinoms (männlich/65 Jahre, Operationspräparat eines Frühkarzinoms). **C** Tumorstroma im Bereich der „Invasionsfront" eines Tumorzellareals mit Kapillarproliferation (weiblich/57 Jahre, Plattenepithelkarzinom Abgang 2. Segmentbronchus links). **D** Immunfluoreszenzmikroskopischer Nachweis vermehrter Laminin-positiver Blutgefäße im Stroma eines Frühkarzinoms (weiblich/63 Jahre, Operationspräparat eines Frühkarzinoms). **E** Feinstfaserige, teils netzartig angeordnete Stromastrukturen und Gefäße zwischen atypischen plattenepithelialen Zellverbänden (weiblich/63 Jahre, Operationspräparat eines Frühkarzinoms). **F** Vergleichende immunfluoreszenzmikroskopische Darstellung zu **E** mit verstärkter Fibronektin-positiver Reaktion um feinfaserige Stromastrukturen und im Bereich von BM-Zonen (63 Jahre, Operationspräparat eines Frühkarzinoms)

tionszone eine Destruktion der ehemaligen subepithelialen bronchialen Basalmembranzone. Neben fragmentierten Basalmembranarealen sind z. T. langstreckig Laminin-positiv anfärbbare Basalmembranstrukturen mit diskontinuierlicher positiver Reaktion zu belegen. Die Tumorzellverbände schieben diese fragmentierten Basalmembranstrukturen der ehemaligen bronchialen Basalmembran quasi vor sich her und nutzen sie als Leitschiene für die Infiltration. Die sich in das Stroma vorschiebenden Tumorzellzapfen, sowie die in tieferen Arealen der Tunica propria gelegenen Tumorzellnester werden nicht von intakten Laminin-positiven Basalmembranstrukturen umgeben. Im Bereich von Infiltrationen perineuraler Nervenscheiden oder entlang der Bronchialwanddrüsen lassen sich Basalmembranfragmente nachweisen.

Vereinzelt finden sich zwischen Epithelzellen interzytoplasmatische positive Reaktionen mit Antilaminin. Ferner sind basalmembranartige Antilaminin-positive Strukturen entlang atyischer Basalzellen von Verbänden neoplastischer Plattenepithelien und im Tumorstroma zu dokumentieren (Abb. 35A, B). Im Epithelverband können Laminin-positive kapillarähnliche Endothelknospen dargestellt werden, die sich zwischen den Epithelverbänden ausbreiten (Abb. 35C, D).

Im Bereich der *Übergangszone zwischen Infiltrationsfront und z. T. noch erhaltenem Epithel* können diskontinuierliche, teils paraepitheliale, teils bandförmig ausgeprägte Typ-IV-Kollagen-positive Reaktionen als Hinweis auf Reste von Basalmembranstrukturen der ehemaligen bronchialen Basalmembranzone demonstriert werden. Einzelne Tumorzellen werden von netzartigen NC1-positiven basalmembranartigen Strukturen umgeben, so daß neben einem Verlust an Basalmembrankomponenten auch erhaltene Basalmembranen im Randbereich von Komplexen aus Tumorzellen nachweisbar sind (Abb. 36B). Um infiltrierende Tumorzellnester lassen sich, in Übereinstimmung mit den mit Antilaminin erhobenen Befunden, fragmentierte Basalmembranteile um infiltrierte Nervenscheiden oder Bronchialwanddrüsen darstellen. Isolierte im Stroma der Tunica propria erfaßte Tumorzellnester werden nicht von Typ-IV-Kollagen positiven Basalmembranen umgeben. Im Randbereich der Infiltrationsareale sind vielfach stärkergradige plasmazelluläre und lymphozytäre entzündliche Infiltrate vorhanden.

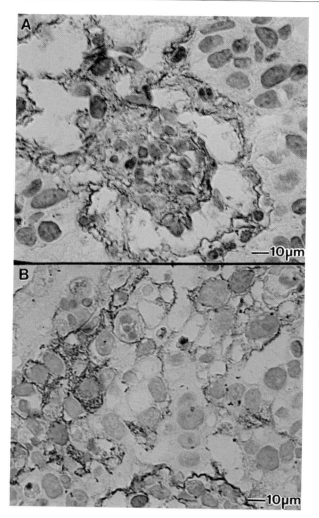

Abb. 36 A, B.
Vergleichende Darstel-
lungen der immunhisto-
chemischen Reaktion mit
Antifibronektin- und
Anti-NC1-Antikörpern in
einem Plattenepithelkar-
zinom (männlich/73 Jah-
re, bei mittelgradig dif-
ferenziertem Plattenepi-
thelkarzinom im distalen
rechten Hauptbronchus).
A Wabenartiges feinnet-
ziges Fibronektin-positi-
ves Tumorstroma im
Randbereich eines Tu-
morzellareals. B Feines
braunes Netzwerk als
Zeichen der NC1-Expres-
sion mit Nachweis von
basalmembranartigen
Strukturen um Tumor-
zellen in Assoziation mit
Stromazellen

7.1.5.2
Basalmembranveränderungen: elektronenmikroskopische Befunde

Plattenepithelkarzinome weisen ebenso wie Dysplasien und Carcinomata
in situ elektronenmikroskopisch Strukturveränderungen der Basalmembran auf (vgl. Kap. 4.4.3). Insgesamt sind die Strukturanomalien und Zytoplasmaprotrusionen noch ausgeprägter (s. Abb. 22A). Es lassen sich
größere Bereiche mit Basalmembranverlust im Bereich der Infiltrations-

zonen belegen (s. Abb. 22B). Der schichtenweise Aufbau der Basallamina ist herdförmig noch nachzuvollziehen. Die Lamina densa weist hier einen Verlust der Elektronendichte und fokal vollständige Unterbrechungen auf (s. Abb. 22B).

Die Zytoplasmaprotrusionen zeigen meist eine breitere Basis, sie sind z. T. über schmale stielartige Fortsätze mit den atypischen Epithelzellen verbunden. Neben aufgelösten und fragmentierten, destruierten Basallaminaanteilen lassen sich auch Tumorzellkomplexe belegen, die vollständig von einer Basallamina umgeben werden.

Das Zytoplasma der Tumorzellen erscheint blasser, es enthält vermehrt Ribosomen und kleine vesikuläre Strukturen sowie Mikrofilamente, die in paralleler Richtung zu der basalen Plasmamembran angeordnet sind. Im angrenzenden Stroma ist eine Anreicherung kollagener Fasern nachweisbar (s. Abb. 22B). Diese reichen z. T. bis dicht an die Zytoplasmaprotrusionen heran (s. Abb. 22A, B).

Nach Ergebnissen immunhistochemischer und elektronenoptischer Untersuchungen kommt es im Rahmen der Stromainfiltration zu einer Störung im Basalmembranmetabolismus, die entweder als Folge einer abnormen und/oder verminderten Neusynthese von Basalmembranstrukturen interpretiert werden muß oder Folge einer verstärkten Destruktion der Basalmembran durch spezifische Enzyme – wie z. B. der Typ-IV-Kollagenase (MMP2+9) ist (Liotta et al. 1980; Monteagudo et al. 1990; Fisseler-Eckhoff u. Müller 1993).

7.1.5.3
Basalmembrankomponenten in Plattenepithelkarzinomen (T1 bis T4)

In *T1-Tumoren* breiten sich die Tumorzellen bei der intraalveolären Tumorpropagation entlang der epithelialen Seite der alveolären Basalmembranen aus. Die interalveolären Septen können lange Zeit erhalten bleiben (Abb. 38B). Im Bereich der wabenartigen Grundstruktur stellen sich Laminin-positive Basalmembrankomponenten dar, die in unmittelbarer Nachbarschaft zu den Tumorzellen und um die Tumorzellverbände angeordnet und den Tumorzellen auch angelagert sind (Abb. 33A, 38D). Neben basalmembranähnlichen Strukturen werden in der *Phase I der Stromareaktion* die Tumorzellnester in T1-Tumoren von einem lockeren Fasergewebe umgeben (Abb. 37A, B), mit fokal akzentuierter entzünd-

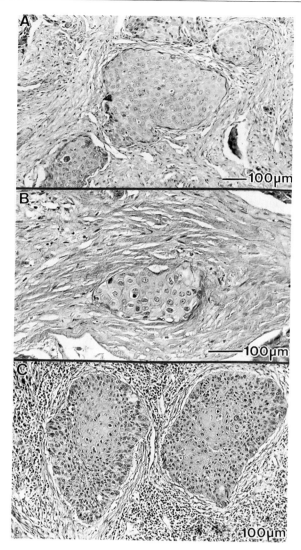

Abb. 37 A – C.
Desmoplastische Stromareaktionen in fortgeschrittenen Tumorstadien (T2 bis T4) von Plattenepithelkarzinomen. A Verstärkte, zunächst feinfaserige, später flächenhafte Bindegewebeproliferation im Randbereich relativ scharf abgrenzbarer Tumorzellnester. B Zunehmende tumorzentrale Vernarbung mit Hyalinisierung kollagener Faserstrukturen, die kleine Epithelnester einschließen. C Plattenepithelkarzinom mit massiver entzündlicher Stromareaktion mit nur noch unscharf möglicher Trennung der beiden Komponenten

licher Reaktion. Zum Teil kann immunhistochemisch eine enge Korrelation von Typ-I- und -III-Kollagen sowie von Lamininstrukturen zu den Tumorzellnestern demonstriert werden (Abb. 38B, D).

Mit zunehmender Tumorgröße kommt es im Rahmen der Stromareaktion (*Phase II*) bei T1-Plattenepithelkarzinomen der Lunge einerseits durch die Aktivierung interstitieller Mesenchymzellen zur verstärkten Basalmembranneosynthese. Im Stroma gelegene abgelöste Tumorzellne-

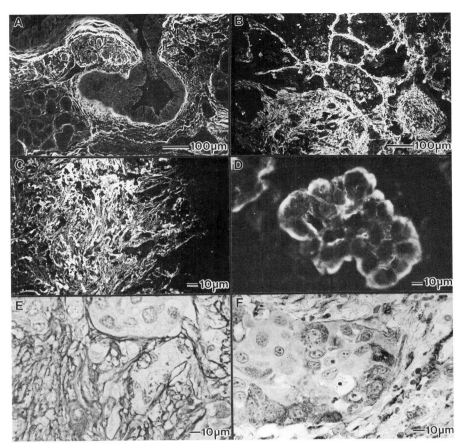

Abb. 38 A – F. Immunfluoreszenzmikroskopische und immunhistochemische Charakterisierung von Stromakomponenten in Plattenepithelkarzinomen. **A** Plattenepithelial differenziertes Frühkarzinom mit Anreicherung von Typ-I-Kollagenfasern entlang der Tumorzellnester sowie in der Tunica propria der Bronchialwand. **B** Darstellung von Typ-III-Kollagen im Bereich von Bindegewebeproliferation der peripheren Wachstumszone eines Plattenepithelkarzinoms. Teilweise erhaltene alveoläre Grundstruktur mit Typ-III-Kollagen-positiven ehemaligen Alveolarsepten. **C** Zentrale aus Typ-I-Kollagenfasern aufgebaute Tumornarbe, eingeschlossen Elastinfragmente des ursprünglichen Lungengewebes. **D** Laminin-positive Reaktion entlang von Tumorzellnestern. **E** Fibronektin-positive feinnetzige Faserstrukturen um und entlang von Tumorzellnestern. **F** Laminin Immunreaktivität in Tumorzellen mit zytoplasmatischer und perizellulärer positiver Reaktion

ster werden lichtmikroskopisch von basalmembranähnlichen Strukturen umgeben (Abb. 33A, 37B, 38D), die immunhistochemisch Laminin-positive Reaktionen aufweisen (Abb. 38D). Andererseits sind aber auch die plattenepithelial differenzierten Tumorzellen an der Neosynthese von Basalmembranstrukturen beteiligt. In der In-situ-Hybridisierung kann korrespondierend zu den immunhistochemischen Befunden auf der Ebene der Transkription Laminin-mRNA in den Tumorzellen nachgewiesen werden (Abb. 38F). Danach sind hochdifferenzierte Plattenepithelkarzinome zur Synthese von Basalmembranen befähigt.

> Bei der *Interpretation histologisch faßbarer basalmembranähnlicher Strukturen* als Neosyntheseprodukt der Tumorzellen muß berücksichtigt werden, daß offensichtlich nicht nur eine hohe Affinität von Tumorzellen an Basalmembranstrukturen der wesentliche Schritt für die Basalmembrandestruktion ist, sondern daß auch die räumliche Verteilung bei der Ausbreitung von Tumorzellen im Gewebe durch Basalmembranen beeinflußt wird. Der lichtmikroskopische Nachweis von Basalmembranstrukturen im Tumorbereich erlaubt keine Differenzierung zwischen präexistenten z. B. alveolären Basalmembranen und der Neosynthese von Basalmembrankomponenten durch Tumorzellen.

So kommen die Tumorzellen der Plattenepithelkarzinome bei Ablösung vom epithelialen Gewebeverband im Rahmen der Infiltration mit nichtepithelialen Basalmembranen in Kontakt. Daneben können sie sich nach den erhobenen Befunden an präexistente Basalmembranen anlagern und diese quasi als Leitschiene nutzen. Immunhistochemisch bleiben dann Basalmembranen nachweisbar (Pitelka et al. 1980).

Aus den Untersuchungen ist zu folgern, daß *benigne Tumoren* von einer intakten kontinuierlichen Basalmembran umgeben werden, während *In-situ-Karzinome* – wie dargestellt – Unregelmäßigkeiten mit fokalen Verdünnungen, herdförmigen Fragmentierungen bis hin zum vollständigen Verlust von Basalmembranstrukturen aufweisen. *Invasive Karzinome* gehen demgegenüber mit einem zumindest fokalen Verlust von Basalmembranstrukturen an der epitheliomesenchymalen Grenze einher. Der fokale Basalmembranverlust wird als morphologisches Kriterium für die Stromainvasion gewertet (Barsky et al. 1983).

In Übereinstimmung mit unseren Untersuchungsergebnissen konnten auch von anderen Arbeitsgruppen Destruktionen und Auflösungen von Basalmembranstrukturen bei invasiven Karzinomen durch den Einsatz

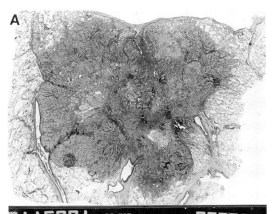

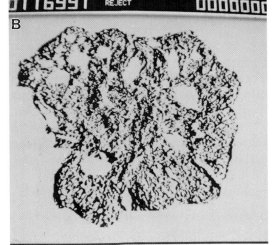

Abb. 39 A – C.
Morphometrische Untersuchungsbefunde an mikroskopischen Übersichtsbildern von Plattenepithelkarzinomen.
A Großschnittpräparat eines 3,5 cm im Durchmesser großen, peripher im Lungenparenchym gelegenen Plattenepithelkarzinoms mit komedoartigen Nekrosen und wabenartig angeordnetem Tumorstroma.
B Morphometrische Darstellung der Stromakomponenten eines Plattenepithelkarzinoms. (Aus: Fisseler-Eckhoff et al. 1987).
C Prozentualer Stromaanteil in Plattenepithelkarzinomen in Abhängigkeit von der Tumorgröße. (Aus: Fisseler-Eckhoff et al. 1987)

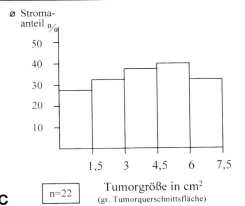

immunhistochemischer Techniken gezeigt werden (Albrechtsen et al.
1981; Labat-Robert et al. 1981; Birembaut et al. 1985; Gay u. Gay 1985;
Caselitz et al. 1988).

Insbesondere zu Karzinomen der Mamma (Castronovo et al. 1991;
Chomette et al. 1990; Ekblom et al. 1984; Remberger u. Nerlich 1985; Wetzels et al. 1989), des Kolons und des Rektums (Ofterhaus et al. 1991; Grigioni et al. 1986), des Magens (Grigioni et al. 1981; Nakamura et al. 1987),
des Larynx (Visser et al. 1986), der Cervix uteri (Toki et al. 1990; Richards
u. Furness 1990; Stewart u. McNicol 1992), der Haut (Gusterson et al.
1984, 1986; van Cauwenberge et al. 1983; Oguro et al. 1991; Jones et al.
1989) und der Prostata (Fuchs et al. 1989; Bonkhoff et al. 1991) liegen
Untersuchungen zum Verteilungsmuster von Basalmembrankomponenten vor. Bei bronchogenen Plattenepithelkarzinomen vom Typ der *Frühkarzinome* konnten wir in Übereinstimmung mit den Untersuchungen
von Carter et al. 1985 zeigen, daß die Tumorzellverbände die Lamina
fibrocartilaginea, u. a. durch die Ausbreitung entlang der Basalmembranen bronchialer seromuköser Drüsen erreichen können. Auch die intraluminale Tumorpropagation in benachbarte Bronchialäste bei primären
Plattenepithelkarzinomen der Lunge kann über weite Strecken ohne Zerstörung und Infiltration der Basalmembran der Schleimhaut erfolgen.
Nach eigenen Untersuchungen breiten sich Plattenepithelkarzinome in
T1-Stadien bei der intraalveolären Tumorpropagation auch entlang
der epithelialen Seite der alveolären Basalmembran aus, wobei die interalveolären Septen längere Zeit erhalten bleiben können. Dies führt zu
einem oft wabenartigen Stromamuster bei diesem Tumortyp (Fisseler-Eckhoff et al. 1988) (Abb. 38B, 39A).

7.1.5.4
Basalmembranneosynthese in Plattenepithelkarzinomen

Den Befunden der Basalmembrandestruktion stehen Beobachtungen gegenüber, nach denen es trotz des infiltrierenden Wachstums zur Neosynthese von Basalmembranstrukturen in enger Beziehung zu Tumorzellen
kommt (Abb. 38E, F). Dingemans u. Mooi (1984, 1987) fanden bei ihren
elektronenoptischen Studien bronchogener Plattenepithelkarzinome intakte Basalmembranen in mehr als der Hälfte der untersuchten Fälle. Von
mehreren Arbeitsgruppen wird aufgrund der Ausbildung von Basalmembranstrukturen um Tumorzellverbände eine fokale Neosynthese
von Basalmembranstrukturen durch die Tumorzellen diskutiert (Gusterson et al. 1984, 1986; Forster et al. 1984; Fisseler-Eckhoff et al. 1988).

Neben der im Rahmen des infiltrierenden Wachstums auftretenden Basalmembrandestruktion, mit Verlust an Laminin, Typ-IV-Kollagen, NC 1 und Fibronektin, konnten wir in anderen Bereichen des Tumors erhaltene Basalmembranstrukturen mit positivem Nachweis der eingesetzten Antikörper belegen. Einzelne Autoren konnten durch In-vitro-Untersuchungen bereits zeigen, daß Zellen epithelialer Tumoren Basalmembrankomponenten bilden können (Alitalo et al. 1981; Garbi u. Wollman 1982).

> Die Neosynthese von Basalmembranmaterial geht mit einem nur sehr geringen Proliferationsgrad der Tumorzellen einher. Die Befunde weisen darauf hin, daß Tumoren mit z. T. deutlicher Basalmembranproduktion einen relativ gutartigen biologischen Verlauf aufweisen. Dies kann als Indiz für eine Korrelation von Basalmembransynthese bzw. -ablagerung und biologischem Wachstumsverhalten angesehen werden.

So zeigen z. B. Untersuchungen u. a. an Urothelkarzinomen eine Korrelation zwischen dem Grad bzw. dem Ausmaß der erhaltenen Basalmembranproduktion und dem prognostischen Verlauf von Karzinomen (Alampi et al. 1989; Schapers et al. 1990). Der Nachweis von noch erhaltenen Basalmembranstrukturen zeigt eine bessere Prognose des Tumors an (Ofterhaus et al. 1991; Toki et al. 1990).

In eigenen Untersuchungen konnte mit der Methode der In-situ-Hybridisierung bei plattenepithelialen Frühkarzinomen und T1-Tumoren eine mRNA-Expression für Laminin und Typ-IV-Kollagen, als Zeichen der gesteigerten transkriptionalen Aktivität in Zellen des entzündlich infiltrierten Stromas im Randbereich von Tumorzellnestern dargestellt werden. Vereinzelt zeigen interepithelial, im Randbereich der Proliferationszone von Tumorverbänden gelegene Zellen positive Signale. In der lichtmikroskopischen Gegenfärbung handelt es sich bei den positiv markierten Zellen um mesenchymal-fibroblastäre und monozytär-histiozytäre Zellen. In hochdifferenzierten Plattenepithelkarzinomen kann, korrespondierend zu den immunhistochemischen Befunden, auf der Ebene der Transkription Laminin-mRNA in Tumorzellen als Zeichen der Basalmembranneosynthese nachgewiesen werden.

Phänotypisch unterschiedlich differenzierte Mesenchymzellen wie Fibroblasten, Fibrozyten, glatte Muskelzellen und Myofibroblasten sollen zur Synthese von Basalmembrankomponenten und Kollagenen befähigt sein (Lipper et al. 1980; Chojkier et al. 1988; Milani et al. 1989, 1990; Cleutjens et al. 1990). Aus ultrastrukturellen Untersuchungen ist bekannt, daß insbesondere im Rahmen von reparativen Phänomenen, etwa der Wundheilung, im Granulationsgewebe derartige Zellen mit fibroblastärem Charakter, aber zusätzlichem Filamentmuster glatter Muskelzellen (kontraktile Elemente, glattmuskuläres α-Aktin) auftreten (Sappino et al. 1990). Auch die von uns erhobenen Befunde sprechen dafür, daß die Neosynthese von Basalmembrankomponenten mit Bereitstellung von Komponenten für die subepitheliale bronchiale Basalmembranzone durch Mesenchymzellen möglich ist.

Damjanov et al. (1985) untersuchten mit monoklonalen Antihuman-Laminin-Antikörpern und polyklonalen Antilaminin-Antisera an menschlichen Tumorxenotransplantaten in Nacktmäusen die Herkunft der um die Tumorzellen ausgebildeten Basalmembranen. Sie fanden, daß die um die Tumorzellverbände ausgebildeten Basalmembranen sowohl von den Tumorzellinien als auch von den umgebenden Stromazellen gebildet werden. Danach enthalten regelrechte subepitheliale Basalmembranen sowohl Komponenten epithelialen als auch stromalen Ursprungs.

Eine funktionelle Bedeutung von Basalmembrankomponenten im Rahmen des Tumorwachstums wird durch Befunde zur Interaktion von Tumorzellen und Matrix über spezifische Zelloberflächenrezeptoren, den Integrinen, deutlich. Über eine gestörte Interaktion von Tumorzellen mit der Basalmembran wird das Wachstumsverhalten der Zellen beeinflußt (Stallmach et al. 1990).

So konnte beispielsweise in einem experimentellen In-vivo-Modell gezeigt werden, daß die exogene Zugabe von Laminin zur Zunahme der Metastasierungsrate von Tumoren führt (Terranova et al. 1982; Iwamoto et al. 1987). Das zugeführte Laminin soll an die entsprechenden Zellrezeptoren binden, die Tumorzellen zur Sekretion von Gelatinase A (MMP2) aktivieren und durch die so veränderte Tumorzell-Matrix-Interaktion eine ausgedehnte Metastasierung erleichtern. Die Anzahl der Lamininrezeptoren auf der Tumorzelloberfläche soll mit dem malignen Potential der Tumoren korrelieren. Aus den Befunden können neue Aspekte für therapeutische und diagnostische Ansätze abgeleitet werden.

7.1.5.5
Fibronektin

Mit dem Antikörper gegen Fibronektin können in Bereichen noch nach-
weisbarer Basalmembranstrukturen, im Randbereich der Infiltrationszone, in frühen Tumorphasen stärkergradige, kontinuierliche, entlang
der Basalzellen betonte, unmittelbar unter der Basalzellschicht lokalisierte Reaktionen erzielt werden. Im Bereich der Tumorzellnester sind
teils netzartig angeordnete, die Tumorzellen umschließende, teils im
Randbereich der Tumorzellen gelegene, fibronektinpositive Strukturen
demonstrierbar (Abb. 36A). Teils strahlen fibronektinpositive Stromapapillen aus dem Stroma der infiltrierten Tunica propria zwischen die
Tumorzellverbände ein.

Im Stroma des Randbereiches von Tumorzellnestern sind vermehrt
Fibronektin-positive, feinfaserige Strukturen nachweisbar (Abb. 38E).

Die Anreicherung von Fibronektin im Tumorstroma soll nach Dvorak
(1986) aus Plasmaextravasaten im Rahmen der gesteigerten Gefäßpermeabilität resultieren. Danach ist es unwahrscheinlich, daß die vermehrte Anreicherung von Fibronektin nur einer Kondensation des vorbestehenden Stromafibronektins entspricht.

Die Abnahme des Oberflächenfibronektins um Tumorzellen und die
Abnahme des Fibronektins in der Basalmembranzone weisen auf eine
Abnahme der Zelladhäsivität und damit die Möglichkeit zur gesteigerten Zellmotilität hin (Neri et al. 1981). Damit werden Infiltration
und Intravasation von Tumorzellen begünstigt. Andererseits wird
über die Zunahme des Stromafibronektins die Tiefeninfiltration
der atypischen Zellen aufgrund der besseren Anheftungsmöglichkeit
der Tumorzellen an extrazelluläre Matrixstrukturen erleichtert.

7.1.5.6
Fibronektin in Plattenepithelkarzinomen (T1 bis T4)

Sowohl mit der ABC-Methode, als auch mit der indirekten Immunfluo-
reszenzmikroskopie konnte die normale Verteilung von Fibronektin in
der Lunge unter dem Endothel von Blutgefäßen, in den Alveolarsepten
und an der Oberfläche von Kollagenfasern nachgewiesen werden (Fisse-

ler-Eckhoff et al. 1988). In frühen Entwicklungsphasen von Plattenepithelkarzinomen (T1) kann sowohl in den noch ganz schmalen faserförmigen Stromaanteilen als auch im Bereich deutlich verbreiterter Stromazonen um die soliden Karzinomverbände eine offensichtlich faserassoziierte deutliche Anreicherung von Fibronektin im Bereich der extrazellulären Tumormatrix belegt werden (Abb. 38E). Eine besonders starke Reaktion zeigen zarte Bindegewebefasern, die in enger Assoziation zu den epithelialen Tumorzellnestern liegen. Die systematische Analyse verschiedener Abschnitte des Tumors in der *peripheren Wachstumszone* über eine Intermediärzone bis zum Tumorzentrum zeigt, daß im Bereich der *Intermediärzone* zwischen den soliden proliferierenden Tumorzellnestern, unabhängig vom originären Stromamuster eine Fibronektin-positive feinnetzige Neubildung von Faserstrukturen belegt werden kann. Im *Tumorrandbereich* stellen sich in der Umgebung von akuten Entzündungsreaktionen mit Überwiegen von Makrophagen und Fibroblasten feinstfaserige Fibronektinstrukturen dar. Umschrieben konnte sowohl eine zytoplasmatische als auch perizellulär positive Reaktion der epithelialen Tumorzellnester immunhistochemisch belegt werden (Abb. 38E). Es kann weder mit der immunhistochemischen Untersuchung, noch mit der indirekten immunfluoreszenzmikroskopischen Untersuchung eine reproduzierbare Korrelation zwischen dem histologischen Differenzierungsgrad und dem Grad der Fibronektinexpression im Stroma ermittelt werden. Die Ergebnisse sprechen dafür, daß die Fibronektinexpression einerseits vom Grad einer entzündlichen Begleitreaktion in der Phase II der Stromareaktion abhängig ist, wobei hier den Fibroblasten und Makrophagen eine besondere Rolle zuzukommen scheint.

Die vermehrte Fibroblastenproliferation in Bereichen der Kollagenfaseranreicherung kann über die chemotaktische Wirkung des vermehrt auftretenden Stromafibronektins erklärt werden (Hedmann et al. 1978; Vaheri et al. 1983). Die Zunahme von Bindegewebezellen wird wiederum als Basis einer gesteigerten Produktion extrazellulärer Matrixkomponenten wie Proteoglykane, Typ-III- und -V-Kollagen angesehen (Barsky et al. 1982; Clement et al. 1986; Henry et al. 1983a, 1983b; Heidl et al. 1987).

Andererseits läßt sich aus den stationären morphologischen Befunden durchaus eine Beeinflussung bzw. Aktivierung der Stromaentwicklung durch die Tumorzellen ableiten.

7.1.5.7
Qualitative und quantitative Differenzierung des bindegewebigen Tumorstromas

Bei *Frühkarzinomen vom plattenepithelialen Typ*, mit auf die Bronchialwand beschränktem Tumorwachstum, ist eine starke Stromareaktion im Randbereich der die Bronchialwand infiltrierenden Tumorzellnester mit Anreicherung von Typ-I- und -III-Kollagenfasern in der Phase II der Stromareaktion nachweisbar (Abb. 38A). *Intrapulmonal entwickelte Plattenepithelkarzinome* zeigen in *frühen Entwicklungsphasen* ein wabenartiges Stromagerüst. Feinste netzartige Faserstrukturen aus Typ-I- und -III-Kollagen umschließen die Tumorzellnester teilweise membranartig (Abb. 38B). In frühen Tumorstadien (T1) handelt es sich hierbei meist um Reste des ursprünglichen interstitiellen Bindegewebes der Alveolen. In fortgeschrittenen Tumorstadien (T2–T4) mit verstärkter, zunächst feinfaseriger, später flächenhafter Bindegewebeproliferation im Randbereich der relativ scharf abgrenzbaren Tumorzellnester, die die Epithelverbände auseinanderdrängen (Abb. 37A, B), lassen sich überwiegend Typ-III-Kollagenfasern darstellen. Zwischen den Tumorzellen sind zarte Typ-I- und -III-Fasern nachweisbar. Im Randbereich der Tumorzellnester kann eine Kollagenneubildung aus zarten, jungen gewellt verlaufenden, teils zirkulär angeordneten Typ-III-Kollagenfasern belegt werden (Abb. 38B).

Im *Tumorzentrum* liegen Narben vor, die aus Typ-I-Kollagenfasern aufgebaut sind (Abb. 37B, 38C), daneben Reste elastischer Faserstrukturen des ehemaligen Lungengewebes. In der In-situ-Hybridisierung kann mRNA als Ausdruck der transkriptionalen Aktivität für Typ-I- und -III-Kollagen in mesenchymal-fibroblastären und monozytär-histiozytären Zellen, in Assoziation mit leukozytären Zellen nachgewiesen werden. Vereinzelt zeigen interepithelial gelegene Zellen ein positives Signal.

Plattenepithelkarzinome (T1–T4) weisen nach morphometrischen Untersuchungen mit einem halbautomatischen Bildanalysegerät (Fisseler-Eckhoff et al. 1987b) einen durchschnittlichen Stromaanteil von 37 % auf (Abb. 39A–C).

Mit zunehmender Tumorgröße nimmt der bindegewebige Stromaanteil an der Gesamttumorfläche variabel zu (Abb. 39C). Regressiv verändertes zentrales Tumorgewebe wird über Granulationsgewebe und Fibrose narbig umgewandelt. Die Ausdehnung der sekundären

Tumorvernarbung in Relation zur Tumorgröße ist bedingt mit dem führenden Tumortyp und Differenzierungsgrad korrelierbar (Abb. 39B) (z. B. zentrale radiäre Narben in Adenokarzinomen).

Nach umfangreichen Untersuchungen an manifesten Tumoren sollen Tumorzellen die Wirtszellen zur Synthese von Matrixbestandteilen stimulieren (Barsky et al. 1982, 1986; Liotta et al. 1983; Kao et al. 1984; Kao u. Stern 1986a, b; Merriles u. Finlay 1983). Der vermehrte Nachweis von mRNA für Typ-I- und -III-Kollagen in Mesenchymzellen im Stroma kann als Zeichen einer gesteigerten Syntheseleistung von Matrixkomponenten in Mesenchymzellen, die möglicherweise über Tumorzellen aktiviert werden, gewertet werden.

Neben der Synthese von Matrixkomponenten durch Zellen des Wirtsgewebes, sollen andererseits Tumorzellen die gleichen Matrixkomponenten synthetisieren wie die normalen Zellen ihrer Ursprungsgewebe (Liotta 1984; Liotta et al. 1986). Dementsprechend weisen Tumoren verschiedenen histogenetischen Ursprungs ein unterschiedliches Synthesemuster von Matrixkomponenten auf (Crouch et al. 1987; Scarpa et al. 1987).

Mit den von uns verwandten Methoden kann eine Kollagenfaserneosynthese in atypischen Epithelzellen der Tumorzellverbände nicht nachgewiesen werden.

Die Untersuchungsergebnisse belegen die Bedeutung der im Rahmen der Zell-Matrix-Interaktion auftretenden Stromareaktion mit Proliferation mesenchymaler Zellformen und Expression von Kollagen- und Basalmembrankomponenten bei der Basalmembranneosynthese.

Komedoartige Nekrosen

In Plattenepithelkarzinomen können im T1-Stadium überwiegend komedoartig in den nodulären Tumorzellnestern angeordnete körnige eosinophile Nekrosen nachgewiesen werden (s. Abb. 34A), in denen noch schattenhaft große Tumorzellen erkennbar sind. Mit zunehmender Tumorgröße (T2–T4) sind dann ausgedehnte Kavernen zu belegen, die aus meist grobkörnigem Zelldetritus bestehen. Nach morphometrischen Untersuchungen besteht das Tumorgewebe von Plattenepithelkarzinomen im Mittel zu 22 % aus Nekrosen.

7.1.5.8
Inflammatorische Reaktionen

Plattenepithelkarzinome weisen ein dichtes rundzelliges Entzündungsinfiltrat betont in der Umgebung von Keratinfragmenten auf mit Nachweis mehrkerniger Riesenzellen vom Fremdkörpertyp. Daneben können teils *lymphfollikelartige Infiltrate* beobachtet werden (s. Abb. 34C, D, 37C). Durch die Bronchusobstruktion mit daraus resultierender Schleimretention und begleitender Entzündungsreaktion werden in den peripherer gelegenen Lungenabschnitten vermehrt Schaumzellen, Myofibroblasten, spießartige Nekrosen mit Resten von Cholesterinestern (Abb. 34E, F), interstitielle Entzündungsinfiltrate, abgelöste Pneumozyten und verschiedene Grade der Bindegewebeproliferation beobachtet. Entzündungszellen werden zwischen den Tumorzellen, also interepithelial, im Stroma des Tumors oder aber im Invasionsfrontbereich gefunden, wobei Makrophagen besonders zahlreich vorherrschen. In den benachbarten intrapulmonalen und hilären Lymphknoten können nicht nekrotisierende granulomatöse Reaktionen in Form von „sarcoid-like lesions" auftreten.

Entzündungszellen werden fast regelmäßig bei Tumoren beobachtet (Kaliss 1958; Moore u. Moore 1973; Hibbs 1974; Ioachim et al. 1976; Puvion et al. 1976; Wood u. Gollahon 1977; Mantovani et al. 1979, 1980; Sorg 1982; Loveless u. Heppner 1983; Mahoney et al. 1983; Martinet et al. 1992; Allen u. Hogg 1995; Jass 1986; Obrist 1987; Cianciolo 1988; Bröcker et al. 1988; Brigham 1989; Leenen et al. 1990; van Ravenswaay et al. 1992; Perussia 1992). Die Beobachtungen von mononukleären Infiltraten und Ansammlungen von Myofibroblasten im Tumorbereich weisen auf immunologische Reaktionen hin. Aus experimentellen Untersuchungen gibt es Hinweise für eine Förderung des Tumorwachstums durch das Immunsystem (Kaliss 1958). Nach der Immunstimulationshypothese soll das Tumorwachstum durch das lymphozytäre Infiltrat eher gefördert als gehemmt werden (Prehn 1972). Auch Makrophagen beeinflussen das Tumorwachstum sowie Invasion und Metastasierung in vielfältiger Weise (Taffet u. Russel 1981; Talmadge et al. 1981; Bursuker u. Goldman 1983; Bottazzi et al. 1983; Malinoff u. Wicha 1983; Dougherty u. McBride 1984; Evans 1972, 1982; Evans u. Lawler 1980; Evans et al. 1984; Kadhim u. Rees 1984; de Baetselier et al. 1985; Tsunawaki u. Nathan 1986; Fidler u. Schroit 1988; Bonta u. Ben-Efraim 1990, 1993; Bogdan et al. 1993; Güngör et al. 1994; Hauptmann et al. 1995).

Durch die Produktion von TGF-β1 und Fibroblastenwachstumsfaktoren können Makrophagen die Fibroblastenproliferation und damit die

Bindegewebesynthese und den Stromaumbau im Karzinom beeinflussen (Assoian et al. 1987; Roberts et al. 1992; Sporn u. Roberts 1992). Diese Faktoren werden auch direkt mit der Tumorprogression in Zusammenhang gebracht (Wright et al. 1993). Über die Produktion matrixdegradierender Enzyme können Makrophagen den Tumorzellen den Weg zur Invasion bahnen (Wooley 1984). Ferner wird eine invasionsfördernde, prokoagulatorische Beeinflussung des lokalen Fibrinumsatzes beschrieben (Dvorak et al. 1983; Guarini et al. 1984) (s. Kap. 8).

7.1.6
Pulmonalgefäßveränderungen: Allgemeine Aspekte

Sekundäre Gefäßprozesse wie Gefäßkompression, lokale Thrombosen und Karzinomeinbrüche in die Gefäße des funktionellen Lungenkreislaufs können zu tumorbedingten Gewebeveränderungen mit sekundären Infarkten, ausgedehnten Nekrosen bis zu regressiven Vernarbungen des Lungenparenchyms führen, die in der *Phase III* der Stromareaktion auftreten.

Histomorphologische Untersuchungen pathologischer Pulmonalarterienbefunde in primären Lungentumoren in Korrelation zu den führenden histologisch faßbaren Tumortypen, Differenzierungsgraden und Tumordurchmesser sind an größeren Kollektiven nicht verfügbar.

Methodischer Ansatz

33 periphere Plattenepithelkarzinome aus dem Operationsgut wurden zur Frage von Pulmonalarterienveränderungen histologisch und morphometrisch untersucht. Es handelt sich um 18 Karzinome im T1-Stadium mit einem maximalen Durchmesser von 3 cm und 15 Karzinome im T2-Stadium mit einem maximalen Durchmesser von 5 cm. Die in Formalin fixierten und vollständig in Paraffin eingebetteten Tumoren wurden an histologischen Großschnittpräparaten durch die größte Tumorzirkumferenz aufgearbeitet; 5 μm dicke Schnittpräparate wurden nach Hämatoxylin-Eosin und Elastica van Gieson gefärbt.

Zur differenzierten Bewertung von Pulmonalarterienveränderungen in Abhängigkeit von der *Lokalisation im Tumor* erfolgte eine *zonale Gliederung* der Tumoren (Abb. 40) in:

● Zone 1: 0,5 – 1 cm vitale Tumoraußenzone entsprechend dem lichtmikroskopischen Sichtfeld bei 2,5 × 10facher Vergrößerung;

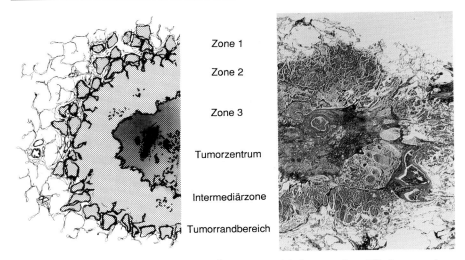

Zone 1

Zone 2

Zone 3

Tumorzentrum

Intermediärzone

Tumorrandbereich

Abb. 40. Schema und histologisches Übersichtsbild der zonalen Gliederung eines Tumors (Plattenepithelkarzinom) als Basis der lichtmikroskopischen Auswertung von Pulmonalgefäßveränderungen in Lungentumoren. (Aus: Fisseler-Eckhoff u. Müller 1994)

- Zone 2: Intermediärzone;
- Zone 3: Tumorzentrum mit Nekrosen und Vernarbung.

Die *histologischen Bewertungskriterien pathologischer Befunde von Pulmonalarterien* in Tumoren sind in Abb. 41 schematisch dargestellt. Bestimmt werden das Ausmaß entzündlicher Reaktionen, tumoröser Gefäßwandinfiltrationen, Gefäßobliterationen und Gefäßwanddestruktionen durch Tumor- oder Narbengewebe (Fisseler-Eckhoff u. Müller 1994).

Es wird das Ausmaß der Gefäßveränderungen an Pulmonalarterien vom Kaliber der Segment-, Subsegmentarterien, Prälobular- und Lobulararterien in Tumoren mit einer Größe bis zu 5 cm untersucht.

7.1.7
Pulmonalgefäßveränderungen in Plattenepithelkarzinomen

Bei Frühkarzinomen vom plattenepithelialen Typ sind *Gefäßinfiltrationen* in 4% nachweisbar. *Regressive Gefäßveränderungen* mit Gefäßokklusionen und Destruktionen liegen in diesen frühen Entwicklungsstadien meist noch nicht vor.

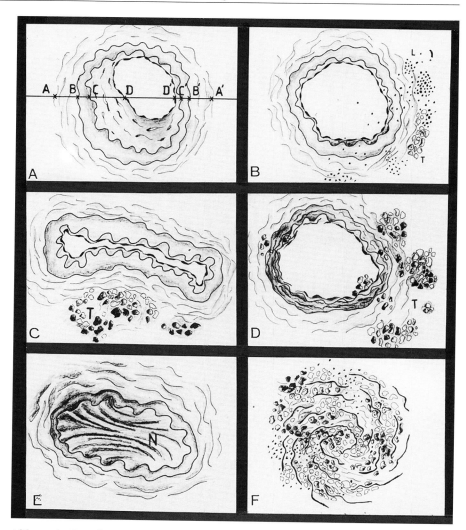

Abb. 41 A–F. Schema der histologischen Bewertungskriterien von Pulmonalarte-rienveränderungen in bösartigen Lungentumoren. (Aus: Fisseler-Eckhoff et al. 1994). **A** Gefäßwandparameter, die für die Beurteilung der Pulmonalgefäßverän-derungen verwendet wurden (D, D′ = Restlumen, C, C′ = Innerer Gefäßdurchmes-ser, B, B′ = Äußerer Gefäßdurchmesser, A, A′ = Gesamtdurchmesser). **B** Lympho-zytäre Infiltration (L = Lymphozyten, T = Tumorzellen). **C** Kompression durch Tu-morzellen (T = Tumorzellen). **D** Tumoröse Infiltration (T = Tumorzellen). **E** Obli-teration des Gefäßlumens durch Narbengewebe (N = Narbengewebe). **F** Destruktion des Gefäßes durch Tumorzellen und Lymphozyten

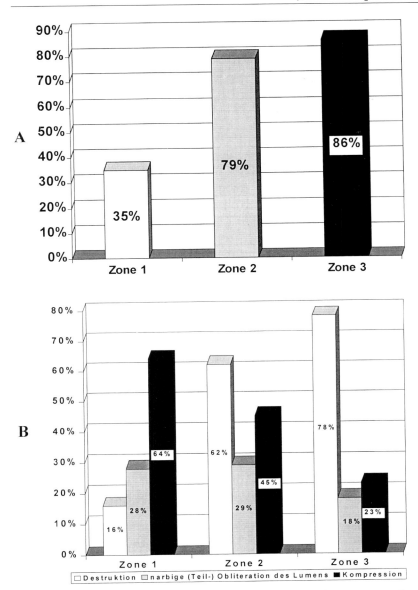

Abb. 42 A, B. Darstellungen der morphometrisch ermittelten prozentualen Häufigkeiten von Pulmonalgefäßveränderungen in Plattenepithelkarzinomen. **A** Prozentuale Häufigkeiten von Infiltrationen aller Gefäßwandschichten der Pulmonalgefäße in der Tumorperipherie (Zone 1), Intermediärzone (Zone 2) und dem Tumorzentrum (Zone 3). **B** Darstellung der prozentualen Häufigkeiten von Destruktionen, narbigen Obliterationen und Kompressionen von Pulmonalgefäßen in Abhängigkeit von der Lokalisation in den Tumorzonen

Bei manifesten Plattenepithelkarzinomen können in T1- und T2-Stadien in 80 % Gefäßinfiltrationen nachgewiesen werden (Vollmers et al. 1984). *Tumorzellinfiltrationen* sind in jeweils 96 % in Tumorzentrum und Intermediärzone zu belegen, wobei eine Infiltration aller 3 Gefäßwandschichten bei 86 % der Pulmonalgefäße im Tumorzentrum, bei 79 % in der Intermediärzone und bei 35 % in der Tumorperipherie zu belegen ist (Abb. 42A). Betrachtet man das Ausmaß der *Tumorzellinfiltration bezogen auf die einzelnen Wandschichten,* so sind bereits in frühen Entwicklungsstadien der Tumoren Infiltrationen der Adventitia im Tumorzentrum und der Intermediärzone in 96 % vorhanden. In der Tumorperipherie sind die Adventitia in 45 %, die Media in 7 % und die Intima in 8 % von Tumorzellen infiltriert. Die Untersuchungsergebnisse korrelieren gut mit den Ergebnissen von Kolin u. Koutoulakis (1988). *Gefäßwanddestruktionen* sind betont im Tumorzentrum (78 %) und in der Intermediärzone (62 %) vorhanden (Abb. 42B).

Im Vergleich zu Adenokarzinomen sind *sekundär stenosierende, obliterierende Gefäßveränderungen* nicht so stark ausgeprägt. In 18 % liegen im Tumorzentrum (Zone 3), in 29 % in der Intermediärzone (Zone 2) und in 28 % in der Tumorperipherie (Zone 1) sekundär stenosierende Pulmonalgefäßveränderungen vor (Abb. 42B). Bei Plattenepithelkarzinomen weisen im Tumorzentrum 80 %, in der Intermediärzone 66 % und in der Tumorperipherie 31 % der Pulmonalgefäße Restlumina von ca. 20 % auf. Durch entzündliche Veränderungen oder Tumorwachstum bedingte *endangitische Gefäßveränderungen* treten im Tumorzentrum in 47 %, in der Intermediärzone in 85 % und in der Tumorperipherie in 87 % auf. Eine *Elastose* kann im Tumorzentrum in 53 %, in der Intermediärzone in 49 % und in der Tumorperipherie in 32 % belegt werden.

In Übereinstimmung mit angiographischen Befunden entwickeln sich tumorassoziierte bzw. tumorbedingte Pulmonalgefäßveränderungen bevorzugt im Bereich der Subsegmentarterien und mit zunehmender peripherer Tumorlokalisation im Bereich der Prälobular-, Lobular- und Terminalarterien.

Die bevorzugt im Tumorrandbereich nachweisbaren entzündlichen Veränderungen der Pulmonalgefäßwände weisen auf immunologische Reaktionen im nicht infiltrierten Lungengewebe im Tumorrandbereich hin. Als Reststrukturen ehemaliger arterieller Blutgefäße sind im bindegewebigen Stroma gelegene konzentrisch angeordnete, verdickte elastische Fasernetze zu werten (Abb. 43A). Ähnlich Befunden bei narbig abgeheil-

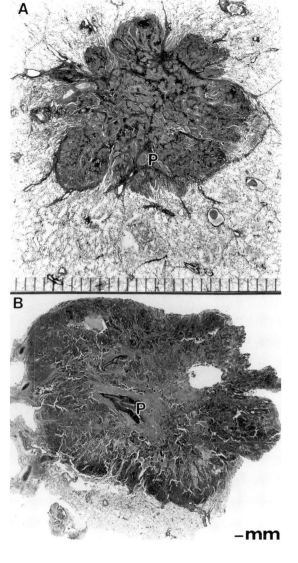

Abb. 43 A, B.
Pulmonalgefäßveränderungen in Plattenepithelkarzinomen. **A** Übersichtsmikrophotogramm eines peripher gelegenen Plattenepithelkarzinoms mit kokardenartigem Wachstumsmuster. Sowohl im Bereich des Tumorzentrums als auch in der intermediären und peripheren Wachstumszone Destruktionen, Obliterationen und Infiltrationen von Pulmonalgefäßen (→).
B Peripher gelegenes Plattenepithelkarzinom mit zentraler Tumorvernarbung. Im Tumorzentrum subtotal okkludierte größere Pulmonalgefäße mit vollständigem Lumenverschluß. In der Intermediärzone fokale Vernarbungen sowie kleinherdige Nekrosen

ten Lungeninfarkten liegen auch im Rahmen der sekundären Tumorvernarbung abschnittsweise dichte Bündel dieser wandverdickten und in ihrer Struktur weitgehend zerstörten Blutgefäße vor (Abb. 43A, B).

Aus den Untersuchungsergebnissen lassen sich bedingt Erklärungsansätze für die bisher bei nicht-kleinzelligen Karzinomen klinisch nur unbefriedigenden Therapieerfolge ableiten.

7.1.8
Angiogenese in Plattenepithelkarzinomen

7.1.8.1
Allgemeine Aspekte

Die Vaskularisation von Präneoplasien und Lungentumoren erfolgt nach angiographischen Befunden aus den Ästen der Vasa privata (Müller u. Meyer-Schwickerath 1978).

Die in fortgeschrittenen Tumorstadien nachweisbaren Gefäßkonvolute, betont im Tumorzentrum, und das Auftreten zahlreicher arterioarterieller Anastomosen können bereits als Ausdruck der Neovaskularisation gewertet werden. Die Neovaskularisation stellt im Rahmen der Tumorentwicklung und Tumorinvasion eine entscheidende Voraussetzung dar.

An bioptisch entnommenen Proben mit Befunden von Plattenepithelkarzinomen (n = 15), Adenokarzinomen (n = 12) und Befunden kleinzelliger Karzinome (n = 10) wurden immunhistochemische (factor VIII related antigen) und morphometrische Untersuchungen durchgeführt. Es wurden Anzahl der Gefäße, minimaler und maximaler Durchmesser, Flächensumme der Gefäße und prozentualer Anteil der Einzelgefäße an der Gefäßfläche bezogen auf eine Referenzfläche von 0,6 mm² im Bereich der höchsten Vaskularisation ermittelt. Ferner wurde die Expression von CD31 und VEGF analysiert. Bis zu 5 Messungen/Präparat wurden durchgeführt und Mittelwerte errechnet. Auf Signifikanz wurden die errechneten Werte mit Hilfe des Student-t-Test überprüft.

7.1.8.2
Morphometrische und immunhistochemische Befunde

Bei Frühkarzinomen vom *plattenepithelialen Typ* kann eine Neovaskularisation sowohl im Bereich der Infiltrationszone im Randbereich zu noch erhaltenen Basalmembranen als auch im Tumorstroma zwischen Tumorzellnestern nachgewiesen werden. Neben der „senkrechten" Ausrichtung der proliferierenden kapillarisierten Stromapapillen scheint es auch zu einer horizontal gerichteten Neovaskularisation im Bereich des verbreiterten, bronchialen atypischen Epithels zu kommen. So können bei allen untersuchten Fällen mit Carcinoma in situ und auch beim Frühkarzinom vom plattenepithelialen Typ zwischen den inselartig angeord-

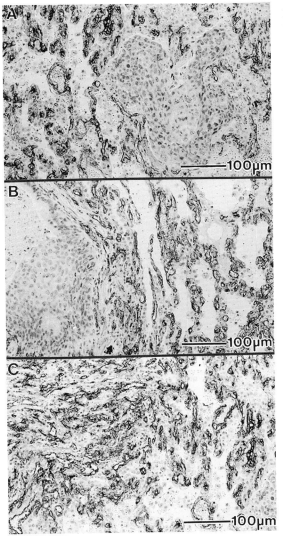

Abb. 44 A – C.
Immunhistochemische Darstellung der mit Faktor VIII markierten positiven Gefäße zur Dokumentation der Angioproliferation in Plattenepithelkarzinomen. **A** Tumorzellnest, umgeben von zahlreichen, teils ektatischen kapillären Blutgefäßen. **B** Mittelgradig differenziertes Plattenepithelkarzinom mit zahlreichen Faktor-VIII-positiven kapillären Blutgefäßen im Randbereich des Tumorzellnestes. **C** Periphere Wachstumszone eines Plattenepithelkarzinoms mit stärkergradiger Angiogenese

neten Tumorzellverbänden vermehrt Kapillarproliferationen auch ohne schnittbedingten Nachweis von Verbindungen zum umgebenden Stroma dokumentiert werden. In manifesten *Plattenepithelkarzinomen* sind zahlreiche Faktor-VIII-positive kapilläre Blutgefäße um Tumorzellnester im bindegewebigen Stroma angeordnet (Abb. 44A, B). Besonders im Bereich der peripheren Wachstumszone können in T1- und T2-Tumoren zahlreiche kapilläre Blutgefäße nachgewiesen werden (Abb. 44C). Bezogen auf eine Referenzfläche von 0,6 mm² können im Mittel bis zu 63 Gefäße ermittelt werden, die einen mittleren Gefäßdurchmesser von 7,61 × 10^{-4} mm² aufweisen.

> Vergleicht man das Ausmaß der Angiogenese in Tumorvorstadien und Plattenepithelkarzinomen, so weist das Carcinoma in situ eine dem invasiven Plattenepithelkarzinom vergleichbare Gefäßanzahl/ Fläche auf. VEGF-positive Tumorzellen wirken über die Freisetzung von VEGF auf den VEGF-Rezeptor der Endothelzellen im tumorumgebenden Stroma ein und induzieren die Angiogenese aus wirtseigenen Gefäßen.

7.1.8.3
Ultrastrukturelle Befunde zur Angiogenese in Lungentumoren: Allgemeine Aspekte

Ultrastruktur der Lungenkapillaren

Den schon im 17. Jahrhundert von Marcello Malpighi entdeckten Kapillaren kommt die Hauptfunktion beim Austausch fester, flüssiger und gasförmiger Bestandteile des Blutes im Rahmen der Vaskularisation und Neovaskularisation zwischen dem Gefäßlumen und dem umgebenden Lungenparenchym zu.

Kapillaren sind morphologisch aus Endothelzellen, der Basalmembran und den perikapillären Zellen aufgebaut. Je nach Beschaffenheit des Endothels werden nach Majno (1965) ein kontinuierlicher Typ (Typ I), ein fenestrierter Typ (Typ II) und ein diskontinuierlicher Typ (Typ III) unterschieden.

> In der Endstrombahn der Lunge liegen unter physiologischen Bedingungen und nach ultrastrukturellen Befunden Kapillaren mit geschlossenem Endothel vor (Typ I nach Majno). In Abhängigkeit von der Funktion werden Netzkapillaren mit Lichtungsweiten von 6 – 11 µm und Stromkapillaren mit Lichtungsweiten von 20 – 40 µm unterschieden.

Die *Netzkapillaren* werden je nach Bedarf durchblutet, sie liegen in den Alveolarsepten und werden auch als Arbeitskapillaren bezeichnet. Sie sind für den Gasaustausch zuständig (Duncker 1985; Staubesand 1985; Hammersen 1970; Schulz 1966). Die *Stromkapillaren* liegen an der Basis der Alveolen, sie werden ständig durchströmt. Die Gefäßwand weist keine Poren, sondern ein 0,1–0,2 µm dickes lückenloses Endothel und eine lückenlose 300–600 Ångström (Å) dicke Basalmembran auf, die an der Alveolarseite direkt mit der Basalmembran der Alveolarepithelzellen vom Typ I zu einer einzigen Basalmembran verschmelzen.

Im Bereich der Kontaktzonen zwischen Endothelzellen wurden Überlappungen und Zottenbildungen sowie Verzahnungen der Zellen beobachtet. Benachbarte Kapillarendothelien sind über „tight junctions" untereinander verbunden. Auf der inneren- und äußeren Zellmembran sind Pinozytosevesikel als Zeichen transzellulärer Transportvorgänge vorhanden. Pulmonale Kapillarendothelien weisen im Gegensatz zu Kapillarendothelien anderer Organe relativ viele aus kleinen parallelen Mikrotubuli zusammengesetzte Zellorganellen, sogenannte *Weibel-Palade-Körperchen* auf (Meyrick u. Reid 1970). Die Funktion der Weibel-Palade-Körperchen ist bis heute nicht bekannt. Es wird eine Bedeutung bei der Blutdruckregulation und eine Beziehung zum Gerinnungssystem diskutiert (Staubesand 1985).

Die Endstrombahn des *Bronchialkreislaufs* besitzt ein lückenloses Endothel ohne Fenestration. Die Höhe des Endothels variiert zwischen 0,2 und 1 µm (Murray et al. 1979). Es treten präkapilläre Arteriolen (20–25 µm), Kapillaren und postkapilläre Venolen (25–40 µm) auf. Im *funktionellen Kreislauf* gehen von den kleinen Pulmonalarterien 150–50 µm große Arteriolen ab, deren Wandungen aus spiralig angeordneter Muskulatur und breiten muskelfreien Streifen bestehen. Über muskelfreie Präkapillaren von 70–40 µm Durchmesser gehen sie in die Kapillaren über (Duncker 1985).

Endothelzellen

Entscheidend für die Angiogenese sind die Endothelien von Kapillaren sowie von Venolen. Über das Verhalten der Endothelzellen während der Angiogenese wurde bereits in Kap. 7.2.3 ausführlich berichtet.

Bevor ein funktionstüchtiger Kreislauf zustande kommen kann, müssen die neugebildeten Kapillaren sowohl untereinander als auch mit der schon vorhandenen Strombahn anastomosieren. Frühe Stadien der Gefäßinitiierung kommen ohne Proliferation von Endothelzellen aus (Burri 1992). Anhaltendes Wachstum der Gefäße setzt eine fortlaufende Vermehrung und Wanderung der Endothelien voraus, deren Vordringen sich überwiegend entlang der Strecken des geringsten Widerstands vollzieht (Staubesand 1985). Dieser aktive Prozeß kann in Tumoren in Schüben verlaufen, wobei Wachstumsgeschwindigkeiten für die Kapillarspitzen in vitro von 300 μm täglich gemessen wurden (Folkman 1985).

Bis zum endgültigen Reifungs- und Differenzierungsgrad durchlaufen die Gefäße noch eine Phase der Maturation, in der durch aktivierte Endothelzellen und Perizyten eine neue kontinuierliche Basalmembran zur Verstärkung und Abdichtung der bis dahin noch relativ undichten Gefäßwand ausgebildet wird (Cohen et al. 1980). Perizyten wird eine regulative Funktion hinsichtlich der Endothelzellproliferation, der Permeabilität der Basalmembran und eine Beteiligung an der Regelung der Kontraktilität der Gefäße aufgrund ihres Gehalts an kontraktilen Elementen (Aktin- und Myosinfibrillen) zugesprochen (Sims 1986; Folkman 1995). Ferner wird ihnen eine Bedeutung für die Produktion extrazellulärer Matrixkomponenten wie Thrombospondin, Fibronektin, Laminin, Typ-I-, -III-, -IV-Kollagen und die Beteiligung an der Bildung der neuen Basalmembranen zugeschrieben (Schor u. Schor 1983; Canfield et al. 1986; Sims 1986).

7.1.8.4
Sprouting und Transforming

Bei der Entwicklung möglicher Vorstufen benigner und maligner Tumoren unterscheidet man wie bereits ausgeführt:

- ein „avaskuläres Stadium" und
- ein „vaskuläres Stadium", in das der Tumor in aller Regel dann übergeht, wenn seine Potenz hinsichtlich infiltrativem Wachstums und Metastasierung zunehmend größer wird. Entsprechend dieser Entwicklung werden vom wachsenden Tumor spezifische Botenstoffe (angiogenetische Faktoren) sezerniert, die die Neoangiogenese, ausgehend von wirtseigenen Nachbargefäßen, einleiten. Dieser Vorgang wird als „Sprouting" bezeichnet.

Der These des *Sprouting* zur Entstehungsweise und Abstammung der neugebildeten Gefäße bei der Entstehung bösartiger Tumoren, u. a. der Lungen, steht die These des *Transforming* gegenüber (Warren 1979): Anhand der Morphologie des Strombettes maligner Neoplasien geht man davon aus, daß der Tumor seine Gefäßversorgung aufgrund seiner hohen zellulären Differenzierungsflexibilität selbst ausbildet, sich die neugebildeten Gefäße also aus tumoreigenen Zellen rekrutieren. Als Hinweis werden interzelluläre Spaltenbildungen und Abflachungen der Tumorzellen zur Formierung einer neuen „Gefäßwand", sowie intrazelluläre Lumenbildungen von Tumorzellen angesehen. Ferner werden mesenchymassoziierte Angioblasten als Vorläuferzellen für Endothelzellen diskutiert (Höpfel-Kreiner 1980).

Bis jetzt ist wenig über Charakteristika und Morphologie der Mikrozirkulation und ihrer Beziehung zum Tumorstroma bekannt (Konerding et al. 1991).

Es wurden *transelektronenmikroskopische Untersuchungen* zu Fragen des Transforming unter besonderer Berücksichtigung des Ausbaus und morphologischer Veränderungen der Gefäße der terminalen Lungenstrombahn in bioptisch entnommenen Proben von Plattenepithelkarzinomen (n = 79), Adeno- (n = 21) und kleinzelligen Karzinomen (n = 33) durchgeführt (Schmitz et al. 1995).

7.1.8.5
Ultrastrukturelle Befunde zur Angiogenese in Plattenepithelkarzinomen

In *Plattenepithelkarzinomen* können im Mittel bis 20,1 µm weitlumige Kapillaren und postkapiläre Venolen nachgewiesen werden. Die Gefäße sind bevorzugt in tumorperipheren Zonen in die die Tumorepithelien umgebenden bindegewebigen Stromasepten eingelassen (Abb. 45A). Die Tumorzellen sind immer durch eine Basalmembran und ein lockeres Bindegewebe von den Gefäßen abgegrenzt (Abb. 46). Bezogen auf den Gefäßaufbau und Durchmesser können nur wenige Arteriolen und arteriolenähnliche Gefäße, die eine entwickelte Media mit Muskelzellen besitzen, nachgewiesen werden.

Es scheint ein Mißverhältnis zwischen arteriolärem und venösem Schenkel zu bestehen. In Übereinstimmung mit angiographischen Befunden (s. Kap. 8), in denen besonders dilatierte und geschlängelte Kapillaren demonstriert werden konnten, dominieren ultrastrukturell besonders großvolumige Gefäße (Abb. 45D). Vergleichbar den Untersuchungsergebnissen zur Vaskularisation in Gliomen (Cervos-Navarro u. Iglesias-Rozas 1986) vergrößert sich mit dem Wachstum des Tumors und der Proliferation kleiner Kapillaren und Venolen die tumorale Mikrozirkulation. Dadurch bilden sich Areale, deren Perfusionsdruck durch Kontraktion der Arteriolen aufrechterhalten werden kann, woraus

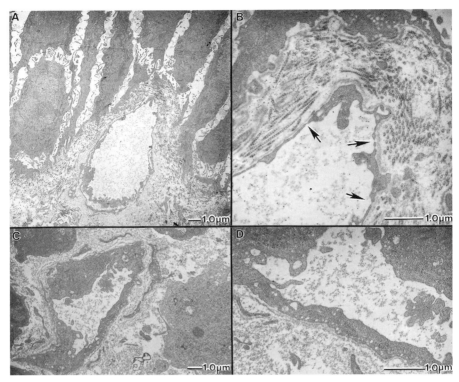

Abb. 45 A – D. Elektronenmikroskopische Darstellung von Kapillaren mit Porenendothel (Typ II) in niedrig differenzierten Plattenepithelkarzinomen. (Aus: Knecht
1996). **A** Ausschnitt eines Plattenepithelkarzinoms mit Darstellung der Tumor-
Stroma-Grenzzone. Scharfe Abgrenzung der Tumorzellen durch eine deutlich konturierte Basalmembran vom angrenzenden Stroma. Im Stroma Querschnitt durch
Kapillaren am Rand eines Tumorzellnestes. Teilweise Umschließung der Gefäße
durch Tumorzellen. Im unteren Bereich der Gefäßwände luminale und basale Vesikelbildung. **B** In der Ausschnittvergrößerung niedriges, stellenweise nur 100 nm
dickes Endothel mit zahlreichen Poren (→), einigen luminalen Protrusionen und
durchgehender Gefäßbasalmembran, Kapillaren mit durchgehend lückenlosem
Endothel (Typ I) in einem niedrig differenzierten Plattenepithelkarzinom eines
75jährigen männlichen Patienten. **C** Querschnitt einer Kapillare mit lückenloser En-
dothelauskleidung. Endotheldicke über 500 nm, vereinzelte Vesikelbildung und
luminale Protrusionen. Durchgängig schmale Basalmembran. In der rechten Bild-
hälfte Tumorzellanschnitte. **D** Ausschnittsvergrößerung mit deutlich erkennbaren
Mikropinozytosevesikeln in den basalen Endothelabschnitten mit darunter liegen-
der Basalmembran

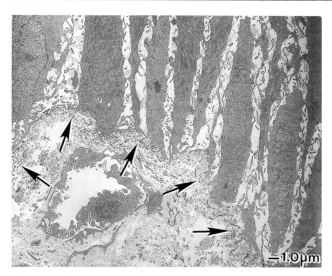

Abb. 46. Elektronenmikroskopische Darstellung von Stromareaktion und Angiogenese in Plattenepithelkarzinomen: Abgrenzung von Tumorzellen und Bindegewebe durch eine Basalmembran. Im Bereich der Tumorzellen Ausbildung basalständiger, kleiner Protrusionen bei intakter, nicht durchbrochener Membran. Direkt unterhalb der perivaskulären Matrixzone im Vergleich zum restlichen Bindegewebe leichte Kollagenfaserverdichtung (→)

ein erhöhter Gewebedruck resultiert. Als Folge der Störung der Mikrozirkulation und des erhöhten Gewebedruckes kommt es bei fehlender bzw. verlangsamter Neubildung von Lymphgefäßen zur Ausbildung besonders großvolumiger Gefäße. Diese umspannen dreidimensional wie ein Netz die Tumorzellverbände. Über die peripherer gelegenen Arteriolen kann die Blutversorgung zum Tumorzentrum hin erfolgen.

In Plattenepithelkarzinomen waren Gefäße mit Fenestrationen bzw. Kapillaren mit Porenendothel (Typ II nach Majno) nachweisbar, die betont in der Tumorperipherie angeordnet waren (Abb. 45B). In Bereichen mit starker Entzündungsreaktion sind regressive Gefäßveränderungen mit Zellkernveränderungen, Azidophilie, Homogenisierung des Zytoplasmas und Lückenbildung in den Gefäßwandauskleidungen nachweisbar.

Endothelien mit Porenendothel werden physiologischerweise in Gefäßen im Bindegewebsstroma um exokrine Drüsen, der Nieren, der Synovia und der Darmschleimhaut sowie bei Entzündungsreaktionen im Gewebe beobachtet (Grieshaber u. Vogel 1968). In Tumoren werden Kapillaren mit Porenendothelien bisher in Gliomen (Cervos-Navarro u. Iglesias-Rozas 1986), in Colontumoren (Skinner et al. 1990) und in Melanomen beschrieben (Folberg 1992).

> Endothel mit Poren wurde physiologischerweise auch im Bereich der Gefäße um Bronchialwanddrüsen der Bronchien nachgewiesen. In Lungentumoren stammen die kapillären Blutgefäße überwiegend aus dem nutritiven Kreislauf. Die Kapillaren des Pulmonalkreislaufs weisen demgegenüber ein durchgehendes Endothel und kontinuierliche Basalmembranen auf (Blümcke 1983). Die Gefäße in Plattenepithelkarzinomen enthalten vergleichsweise dünne Basalmembranen (Abb. 45C, D).

Fehlende, dünne bzw. mangelhaft ausgebildete Basalmembranen werden als typische Befunde in neugebildeten Kapillaren beschrieben (Majno 1965). So werden in gefäßbildenden Tumoren wie Hämangioperizytomen und hämangioendothelialen Sarkomen diskontinuierliche Basalmembranen beobachtet (Steiner u. Dorfman 1992). Aus den Befunden mangelhaft ausgebildeter Basalmembranen in Plattenepithelkarzinomen der Lunge läßt sich eine *erhöhte Endothelpermeabilität* und damit ein *besserer transendothelialer Transport* als Voraussetzung für eine suffiziente Nutrition bei diesem histologischen Tumortyp ableiten.

7.1.9
Stromareaktionen in Plattenepithelkarzinomen: Zusammenfassung

- Frühe Entwicklungsphasen von Plattenepithelkarzinomen werden nur von einer geringen Stromareaktion (Phase I) begleitet. Die Tumorzellen breiten sich entlang *präexistenter Basalmembranen* der Bronchialwand (Frühkarzinom) und der Alveolen aus (pulmonale Plattenepithelkarzinome). Mit der Tumorzellinfiltration kommt es zu einer Destruktion präexistenter Basalmembranen mit Nachweis von Basalmembranfragmenten.
- Im Rahmen der Tumorpropagation mit assoziierter stärkergradiger Stromareaktion ist eine vermehrte *Basalmembranneosynthese* nachweisbar, die sowohl durch die Zellen hochdifferenzierter Plattenepithelkarzinome als auch über eine gesteigerte Mesenchymzellaktivierung in der Phase II der Stromareaktion induziert wird.

- Eine verstärkte Basalmembranneosynthese in hochdifferenzierten Plattenepithelkarzinomen soll mit einer besseren Prognose korreliert sein.
- In T1-Tumoren sind in der Phase I der Stromareaktion im Tumorzentrum betont Typ-I-Kollagenfasern neben elastischen Faserstrukturen als Reste des ehemaligen Lungengewebes nachweisbar. In der Tumorperipherie dominiert eine Typ-III-Kollagenneosynthese durch mesenchymal fibroblastäre Zellen.
- Eine Abnahme des zellassoziierten *Fibronektins* ist bei gleichzeitiger Zunahme des Stromafibronektins im *Bereich der Infiltrationszone* nachweisbar. Die Fibronektinexpression wird einerseits von den Tumorzellen über die Expression von Zytokinen und dadurch bedingtem Einfluß auf die Stromaentwicklung gesteuert. Andererseits ist die Fibronektinexpression vom Grad der entzündlichen Begleitreaktion abhängig.
- Die Zunahme des Stromafibronektins führt zu einer gesteigerten chemotaktischen Wirkung auf Fibroblasten, wodurch eine gesteigerte *Kollagenfasersynthese* und Anreicherung im Stroma erreicht wird.
- *Inflammatorische Reaktionen* liegen gelegentlich in Form von lymphfollikelartigen entzündlichen Infiltraten vor. Makrophagen sind betont im Bereich der Invasionsfront vorhanden.
- In T1-Stadien dominieren komedoartige *Nekrosen*. Ausgedehnte Nekrosen bis hin zur Ausbildung von Kavernen sind mit zunehmender Tumorgröße (T2–T4) vorhanden.
- Pulmonalgefäßveränderungen sind in der Phase III der Stromareaktion nachweisbar, wobei in absteigender prozentualer Häufigkeit tumoröse Infiltrationen der Gefäßwand, Destruktionen, Kompressionen, Obliterationen und entzündliche Infiltrationen vorliegen.
- Tumorzellassoziiert ist eine *Neovaskularisation* sowohl im Tumorzentrum, betont aber in der Tumorperipherie mit im Mittel bis 63 Gefäßen/0,6 mm² Fläche nachweisbar. Immunhistochemisch kann eine gesteigerte VEGF-Expression sowohl in Tumorzellen als auch in Stromazellen belegt werden. Ultrastrukturell dominieren weitlumige Kapillaren und postkapilläre Venolen, deren Gefäßwände dünne Basalmembranen mit Fenestration bzw. Kapillaren mit Porenendothel (Typ 2 nach Majno) aufweisen. Die Befunde weisen auf eine erhöhte Endothelpermeabilität und damit einen besseren transendothelialen Transport als Voraussetzung für die Nutrition von Plattenepithelkarzinomen hin.

7.2
Adenokarzinome

7.2.1
Allgemeine Aspekte

Die Angaben im Schrifttum zur Häufigkeit dieses Tumortyps schwanken in den letzten Jahren erheblich. Entsprechend den Beobachtungen in den USA werden auch in unserem Untersuchungsgut zunehmend Adenokarzinome der Lunge diagnostiziert, wobei die Häufigkeitsangaben vom Untersuchungsgut abhängig sind (Larsson u. Zettergren 1976; Jahn et al. 1990). Mit 23 % im Biopsiegut und 40 % im Operationsgut liegen sie hinter den Plattenepithelkarzinomen an 3. bzw. an 2. Stelle (Müller u. Theile 1994a, b).

Adenokarzinome sind bevorzugt in der *Lungenperipherie* als zunächst grau-weiße *Rundherde* (Abb. 47A, B) lokalisiert (Clayton 1988). Eine Beziehung zu größeren Bronchien ist meist erst bei sekundärer Infiltration nachweisbar. Die angrenzende Pleura ist häufig fibrös verdickt (Abb. 47B). Adenokarzinome können auch *zentral* oder *endobronchial* – ausgehend vom Epithel der Bronchialschleimhaut, insbesondere der Bronchien 6. bis 10. Ordnung, der bronchiolären und bronchioloalveolären Region – lokalisiert sein (Kodama et al. 1984; Dämmrich et al. 1990, 1991; Mc Elvaney et al. 1989; Mc Loud et al. 1992; Müller et al. 1993).

7.2.2
Pathologisch anatomische Charakteristika

7.2.2.1
Makroskopische Befunde

Makroskopisch imponieren sie zum Zeitpunkt der Diagnosestellung als grau-weiße, z. T. lobulierte Tumoren (Abb. 47C), in fortgeschrittenen Stadien (T2 bis T4) oft mit zentraler Vernarbung und Inkrustation von anthrakotischem Pigment (Abb. 47D), so daß der Verdacht auf das Vorliegen eines sog. silikotischen Narbenkarzinoms entstehen kann. Im Rahmen des fortschreitenden infiltrierenden Tumorwachstums und sekundärer Tumorregressionsphänomene können verschiedene Entwicklungsphasen und Ausprägungen der Staubablagerungen in Lungentumoren nachgewiesen werden. Die Einbeziehung von staubbelade-

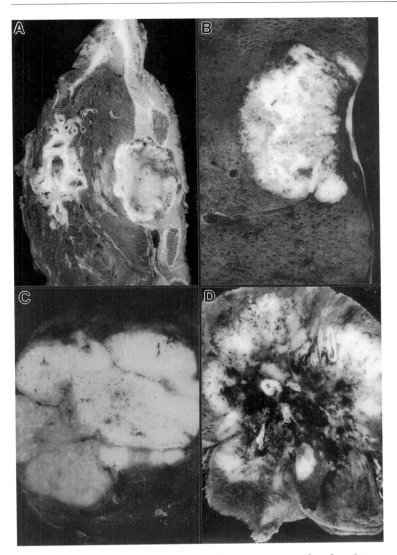

Abb. 47 A–D. Makroskopische Aspekte peripherer Adenokarzinome nahezu gleicher Tumorgröße. Unterschiedlich ausgeprägte Staubinkorporation bei fortschreitendem Tumorwachstum als Hinweis auf phasenweise Tumorentwicklung und Tu-
moralter. **A** Subpleural gelegenes Adenokarzinom mit Infiltration der Pleura parie-
talis und pulmonalis sowie der Weichteile der Thoraxwand, ausgeprägte Pleura-
karzinose. **B** Subpleural entwickeltes Adenokarzinom mit Pleurafibrose und
Pleuraeinziehung. **C** Peripheres Adenokarzinom ohne makroskopischen Nachweis
von zentralen Tumorvernarbungen und **D** mit zentraler Tumornarbe und Einschluß
von schwarzem Mischstaubpigment

nem Lungengewebe ist allgemein mit dem infiltrierenden Wachstum verbunden, daher kann man dieses Phänomen der Inkorporation von Kohlenstaub nicht nur bei primären Lungentumoren, sondern auch bei Metastasen beobachten. Bei gutartigen Tumoren mit rein expansivem Wachstum wird das angrenzende Lungengewebe nicht mit in den Tumor inkorporiert, so daß bei gutartigen Tumoren wie z. B. den Hamartochondromen Staubablagerungen nicht nachweisbar sind.

7.2.2.2
Mikroskopische Befunde

Die WHO-Klassifikation unterscheidet folgende Subtypen:

- *azinäre Adenokarzinome* mit drüsigen atypischen Strukturen (Abb. 48A),
- *papilläre Karzinome* mit zottenartig papillär in das Lumen der Alveolen drängendem bzw. intraalveolärem Wachstum (Abb. 48B),
- *solide schleimbildende* Adenokarzinome, die in soliden Zellsträngen wachsen (Abb. 48C),
- *bronchioloalveoläre Karzinome (BAL-Karzinome),* die ihren Ausgangspunkt vom Epithel der bronchiolären Endstrecke, Clara-Zellen oder Typ-II-Pneumozyten des Alveolarepithels nehmen (Hermanek u. Gall 1979; Hirsch et al. 1983; Müller 1983; Betz et al. 1995; Daly et al. 1991; Greco et al. 1986; Papadopoulos et al. 1993) (Abb. 49A–F).

Bronchioloalveoläre Karzinome wachsen sehr langsam, machen ca. 1–5 % aller Lungenkarzinome aus. Gegenüber einer zytostatischen Kombinationsbehandlung und Strahlentherapie sind die Tumoren resistent. Sie treten bevorzugt im 6. Dezenium auf, Männer und Frauen sind im Unterschied zu den anderen Tumortypen gleich häufig betroffen, meist sind die Erkrankten Nichtraucher.

Die Häufigkeit der verschiedenen Subtypen der Adenokarzinome variiert in Abhängigkeit vom Untersuchungsgut (Biopsie/Operationsresektate). Von Sørensen et al. (1988) sind azinäre in 50 bzw. 57 %, bronchioloalveoläre in 5 bzw. 18 %, solide in 12 bzw. 14 % und papilläre Differenzierungen in 9 bzw. 12 % nachgewiesen worden.

Fazit für die Praxis
Die histomorphologische Diagnose des bronchioloalveolären Karzinoms aus dem Biopsiematerial hat zu berücksichtigen, daß pulmo-

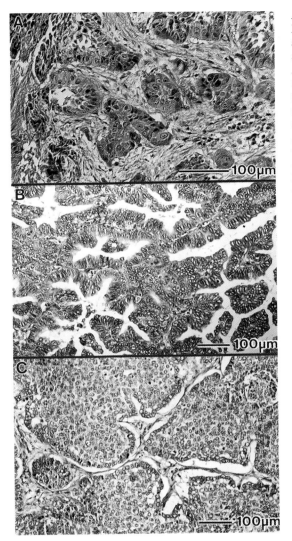

Abb. 48 A – C.
Mikrophotogramme unterschiedlicher Wachstumsmuster von Adenokarzinomen.
A Azinäres Adenokarzinom mit drüsigen atypischen Strukturen mit mäßiggradig entwickeltem faserreichen Stroma. **B** Papillär wachsendes Adenokarzinom mit intraalveolärer Tumorpropagation. **C** Solide wachsendes Adenokarzinom mit spärlich entwickeltem Stroma im Randbereich der Epithelnester

nale Metastasen primärer pulmonaler Adenokarzinome ähnliche alveoläre Wachstumsmuster aufweisen können. Eine differentialdiagnostische Abgrenzung muß u. a. gegenüber Metastasen papillärer Schilddrüsenkarzinome, Uteruskarzinome, Kolonkarzinome sowie in fibrosierten Lungen gegenüber bronchioloalveolären Adenomen, bronchioloalveolären Tumorlets und muzinösen Zystadenokarzinomen erfolgen.

Zelluläre Charakteristika

Die Zellen der Adenokarzinome weisen ohne weitere Subtypisierung einen mittleren Zelldurchmesser von 13,5 +/ 2,3 μm und einen mittleren Kerndurchmesser von 8,5 +/ 1,3 μm auf (Müller et al. 1986).

Die Zellen sind polygonal, kubisch bis zylindrisch, mit bläschenförmigen Kernen, prominenten Nucleoli und relativ feinem Chromatin, das an der Kernmembran verklumpen kann. Die Kerngröße variiert in Abhängigkeit vom Subtyp und von der Differenzierung. Die Kern-Zytoplasma-Relation ist relativ groß. Die Zellen sind bei hohem Differenzierungsgrad unimorpher als die von Plattenepithelkarzinomen. Sie neigen dazu, dreidimensionale Zellcluster mit sich überlappenden Zellen und gemeinsamen Zellgrenzen zu bilden. Zytoplasmatische Vakuolisierungen reflektieren die intrazelluläre Schleimbildung. Die Schleimbildung kann von intrazellulär in einzelnen Zellen bis hin zur Ausbildung von Schleimseen variieren. In Assoziation zu ausgedehnten Schleimproduktionen können riesenzellige Reaktionen beobachtet werden.

Mit zunehmendem Grad der Entdifferenzierung nimmt die Kern-Zytoplasma-Relation zu, das Zytoplasma wird eosinophiler; 5 % der Adenokarzinome lassen sich als hochdifferenziert, 70 % als mittelgradig und 25 % als niedrig differenziert klassifizieren (Mackay et al. 1991); im Regelfall sind auch in den fast immer heterogenen Adenokarzinomen verschiedene Differenzierungsgrade kombiniert vorhanden. In ca. 50 % finden sich neben adenoiden Epithelverbänden auch plattenepitheliale Zellbezirke, in über 50 % sind entdifferenzierte polymorphe Strukturen und Riesenzellen sowie gelegentlich Psammomkörperchen nachweisbar. Eine klarzellige Differenzierung kann in 27 % der Adenokarzinome nachgewiesen werden. Adenokarzinome mit Clara-Zelldifferenzierung weisen ein eosinophiles Zytoplasma der Zellen mit knopfartiger Protrusion an der apikalen Oberfläche auf (Abb. 49A, C). In der PAS-Färbung werden diastaseresistente granuläre Anfärbungen, korrespondierend zu Clara-Zellgranula gefunden (Ogata u. Endo 1984; Dämmrich 1990). Eine Typ-II-Pneumozytenzelldifferenzierung kann durch den Nachweis intranukleärer PAS-positiver eosinophiler Einschlußkörperchen und positiver Zytoplasmaanfärbungen in der Sudan-Färbung belegt werden (Bolen u. Thorning 1982).

Immunhistochemische Untersuchungen bezüglich der Expression von CEA-assoziierten Tumorstrukturen haben keine zuverlässige Unterscheidung azinärer, papillärer und bronchioloalveolärer Adenokarzinome durch ein fest umrissenes Expressionsmuster ergeben. Die Erwartung einer relativ hohen Heterogenität im Sinne einer inkonstanten, qua-

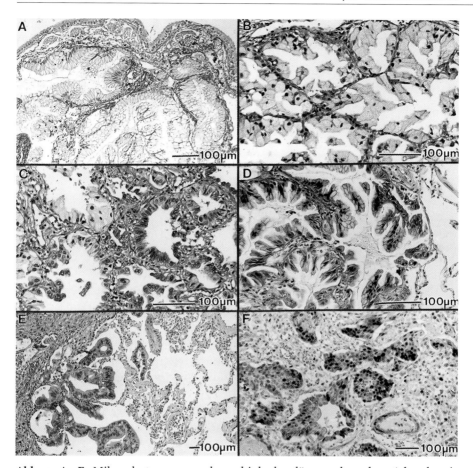

Abb. 49 A – F. Mikrophotogramme bronchioloalveolär wachsender Adenokarzinome. **A** Transbronchiale Lungenbiopsie mit Resten der Bronchialschleimhaut. Im angrenzenden Lungengewebe wachsendes hochdifferenziertes schleimbildendes bronchioloalveoläres Karzinom. Die Tumorzellen breiten sich auf nicht verbreiterten Alveolarsepten aus. **B** Nicht schleimbildender Typ des bronchioloalveolären Karzinoms mit blassen kubischen Zellen, großen hyperchromatischen Zellkernen vergleichbar den Clara-Zellen. Die neoplastischen Zellen breiten sich entlang der Alveolarsepten aus. **C** Heteromorphes bronchioloalveoläres Karzinom mit hellzelligen und niedriger differenzierten adenoiden Strukturen. **D** Schleimbildendes bronchioloalveoläres Karzinom mit papillären Epithelprotrusionen. Im Randbereich alveoläres Lungengewebe mit zarten Alveolarsepten. **C** Frühe Entwicklungsphase eines bronchioalveolären Karzinoms mit Ausbreitung der Tumorzellen entlang der originären bronchioloalveolären Stromastrukturen. **F** Tumorlets vom bronchioloalveolären Typ mit erheblich gesteigerter proliferativer Aktivität bei sog. Zytostatikapneumopathie. Immunhistochemische Darstellung MiBl (Ki67) positiv markierter Zellen. (Aus: Theile u. Müller 1996)

Tabelle 5. Zusammenstellung der mit immunhistochemischen Verfahren faßbaren variablen Profile exprimierter Antigene bei Adenokarzinomen nach Schrifttumsangaben 1984–1995

Proteine	positive Reaktion [%]	Autor
Zytokeratine	100	Blobel et al. 1984; Brudermann et al. 1990
Epitheliales Membranantigen (EMA)	100	Said, 1990
Neuronspezifische Enolase (NSE)	50	Linnoila et al. 1988
Leu-M 1	30	Linnoila et al. 1992
Chromogranin	20	Visscher et al. 1990
Synaptophysin	20	Visscher et al. 1990
Vimentin	25	Kawai et al. 1988
Surfactantapolipoprotein	30–50	Linnoila et al. 1992
Clarazellprotein	40	Linnoial et al 1992; Betz et al. 1995

litativ und quantitativ unterschiedlichen Antigenexpression der Tumorzellen hat sich bestätigt (Lit. s. Brockmann 1985; Brockmann et al. 1987; Kawai et al. 1988; Müller u. Herberg 1991). Die in Adenokarzinomen exprimierten Antigene sind der Tabelle 5 zu entnehmen.

Elektronenmikroskopisch sind in den epithelialen Tumorzellen mukosekretorische Granula und Sekretvakuolen sowie ein gut entwickeltes rauhes endoplasmatisches Retikulum nachweisbar.

Rasterelektronenmikroskopisch können wechselnd zahlreiche Mikrovilli der Zytoplasmamembranen belegt werden. Die Tumorzellen zeigen zytologische Charakteristika, die mehr oder weniger den schleimbildenden Becherzellen der Bronchialschleimhaut, den Clara-Zellen der bronchioloalveolären Endstrecke oder den Typ-II-Pneumozyten entsprechen (Lit. s. Dämmrich 1990; Betz et al. 1995).

Fazit für die Praxis
Adenokarzinome im peripheren Bronchialsystem und den Alveolen leiten sich v. a. aus metaplastischen muzinbildenden Zellen, Clara-Zellen und Typ-II-Pneumozyten her. Charakteristisch sind relativ langsames Tumorwachstum bei einer mittleren Tumorverdopplungszeit von 183 Tagen.

7.2.3
Stromareaktionen

In Abhängigkeit vom Zeitpunkt der Diagnosestellung lassen sich bezüglich der Stromareaktionen in Adenokarzinomen im wesentlichen 3 *Phasen* abgrenzen.

Frühe Entwicklungsphasen von Adenokarzinomen sind meist nur als Zufallsbefunde in transbronchialen Lungenbiopsien (Abb. 49E, F) zu diagnostizieren.

In Abhängigkeit von der Tumorgröße kann eine *frühe Stromareaktion* in der *Tumormanifestationsphase (Phase I)* von einer stärkergradigen Stromareaktion in späteren Tumorentwicklungsstadien (*Tumorprogressionsphase = Phase II*) unterschieden werden. Die Phase III der Stromareaktion ist durch regressive tumorinduzierte Veränderungen (*Regressionsphase = Phase III*) charakterisiert.

7.2.3.1
Stromareaktionen in der Phase I

Die Zellen der *azinären* und *papillären* Karzinome breiten sich in frühen Entwicklungsphasen intraalveolär entlang der präexistenten Alveolarsepten und entlang der präexistenten alveolären und bronchialen Basalmembranen aus; z. T. schieben sich die papillären Tumorzellformationen knospenartig in das Alveolarlumen vor (Abb. 50A). Eine nennenswerte bindegewebige Verbreiterung der interstitiellen Septen ist in diesen frühen Entwicklungsphasen meist noch nicht nachweisbar.

Solide schleimbildende Adenokarzinome füllen die Alveolarräume meist vollständig aus (Abb. 50C). Zwischen den Tumorzellnestern sind zarte kollagenfaserige Bindegewebesepten abgrenzbar. Im Randbereich der Tumorzellnester sind die präexistenten Alveolarwandungen zunächst noch gut erkennbar. Die präexistenten alveolären Kapillaren sind meist ektatisch und hyperämisch im Tumorrandbereich vorhanden. Die Epithelverbände sind häufig gefäßassoziiert angeordnet (Abb. 50B).

Bronchioloalveoläre Karzinome breiten sich entlang der Alveolarsepten aus. Diagnostisch wertvoll in der Beurteilung kleiner transbronchialer Biopsien ist die scharfe Begrenzung der Tumorzellen entlang der Alveolarsepten mit abruptem Abbruch, die Zellisomorphie und das Fehlen von Kinozilien. Papilläre Protrusionen können vorkommen (Abb. 49E, F).

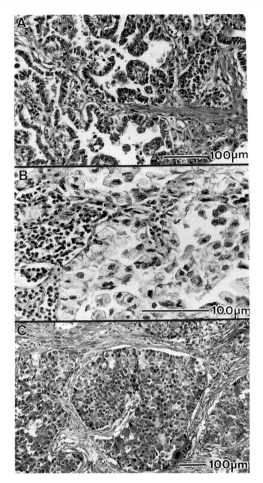

Abb. 50 A – C.
Stromareaktionen in *frühen* Entwicklungsphasen von Adenokarzinomen. **A** Papillär wachsendes
Adenokarzinom mit Ausbreitung
der Tumorzellen entlang präexistenter nur gering fibrös verdickter
Alveolarsepten. **B** Schleimbildendes
Adenokarzinom mit diskreter entzündlicher Reaktion zwischen den
Epithelnestern. **C** Intraalveoläre
Tumorpropagation eines solide
wachsenden Adenokarzinoms. Zarte
kollagenfaserige Bindegewebesepten
um Tumorzellnester

Röntgenologisch sind beim bronchioloalveolären Karzinom unterschiedliche Lungenbefunde in Form solitärer Herde mit einem
Durchmesser von 3 – 4 cm (43 %), multipler kleiner Herde oder dif-
fuser pneumonischer Infiltrate (27 %) nachweisbar. Differentialdiagnostisch müssen Erkrankungen wie Pneumonie, Sarkoidose, Alveo-
larproteinose, Tuberkulose und Metastasierungen ausgeschlossen
werden. Nicht selten kommt es dabei zu einer primären Fehldeutung
der radiologischen Befunde bis die Diagnose histologisch gesichert
wird.

7.2.3.2
Basalmembrankomponenten in der Phase I

Immunhistochemisch zeigen die intakten Wandungen der vorbestehenden Alveolen eine positive Laminin- und Typ-IV-Kollagenreaktion (Abb. 51C); z. T. sind lichtmikroskopisch in soliden Adenokarzinomen basalmembranähnliche Strukturen in enger Nachbarschaft zu den Tumorzellen und um Tumorzellnester angeordnet (s. Abb. 48C).

7.2.3.3
Stromareaktionen in der Phase II

Das zunehmende Tumorwachstum führt bei *soliden* und *azinär wachsenden* pulmonalen Karzinomen zu einer Destruktion des originären alveolären bindegewebigen Grundgerüsts mit Aufsplitterung und Fragmentierung der präexistenten elastischen Faserstrukturen. Die Tumorzellnester sind z. T. durch zarte Bindegewebesepten gegeneinander abgegrenzt (Abb. 50C).

Im *Tumorzentrum* ist immunhistochemisch die Destruktion des originären alveolären bindegewebigen Grundgerüsts mit Aufsplitterung und Fragmentierung der Typ-I- und -III-Kollagenfasern nachweisbar. *Neben dieser Matrixdestruktion* findet man *im Tumorzentrum* in frühen Stadien (T1-Tumoren) der Fibroseentwicklung eine gesteigerte *Kollagenfasersynthese und Proliferation* (Abb. 51A), die in Abhängigkeit von der Ausprägung der *Bindegewebevermehrung in 3 Grade* differenziert werden kann:

Während in frühen Entwicklungsphasen eine nur minimale zentrale Fibrose mit betont interstitieller Anordnung nachweisbar ist (*Grad I*) (Abb. 50C), kommt es über eine gesteigerte Myofibroblastenaktivität zu einer Zunahme von Typ-III-Kollagenfasern mit daraus resultierender mittelgradiger zentraler Fibrose (*Grad II*) in der Phase II der Stromareaktion. Zwischen den Fibrosierungszonen sind noch solide und azinäre Tumorzellverbände meist in ungeordneter Form vorhanden. In fortgeschrittenen Tumorstadien (T1- und T2-Tumoren) ist im Tumorzentrum eine feinfaserige, locker strukturierte Narbe mit relativer Zunahme von Typ-I-Kollagenfasern (*Grad III*) (Abb. 51A) nachweisbar, bei weiterer Tumorpropagation kommt es zur Ausbildung einer hyalinsschwieligen Narbenzone (T3 bis T4) (Abb. 52E, F). Derartig ausgedehnte zentrale Narben können aber auch bereits bei 1,5 cm großen Tumoren vorliegen und sind im wesentlichen als Folge einer gesteigerten mesenchymal fibroblastären

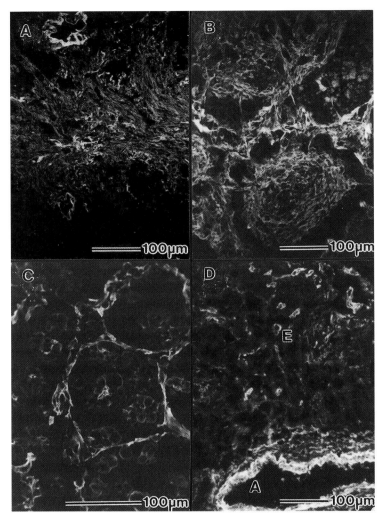

Abb. 51 A – D. Fluoreszenzmikroskopische Darstellung variabler Stromamuster in Adenokarzinomen (n = 15). **A** Zentrale aus Typ-I-Kollagenfasern aufgebaute Tumornarbe in einem Adenokarzinom. **B** Typ-III-Kollagenbindegewebeproliferate im Bereich der Intermediärzone eines Adenokarzinoms. **C** Laminin-positive Basalmembranstrukturen mit z. T. alveolärer Anordnung. **D** Faktor-VIII-positive kapillarähnliche Endothelknospen (E) in der Umgebung der Tumorzellen; positive Reaktion in der Intima einer Pulmonalarterie (A)

interstitiellen Zellproliferation mit daraus resultierender gesteigerter Matrixsynthese zu werten.

In der *Intermediärzone* dominieren in der Phase II der Stromareaktion entzündliche Infiltrate und kleinherdige Nekrosen neben vitalen Tumorzellen, die von Typ-III-Kollagenfaserproliferaten umgeben werden (Abb. 51B). Die Typ-III-Kollagenbindegewebeproliferationen sind mit einer gesteigerten Myofibroblastenproliferation assoziiert. Diese wird über das Entzündungsinfiltrat, insbesondere Makrophagen, stimuliert.

In der *peripheren Wachstumszone* findet man meist noch eine erhaltene alveoläre Grundstruktur mit bindegewebiger Verbreiterung des ehemaligen alveolären Interstitiums. In diesen Arealen sind ebenfalls vermehrt Myofibroblasten nachweisbar, die zu einer vermehrten Synthese von Typ-III-Kollagenfasern führen.

Bei *bronchioloalveolären Karzinomen* werden basierend auf histologischen und zytologischen Charakteristika schleimbildende (Abb. 49A), nicht-schleimbildende (Abb. 49B, D) und sklerosierende Karzinome unterschieden. Die Tumorzellen der bronchioloalveolären Karzinome breiten sich entlang der intakten Wandungen der vorbestehenden Alveolen aus (Abb. 49C). Immunhistochemisch und immunfluoreszenzmikroskopisch sind erhaltene Typ-I-Kollagenfaserstrukturen nachweisbar. In der Phase II der Stromareaktion bleibt das interstitielle Lungengerüst intakt, das originäre Interstitium ist nur gering verbreitert, eine nennenswerte Entzündungsinfiltration fehlt in Frühstadien (Abb. 49F). Entlang der Bronchien und Gefäße ist in Übereinstimmung mit Befunden von Axiotis u. Jennings (1988) eine Aktivierung des bronchusassoziierten lymphatischen Gewebes nachweisbar.

7.2.3.4
Basalmembrankomponenten in Adenokarzinomen in der Phase II

In der frühen Phase II der Stromareaktion, die charakterisiert ist durch eine Destruktion originärer, alveolärer und bronchialer Basalmembrankomponenten, sind Reste ehemaliger Basalmembranstrukturen mit positiver Laminin- und Typ-IV-Kollagenanfärbung im Bereich der ehemaligen Alveolen sowie im Randbereich von Tumorzellen bei solide und azinär wachsenden Adenokarzinomen zu belegen (Abb. 51C). Zum Teil sind die Basalmembranen den soliden Tumorzellnestern im Bereich der peripheren Wachstumszone in enger Nachbarschaft zu den Tumor-

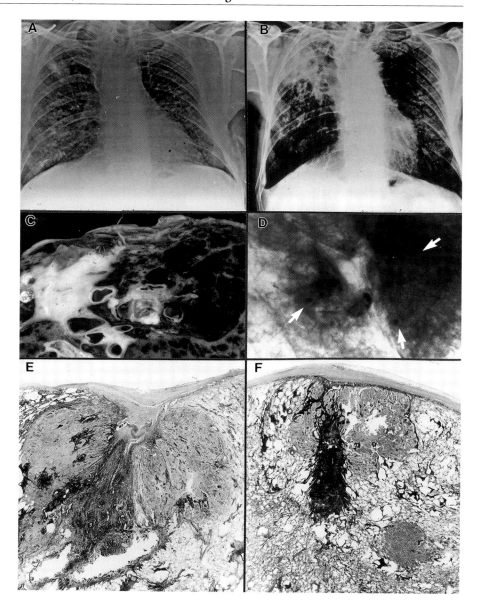

Abb. 52 A – F. Röntgenbilder und Makrofotos sowie histologische Übersichtsbilder bei klinischem Befund einer Silikotuberkulose und Karzinom. **A** Herdförmige Verschattung rechts-infraklavikulär mit vermehrter hilifugaler Streifenzeichnung wie nach abgelaufener Silikotuberkulose (1983). **B** Diffuse milchglasartige Transparenzminderung im rechten Lungenoberfeld unter Einschluß des früher beobachteten in-

zellen und um Tumorzellnester angeordnet demonstrierbar. Sie erscheinen z. T. irregulär verbreitert. Derartige Veränderungen sind betont in T1-Tumoren in Übereinstimmung mit Untersuchungsergebnissen von Matsui et al. 1995 nachweisbar. Durch den Nachweis von Faktor-8-Proteinen können auch feinste kapillarähnliche lamininpositive Endothelknospen zwischen soliden und azinären Tumorzellverbänden belegt werden, die auf eine Neoangiogenese hindeuten (Abb. 51D).

Bronchioloalveoläre Karzinome weisen im Unterschied zu den konventionellen Adenokarzinomen intakte Wandungen der vorbestehenden Alveolen mit positiver Laminin- und Typ-IV-Kollagenreaktion auf. In frühen Entwicklungsphasen (Phase I und II) werden diese Laminin- und Typ-IV-kollagenpositiven alveolären Basalmembranen von den Tumorzellen als Stroma und Gleitschiene genutzt (Abb. 49C, D). In der Phase III der Tumorpropagation sind Unterbrechungen der Basalmembran bis hin zum vollständigen Verlust von Basalmembrankomponenten beim sklerosierenden Typ des BAL-Karzinoms zu belegen. Während Patienten mit BAL-Karzinomen im Vergleich zu Patienten mit Adenokarzinomen eine längere mediane Überlebenszeit und bessere Prognose haben, soll der Verlust von Basalmembrankomponenten mit einer schlechteren Prognose der Patienten korrelieren (Ohori et al. 1992; Matsui et al. 1995). In eigenen Untersuchungen konnte als Hinweis auf eine gesteigerte proteolytische Aktivität von bronchioloalveolären Karzinomen eine erhöhte Typ-IV-Kollagenaseexpression nachgewiesen werden. Andere Untersuchungsgruppen fanden erhöhte Kathepsin-B-Werte (Sukoh et al. 1994) (s. Kap. 8).

durierten Herdes (1985). C Makroskopischer Aspekt eines „silikotischen Narbenkarzinoms" mit Nachweis einer größeren silikotischen Schwiele im Tumorrandbereich sowie Einschluß eines verkalkten Lymphknotens. D Nativröntgenbild eines sog. „silikotischen Narbenkarzinoms" mit grobscholliger Verkalkung im Bereich der silikotuberkulösen Schwiele, feinherdige granuläre Verkalkungsstrukturen im Tumorbereich (→). E Subpleural entwickeltes Adenokarzinom mit nabelartiger fibröser Pleuraeinziehung und keilförmiger Tumorvernarbung; sekundärer Einschluß von Mischstaubpigment. F Tumorpropagation eines peripher entwickelten Plattenepithelkarzinoms mit Umwachsen einer vorbestehenden Mischstaubschwiele. Voraussetzung für ein sog. silikotisches Narbenkarzinom erfüllt

7.2.3.5
Bedeutung von Basalmembranen in Adenokarzinomen

Bisher liegen nur wenige Untersuchungen zur *Verteilung von Basalmembranen* in Adenokarzinomen der Lungen vor (Grigioni et al. 1987; Watanabe et al. 1994). Der Verlust an Basalmembranstrukturen soll mit einer schlechteren Prognose der Patienten korrelieren (Daher et al. 1987; Watanabe et al. 1994). Die extensive Produktion von Basalmembranstrukturen wird als Ausdruck einer kompetenten Abwehrreaktion, eines begrenzten invasiven Potentials und einer geringeren Metastasierungsfähigkeit gewertet (Havenith et al. 1988).

> Patienten mit peripheren Adenokarzinomen mit weitgehend erhaltenen Basalmembranstrukturen sollen eine bessere Fünfjahresüberlebenszeit haben im Vergleich zu Patienten mit ausgedehnten Basalmembrandestruktionen. Es können positive Korrelationen zwischen dem Verteilungsmuster von Basalmembranstrukturen und Lymphknotenmetastasen bei T1-Tumoren nachgewiesen werden.

7.2.3.6
Fibronektin im Tumorstroma

Im Bereich des invasiven Tumorwachstums kommt es in der Phase I zu einem Verlust des Zelloberflächenfibronektins bei erhaltenem Stromafibronektin.

In Assoziation zu den Bindegewebeproliferationen im *Tumorzentrum* in der Phase II ist eine stark positive Anfärbung von Fibronektin in dem die epithelialen Tumornester umgebenden Bindegewebe und im Bereich der Entzündungsreaktionen in der *Intermediärzone* zu belegen. Eine starke Fibronektinanfärbung ist in der *peripheren Tumorwachstumszone* im Stroma als fibrilläres Netzwerk sowie perizellulär um Fibroblasten und im Bereich der Invasionszone im Bereich der ehemaligen alveolären Basalmembranen nachweisbar.

> In Übereinstimmung mit Untersuchungen an Magenkarzinomen lassen sich positive Korrelationen zwischen der Zunahme des Stromafibronektins und der Invasivität bösartiger Lungentumoren aufzeigen.

> Vergleichbar den Untersuchungen an Mammakarzinomen können keine Korrelationen zwischen Anreicherung oder Fehlen von Fibronektin im Stroma und der Überlebenszeit nachgewiesen werden.

Die verstärkte Akkumulation von Fibronektin im Stroma und in Basalmembranen kann als Kompensationsversuch der Tumorzellen angesehen werden, die Verbindung zwischen Epithel und Bindegewebe aufrecht zu erhalten (Kannan et al. 1994).

7.2.3.7
Stromareaktion in der Phase III (Regressionsphase)

In der *Phase III der Stromareaktion* ist das Interstitium in *bronchioloalveolären Karzinomen* fibrös verdickt und verbreitert (s. Abb. 49F). Meist ist ein entzündliches Zellinfiltrat des bindegewebigen Stromas vorhanden, dieses kann eine Abgrenzung reaktiver Epithelhyperplasien gegenüber einem eigenständigen Neoplasma erschweren (s. Abb. 49F). Bei weiterer Tumorpropagation sind zentrale Bereiche mit dichter Sklerose und mit Resten kleiner tubulärer Strukturen zu belegen. Im Gegensatz zu den „konventionellen" Adenokarzinomen werden größere drüsige Komplexe und solide Tumorareale, die größer sind als die vorbestehenden Alveolarräume, in der Phase III der Tumorpropagation nicht beobachtet.

> **Fazit für die Praxis**
> Zentrale Atelektasen mit Verdichtung elastischer und kollagener Faserstrukturen in peripheren nicht schleimbildenden bronchioloalveolären Karzinomen sind typische Regressionsphänomene und Grundlage für die nicht zutreffende Bezeichnung als Narbenkarzinom. Bei gesichertem infiltrierenden Tumorwachstum ist der Begriff „Adenokarzinom mit bronchioloalveolärem Wachstumsmuster" vorzuziehen.

Die *Phase III der Stromareaktion* in *solide, azinär und papillär wachsenden Adenokarzinomen* ist durch sekundäre regressive Veränderungen geprägt. Betont im *Tumorzentrum* sind häufig ausgedehnte Vernarbungen mit zellarmem, teils hyalinem kollagenem Fasergewebe nachweisbar (Abb. 53A, B). Diese Areale können regressive Veränderungen wie reaktionslose Nekrosen mit eingelagerten Cholesterinkristallen, die bis zu

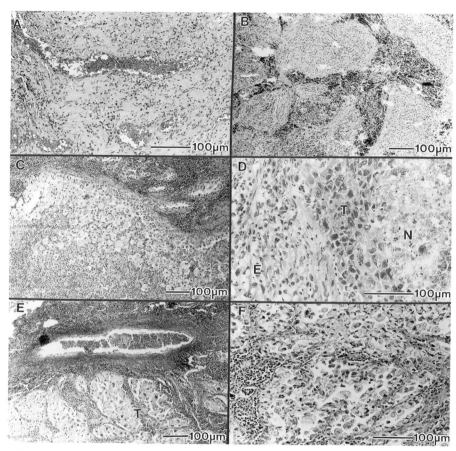

Abb. 53 A – F. Stromareaktionen im Tumorzentrum, in der Intermediärzone und in peripheren Wachstumszonen solide wachsender Adenokarzinome (n = 15). **A** Tumorzentrum mit zentraler Fibrose und Blutgefäßen. **B** Stärkergradige Fibrose und Elastose mit Staubeinlagerung sowie dichtes lymphozytär entzündliches Infiltrat im Tumorzentrum eines Adenokarzinoms; kein Nachweis von vitalem Tumorgewebe. **C** Intermediärzone mit Resten eines Adenokarzinoms am Rand mit dichtem, vorwiegend lymphozytärem Entzündungsinfiltrat und kräftiger histiozytärer schaumzelliger Reaktion. **D** Intermediäre Übergangszone mit Tumornekrose (N), Anteilen vitalen Tumorgewebes (T) und entzündlichem bindegewebigen Stroma (E). **E** Übergangszone zur Tumorperipherie mit vitalem Tumorgewebe (T) im Randbereich eines größeren Pulmonalgefäßes. **F** Periphere Wachstumszone mit vitalem Tumorgewebe, feinstfaseriger bindegewebiger Stromareaktion und lymphozytärem Zellinfiltrat

30 % teils feinkörnige Verkalkungen und metaplastische Verknöcherungsherde enthalten, aufweisen.

Zwischen Tumorzentrum und Tumorperipherie – in der *Intermediärzone* – dominieren entzündliche Infiltrate und kleinherdige Nekrosen neben vitalen Tumorzellnestern (Abb. 53C, D). In der *peripheren Wachstumszone* ist die alveoläre Grundstruktur der bindegewebigen Matrix noch erhalten (Abb. 53E, F). Das kollagenfaserige Bindegewebe ist meist zellreicher und weist eine stärkere Fibroblastenaktivität auf. Fast durchgängig werden unregelmäßig verteilte, z. T. dichte Kohlenstaubpigmentablagerungen im Tumorstroma angetroffen. Die dichten Staubkonglomerate sind teils als komprimierte Staubablagerungen vom primär nicht infiltrierten Lungengewebe, teils als Folge der tumorbedingten lokalen Störung der Reinigungsfunktion aufzufassen.

Die in das kollagenfaserige Bindegewebe eingelassenen *elastischen* Faserstrukturen können eine Ausdehnung erreichen, die das histologische Bild des Tumorstromas beherrscht (Abb. 53B). Neben strukturlosen Aggregaten gewellt verlaufender, verdickter elastischer Fasern sind netzartige Anordnungen vorhanden, die an die ehemalige Alveolarstruktur erinnern und Ähnlichkeit mit alten posttuberkulösen Narben haben (Abb. 52E, F). Konzentrisch angeordnete, verdickte elastische Fasernetze sind als Reststrukturen ehemaliger arterieller Blutgefäße zu deuten. Die Lumina der geschlängelt verlaufenden Gefäße sind oft thrombosiert, z. T. weisen sie eine karzinomatöse Infiltration auf. Ähnlich Befunden bei narbig abgeheilten Lungeninfarkten liegen auch im Rahmen der sekundären Tumorvernarbung abschnittsweise dichte Bündel dieser wandverdickten und in ihrer Struktur weitgehend zerstörten Blutgefäße vor. Aufgrund der häufig peripheren subpleuralen Lokalisation lassen sich in der kollagenfaserig verdickten Pleura bandförmige Züge aufgesplitterter elastischer Fasern nachweisen, die den nabelartigen Pleuraeinziehungen folgen und dadurch in das Tumorzentrum miteinbezogen werden können (Abb. 52E, F). Die weitere Tumorpropagation mit Umwachsen der Narbe kann das Bild eines „klassischen Narbenkarzinoms" der Lunge entstehen lassen. In fortgeschrittenen Wachstumsphasen stehen regressive Tumorvernarbungen im Vordergrund.

In Abhängigkeit vom histologischen Differenzierungsgrad und von der Tumorgröße weisen Adenokarzinome nach *morphometrischen Untersuchungen* einen durchschnittlichen Stromanteil von fast 50 % auf, wobei bereits bei Tumorgrößen von 1,5 – 3 cm^3 eine ausgedehnte Tumorvernarbung beobachtet werden konnte (Fisseler-Eckhoff et al. 1987b). Im Unterschied zu Plattenepithelkarzinomen nimmt mit zunehmender Tumorgröße der quantitative Stromanteil in Adenokarzinomen ab.

Fazit für die Praxis

Bei Adenokarzinomen führen zentrale Fibrosen und Vernarbungen mit vermehrter Einlagerung von Mischstaubpigment, Angioinvasionen, Gefäßobstruktionen mit daraus resultierenden Tumornekrosen und sekundäre Verkalkungen sowie nabelartige Pleuraeinziehungen bei peripherer Lage vielfach zur falschen Bezeichnung im Sinne von Narbenkarzinomen. Der Begriff des auch versicherungsmedizinisch relevanten Narbenkarzinoms sollte für Tumoren reserviert bleiben, die sich mit hoher Wahrscheinlichkeit im Bereich präexistenter Lungennarben entwickelt haben.

7.2.3.8
Nekrosen und Verkalkungen

Sekundäre, durch Kompression, reaktive Endangiitis oder durch Tumoreinbruch bedingte Gefäßverlegungen führen zu Atelektasen, „Infarkten" und Nekrosen von Tumorgewebe und nachgeschaltetem Lungengewebe.

In 30 % der untersuchten Tumoren sind in meist zentral, partiell narbig umgebauten Tumornekrosen röntgenologisch und morphologisch feinherdige Verkalkungen vorhanden (Abb. 52D). Dieses unspezifische Tumorkriterium wurde früher von mehreren Autoren als diagnostischer Hinweis auf ein posttuberkulöses Narbenkarzinom gewertet (Lit. s. Haupt 1973).

Verkalkungen und Verdichtungen in Lungentumoren erlauben keine Rückschlüsse auf die Dignität der Veränderungen – in Übereinstimmung mit Befunden an anderen Organen wie z. B. der Mamma. Benigne Lungenveränderungen weisen meist einzeln stehende monomorphe, glatt begrenzte runde, ovale oder nadelförmige *Verkalkungen* mit zentraler Aufhellung auf. In manifesten Karzinomen dominieren meist längliche, y-förmige, v-förmige grobgranuläre Ausgußformen, die teils straßenförmig, teils segmental asymmetrisch angeordnet sind und eine Größe über 200 µm aufweisen.

7.2.3.9
Inflammatorische Reaktionen

Adenokarzinome sind vielfach in *frühen Entwicklungsphasen (Phase I der Stromareaktion)* durch ein nur diskretes lymphozytär-entzündliches Infiltrat im Randbereich der Tumorzellnester sowie zwischen den Tumorzellen charakterisiert (Abb. 54A). Mit der Tumorpropagation nimmt in der *Phase II der Stromareaktion* das überwiegend lymphozytäre entzündliche Infiltrat im Bereich der bindegewebig verbreiterten Septen sowie im Tumorzentrum und in der Intermediärzone zu (Abb. 54B). Es kann zur Ausbildung von Lymphfollikeln kommen. In *fortgeschrittenen Phasen* der Tumorpropagation können epitheliale Tumoranteile von dem lymphoiden Infiltrat derart überlagert werden, daß Bilder vergleichbar eines Lymphoms entstehen (Wöckel et al. 1997) (Abb. 54C). Histiozytäre Reaktionen mit Nachweis von Riesenzellen vom Fremdkörpertyp können in Assoziation zu Schleimbildungen vorliegen. In peripheren Tumorabschnitten dominieren entzündliche Infiltrate aus vorwiegend Lymphozyten, Plasmazellen und Histiozyten.

7.2.4
Pulmonalgefäßveränderungen bei Adenokarzinomen

Pulmonalgefäßveränderungen werden zumeist schon in der Phase II der Stromareaktion in T1-Tumoren beobachtet, sind aber am stärksten in der Phase III der Stromareaktion – dem Regressionsstadium – ausgeprägt. *Tumorzellinfiltrationen* sind in nahezu allen untersuchten Pulmonalarterien bevorzugt im Bereich des Tumorzentrums nachweisbar. Die Veränderungen sind mit ausgedehnten Gefäßdestruktionen kombiniert (Abb. 55D).

Im *Tumorzentrum* (Zone 3) weisen bei allen *Adenokarzinomen* die Pulmonalgefäße Tumorzellinfiltrationen und Destruktionen auf (Abb. 55A). In der *Intermediärzone* (Zone 2) liegen Tumorzellinfiltrationen in 94 % und in der Tumorperipherie (Zone 1) in 67 % vor. *Gefäßwanddestruktionen* sind in 80 % in der Intermediärzone und in 27 % in der Tumorperipherie zu belegen (Abb. 55D).

Betrachtet man das Ausmaß der *Tumorzellinfiltration bezogen auf die einzelnen Wandschichten,* so sind bereits in frühen Entwicklungsstadien der Tumoren Infiltrationen der Adventitia im Tumorzentrum und der Intermediärzone bei Adenokarzinomen in 100 %, bei Plattenepithelkarzinomen in 96 % vorhanden. In der *Tumorperipherie* können bei *Ade-*

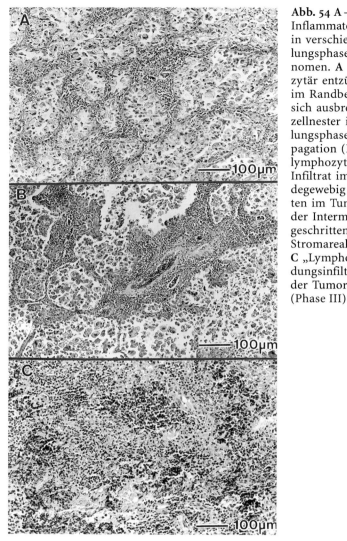

Abb. 54 A – C.
Inflammatorische Reaktionen
in verschiedenen Entwick-
lungsphasen von Adenokarzinomen. **A** Diskretes lymphozytär entzündliches Infiltrat
im Randbereich der alveolär
sich ausbreitenden Tumor-
zellnester in frühen Entwicklungsphasen der Tumorpro-
pagation (Phase I). **B** Dichtes
lymphozytär entzündliches
Infiltrat im Bereich der bindegewebig verbreiterten Septen im Tumorzentrum und in
der Intermediärzone in vorgeschrittenen Phasen der
Stromareaktion (Phase II).
C „Lymphomartiges Entzündungsinfiltrat" in Spätphasen
der Tumorentwicklung
(Phase III)

Abb. 55 A – D. Mikrophotogramme der morphologisch faßbaren Pulmonalarterien- ▶
veränderungen bei nicht kleinzelligen bösartigen Lungentumoren. (Aus: Fisseler-
Eckhoff et al. (1994). **A** Infiltration einer Subsegmentarterie durch ein Adenokarzinom; vollständiger Gefäßverschluß bei gleichzeitiger Gefäßkompression durch
Tumorgewebe von außen (Elastica-van-Gieson-Färbung). **B** Narbige Obliteration
von Pulmonalarterienästen im Tumorzentrum eines niedrig differenzierten Adenokarzinoms (Elastica-van-Gieson-Färbung). **E** Reaktive endangitische Pulmonalarterienveränderungen mit polsterförmiger Intimaverdickung und lymphozytären

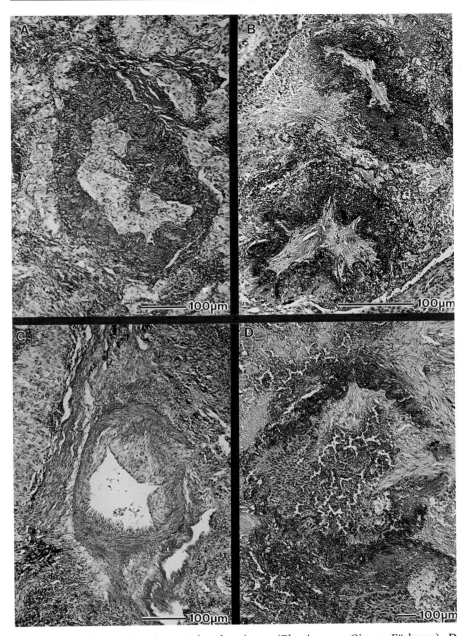

Gefäßwandinfiltraten in einem Adenokarzinom (Elastica-van-Gieson-Färbung). **D** Pulmonalarteriendestruktion durch ein nichtkleinzelliges Karzinom (Elastica-van-Gieson-Färbung)

nokarzinomen Tumorzellinfiltrationen der Adventitia in 70 %, der Media in 23 % und der Intima in 30 % dokumentiert werden.

Die Gefäße können nach ihrer Wandstruktur und ihren Kalibern den Gefäßabschnitten von Subsegment-, Prälobular- und Lobulararterien zugeordnet werden.

Sekundär stenosierende, obliterierende Pulmonalarterienveränderungen können im Tumorzentrum bei Adenokarzinomen in 51 %, in der Intermediärzone in 40 % und in der Tumorperipherie in 28 % nachgewiesen werden (Abb. 55B).

Ein *Restlumen des Pulmonalgefäßes von höchstens 20 %* des Ausgangslumens wird bei *Adenokarzinomen* im Tumorzentrum in 93 %, in der Intermediärzone in 67 % und in der Tumorperipherie in 36 % vorgefunden.

Durch entzündliche Veränderungen oder Tumorwachstum bedingte *endangitische Gefäßveränderungen* (Abb. 55C) können im Tumorzentrum bei Adenokarzinomen in 18 %, in der Intermediärzone in 53 % und in der Tumorperipherie in 81 % nachgewiesen werden. Von diesen Veränderungen sind überwiegend die Prälobular-, Lobular- und Terminalarterien betroffen (Fisseler-Eckhoff u. Müller 1994).

Elastose und Aufsplitterungen der Membrana elastica interna

Ferner werden Ausmaß einer Aufsplitterung der Membrana elastica interna und Befunde einer Kondensation elastischer Fasern (Elastose) bewertet. Aufsplitterungen der Membrana elastica interna liegen bereits bei insgesamt nur wenig veränderten Gefäßen vor. Meist sind zusätzlich Intimaverbreiterungen vorhanden. Bei Adenokarzinomen zeigen 78 % der Pulmonalgefäße im Tumorzentrum, 90 % in der Intermediärzone und 83 % in der Tumorperipherie derartige Veränderungen (Abb. 55D).

Im Tumorzentrum dominieren Befunde einer *Elastose* bei Adenokarzinomen in 65 %, in der Intermediärzone in 53 % und in der Tumorperipherie bei 33 %.

7.2.5
Klinische Relevanz

Bis heute sind trotz zu verzeichnender diagnostischer und therapeutischer Fortschritte in der Behandlung bösartiger Lungentumoren die Therapieerfolge unbefriedigend. Nur ca. 6 % aller Patienten mit Lungenkarzinomen sind durch eine Operation und nur 3 % durch eine Radiotherapie zu heilen (Preiss 1990). Aufgrund der schlechten Prognose selbst des operierten nicht-kleinzelligen bösartigen Lungentumors – bei 65 – 75 % der Patienten mit primär kurativer chirurgischer Therapie treten im weiteren Verlauf Fernmetastasen auf – wurden in den letzten Jahren Versuche mit der adjuvanten Chemotherapie durchgeführt. Bisher kann bei der heterogenen Gruppe der nicht-kleinzelligen Karzinome mit der Chemotherapie nur eine zeitlich befristete und rein palliative Wirkung erreicht werden (Drings 1991; Joss u. Brunen 1985; Souhami 1985). Das Ursachenspektrum für mangelnde Erfolge der Chemotherapie bei nicht-kleinzelligen Karzinomen ist vielfältig, unter anderem werden auch tumorbedingte Gefäßveränderungen der Äste des funktionellen Kreislaufs diskutiert.

Viele der bei den Pulmonalgefäßen in bösartigen Lungentumoren beschriebenen Veränderungen wie Zerstörungen der elastischen Membranen, entzündliche Infiltrationen der Gefäßwand (Krüger u. Ruckes 1966), Gefäßthrombosen (Bariety u. Rulliere 1968), Intimaproliferationen (Fouret et al. 1986; Könn et al. 1977; Wagenvoort u. Wagenvoort 1965), Mediahypertrophien, Gefäßobliterationen und die Ausbildung von Sperrarterien (Bariety et al. 1968) sind mit den bei anderen tumorunabhängigen Erkrankungen faßbaren Reaktionsmustern der Pulmonalgefäße vergleichbar. Die Angaben bezüglich der Häufigkeit und der Ausprägung von Pulmonalarterienveränderungen bei bösartigen Tumoren der Lunge schwanken je nach Autor und Festlegung der Beurteilungskriterien (Kolin u. Koutoulakis 1988; Sordat et al. 1990).

Im eigenen Untersuchungsgut liegen entzündliche Pulmonalarterienveränderungen bei 54 %, Destruktionen bei 60 %, teilweise bis vollständige Obliterationen bei 32 %, Aufsplitterungen der Membrana elastica interna bei 80 % aller in bösartigen Lungentumoren (*Zone 1 – 3*) gelegenen Pulmonalgefäßen vor, wobei die *Veränderungen vom Tumorzentrum zur Tumorperipherie hin abnahmen.* Bezüglich des Kalibers der betroffenen Pulmonalarterien sind in Übereinstimmung mit angiographischen Befunden bevorzugt Subsegmentarterien und mit zunehmender peripherer Tumorlokalisation Prälobular-, Lobular- und Terminalarterien verändert (Abb. 56A, B). Diese angiographisch faßbaren Pulmonalarterienveränderungen korrelieren gut mit den *morphologisch faßbaren Veränderungen* der Äste des funktionellen Kreislaufs (Abb. 56D). Es können Korrelationen der morphologisch faßbaren Pulmonalarterienveränderungen zu Tumorgröße, Differenzierungsgrad und Gefäßdurchmesser hergestellt werden. Die Befunde mit ausgedehnten Pulmonalarterienveränderungen bereits in frühen Entwicklungsstadien der Tumorentwick-

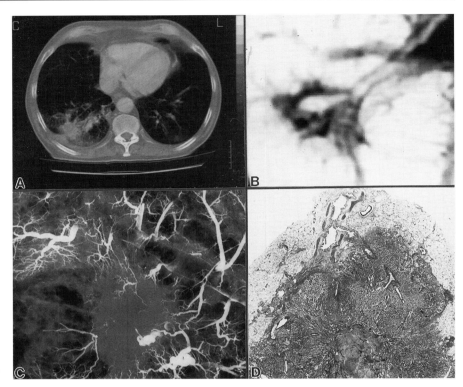

Abb. 56 A – D. Computertomographische und angiographische Befunde sowie histologisches Übersichtsbild eines Adenokarzinoms. **A** Computertomographisch nachgewiesener peripherer subpleuraler Rundherd rechts bei einem 77 Jahre alten männlichen Patienten mit Einbeziehung der Pleura und radiären Ausläufern zum angrenzenden Lungenparenchym. **B** Darstellung des Bronchusabbruchs und des Gefäßverschlusses im Zentrum eines Adenokarzinoms (pT1 pN1). **C** Pulmonalangiographie am Operationsresektat mit tumorbedingter Verdrängung und Abknickung der Pulmonalgefäße und fehlender Vaskularisation im Tumorzentrum. **D** Mikroskopisches Übersichtsbild eines peripheren Adenokarzinoms; sekundäre Pulmonalgefäßverschlüsse im Tumorzentrum; zentrale Tumornarbe.

lung erklären die angiographisch nachgewiesene reduzierte Vaskularisation des Tumorzentrums (Abb. 56C).

Die bei *Adenokarzinomen* nachgewiesenen ausgedehnten zentralen Tumorvernarbungen (Fisseler-Eckhoff et al. 1988; Müller et al. 1988; Reitemeyer 1986) können mit den im Tumorzentrum nachweisbaren *vermehrten Gefäßinfiltrationen und -destruktionen* der Pulmonalarterien (Abb. 56D) sowie der niedrigeren Wachstumsgeschwindigkeit erklärt werden (Eck et al. 1969). *Entzündliche Veränderungen* sind demgegenüber bevorzugt im Tumorrandbereich sowohl bei *Adenokarzinomen als auch Plattenepithelkarzinomen* nachweisbar, was auf Abhängigkeiten immunologischer Reaktionen im nicht infiltrierten Lungengewebe im Tumorrandbereich hinweist. Bisher ist nicht geklärt, inwieweit Entzündungszellen das invasive Verhalten von Tumorzellen beeinflussen können (Ioachim et al. 1976).

Für die Fünfjahresüberlebensrate der an einem bösartigen Lungentumor Erkrankten scheint der Nachweis vaskulärer Invasionen einen wesentlich stärkeren limitierenden Faktor darzustellen, als dies durch das Ausmaß der lymphogenen Metastasierung der Fall ist (Collier et al. 1957; Collier et al. 1958; Mosely u. Dickson 1960; Ogawa et al. 1994). Es scheint unumstritten, daß Pulmonalarterien häufiger als Arterien des großen Kreislaufs tumorös befallen werden. Während Kolin u. Koutoulakis bei Nieren- und Kolonkarzinomen nur in ca. 4 % der Fälle Invasionen finden konnten, kann bei bösartigen Lungentumoren eine Gefäßinvasionsrate zwischen 58 und 87 % nachgewiesen werden. In sog. Narbenkarzinomen der Lunge liegen sogar in 96 % neoplastische Pulmonalarterienverschlüsse vor (Kolin u. Koutoulakis 1988). Im eigenen Untersuchungsgut können *tumoröse Infiltrationen* und *Invasionen* der Pulmonalarterien in 96 % aller untersuchten bösartigen Lungentumoren nachgewiesen werden. Die Pulmonalarterienveränderungen in bösartigen nicht-kleinzelligen Lungentumoren zeigen Abhängigkeiten von der Tumortopographie und vom Tumortyp.

Fazit für die Praxis

Klinisch nur unbefriedigende Therapieerfolge bei nicht-kleinzelligen Lungentumoren können neben unterschiedlichen Differenzierungsgraden auch über Pulmonalgefäßveränderungen mit Gefäßverschlüssen bereits in frühen Entwicklungsstadien der Tumorentwicklung erklärt werden. Therapeutisch verwandte Zytostatika können aufgrund vaskulär bedingter mechanischer und zirkulatorischer Störungen das Tumorgewebe nicht in ausreichendem Maße erreichen.

7.2.6
Immunhistochemische und morphometrische Befunde zur Angiogenese in Lungentumoren

In vergleichenden Untersuchungen wurden an bioptisch entnommenen Proben mit Befunden von Plattenepithelkarzinomen (n = 15), Adenokarzinomen (n = 12) und Befunden kleinzelliger Karzinome (n = 10) die

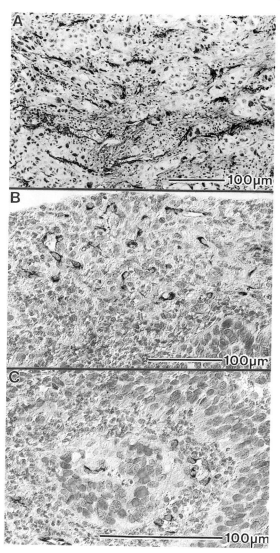

Abb. 57 A – C.
Immunhistochemische Darstellung heterogen erfaßter Gefäße als Hinweis auf die Angiogenese in Adenokarzinomen. **A** Mikrophotogramm mit verstärkter Angiogenese mit Ausbildung kapillärer Faktor-VIII-positiver Blutgefäße um Tumorzellnester eines Adenokarzinoms. **B** Mikrophotogramm der Randzone eines Adenokarzinoms mit Angioproliferation im Tumorstroma. Faktor VIII positiv markierte Blutgefäße im Randbereich der Tumorzellnester sowie fokal auch zwischen epithelialen Tumorzellverbänden. **C** Ausschnittvergrößerung aus einem Adenokarzinom mit Angioproliferation in und um epitheliale Tumorzellnester.

bereits genannten Parameter in Bereichen höchster Vaskularisation in einer Referenzfläche von 0,6 mm² morphometrisch bestimmt und mit den Befunden in Präneoplasien verglichen. Bis zu 5 Messungen/Präparat wurden durchgeführt und Mittelwerte errechnet. Auf Signifikanz wurden die errechneten Werte mit Hilfe des Student-t-Test überprüft.

In *Adenokarzinomen* dominieren im Mittel bis 3,32 × 10⁻⁴ mm² im Durchmesser große Gefäße, die ebenfalls im bindegewebigen Stroma um Tumorzellnester angeordnet sind (Abb. 57A, B). Es können im Mittel bis zu 81 Gefäße/0,6 mm² Fläche nachgewiesen werden. Zum Teil sind die kleinen Gefäßknospen intraepithelial angeordnet (Abb. 57B); z. T. werden die Gefäße konzentrisch von Tumorzellen umgeben (Abb. 57C).

7.2.6.1
Ultrastrukturelle Befunde zur Angiogenese in Adenokarzinomen

Die Architektur der Mikrozirkulation in *Adenokarzinomen* ist morphologisch der von Plattenepithelkarzinomen sehr ähnlich. Es können im Mittel bis 15,3 µm große Gefäße nachgewiesen werden, wobei in peripheren Tumorzonen weitlumige Gefäße, im Tumorzentrum regressive Gefäßveränderungen mit Nekrosen nachgewiesen werden können. Die Gefäße sind in Übereinstimmung mit Untersuchungen von Gabbert u. Wagner (1983) an Ösophagustumoren immer durch bindegewebige Matrixstrukturen von den Tumorzellen und Tumorzellverbänden getrennt.

Entgegen Ergebnissen aus In-vitro-Untersuchungen an experimentellen Melanomen (Hammersen et al. 1985; Konerding et al. 1991) haben die ultrastrukturellen Befunde in allen untersuchten bösartigen Lungentumoren keine Hinweise für interzelluläre Spaltenbildungen oder Abflachungen von Tumorzellen als Grundlage für das Transforming, d. h. die Rekrutierung von Gefäßen aus Tumorzellen, ergeben.

Die histologische Variabilität der Gefäßwandstrukturen der tumorassoziierten kapillären und venösen Gefäße und die verschiedenartige Endotheldifferenzierung können als Ausdruck einer ungenügenden Differenzierung der Gefäße im Rahmen der Angiogenese in Lungentumoren gewertet werden und stehen im Gegensatz zum uniformen Erscheinungsbild alveolärer Kapillaren.

Ob für Mesenchymproliferation und Angiogenese tumorspezifische Faktoren verantwortlich sind, kann aus den bisherigen Untersuchungen nicht beantwortet werden. In fortgeschrittenen Wachstumsphasen stehen regressive Tumorvernarbungen im Vordergrund.

Tabelle 4. Darstellung der die Angiogenese beeinflussenden Wachstumsfaktoren (EC = endothelial cell, n.b. = nicht bekannt)

Faktor	Quelle	EC-Proli-feration	EC-Migration	Besonderheiten
Angiotropin (2500 Da)	Blut; Monozyten	Nein	Ja	In vivo: potenter Angio-genese-Faktor, transiente Vasodilation in vivo, direkte Wirkung, Induktion dreidimensionaler Netz-werke (Hockel et al. 1988)
Faktor nach Banda (2000 – 14 000 Da)	Makrophagen, Wundsekret	Nein	Ja	Sekretion abhängig von Sauerstoffspannung (unter Hypoxie), Relation zur Wundheilung, Therapie von Ulzera und chroni-schen Prozessen (Banda et al. 1982)
EGF	Glandula parotis, Speichel, Urin u. a.	Ja	n.b.	Potentes EC-Mitogen, Aktivität durch Thrombin hemmbar (Gospodarowicz et al. 1978)
Fibrin	Tumor, Wund-granulation, Gewebe	Nein	Ja	Direkte Wirkung, Motilität der EC steigt (Kadish et al. 1979), EC bilden in Fibrin-gels dreidimensionale Netzwerke (Nicosia et al. 1983)
TGF-α (5500 Da)	Transformierte Fibroblasten, Tumoren, Makrophagen	Ja	n.b.	Direkte Wirkung über Bin-dung an den EGF-Rezep-toren; in vivo: potenter Angiogenesefaktor
TGF-β (25 000 Da)	Thrombozyten, Knochen	Nein	Nein	In vivo: potenter Angio-genesefaktor; in vitro: potenter Anti-Angiogenesefaktor
TNF-α (17 000 Da)	Aktivierte Makrophagen	Nein	Ja	Induktion von Tumor-nekrosen u. Regression; in vivo: potenter Angio-genesefaktor (Leibovich et al. 1987)
Heparin	Mastzellen	n.b.	n.b.	In Verbindung mit Kupfer angiogen
VEGF (45 000 Da)	Tumoren, Hypophyse	Ja	n.b.	Heparin-bindend, nur für EC, nicht für andere Zellinien mitogen

7.2.7
Ausblick

Die *Prognose* von Patienten mit Adenokarzinomen ist – auch bei hohem Differenzierungsgrad und guter Operabilität bei vielfach peripherer Lokalisation – schlecht. Dieser klinischen Beobachtung entspricht morphologisch eine frühzeitige ausgeprägte Gefäßinvasion pulmonaler Blutgefäße als Ursache häufiger hämatogener und besonders zerebraler Metastasen.

Molekularbiologisch können verschiedene Onko- und Tumorsuppressorgenveränderungen nachgewiesen werden. Mutationen am K-Ras-Onkogen kommen in ca. 30 % der Karzinome vor, ihnen kommt eine besondere Bedeutung bei der Entwicklung und Realisation von Adenokarzinomen zu (Tabelle 6). Die RAS-Genfamilie besteht aus K-, H- und N-Ras. Sie alle kodieren ein 21 kDa-membrangebundenes Protein, das im Falle klinisch relevanter Mutationen eine wesentlich verlängerte Halbwertzeit zeigt. Die überwiegende Zahl der Mutationen betrifft K-Ras, wobei in 85 % das Codon 12 betroffen ist (Johnson 1995). Die Mutation kann gehäuft bei Rauchern nachgewiesen werden und stellt im Rahmen der malignen Transformation ein frühes Ereignis dar (Johnson 1995). Die Expression des mutierten K-Ras ist mit einer ungünstigen Prognose korreliert (Rosell et al. 1993; Lit. s. Müller et al. 1995).

Probleme können bei der Abgrenzung interstieller Lungenfibrosen mit metaplastischer Epithelumwandlung der Alveolarepithelien, Entzündung des umgebenen Parenchyms und fokalen Schleimretentionen gegenüber sklerosierenden bronchioloalveolären Karzinomen auftreten. Entscheidend für die Differentialdiagnose ist der Nachweis von zilientragenden Zellformen.

Fazit für die Praxis

Bei der Differentialdiagnose von Adenokarzinomen zu reaktiv metaplastischen Epithelhyperplasien müssen besonders in kleinen Lungenbiopsien interstielle Lungenfibrosen, organisierende Pneumonien und Retentionspneumonien mit reaktiven Pneumozytenproliferationen mit metaplastischer Epithelumwandlung berücksichtigt werden. Die Abgrenzung eines bronchioloalveolären Lungenkarzinoms gegenüber Tumorlets besonders bei jüngeren Patienten nach Chemotherapie, sowie von bronchioloalveolären Zelladenomen und primären Adenokarzinomen der Lungen mit extensivem bronchioloalveolärem Wachstumsmuster und papillären Adenokarzinomen kann schwierig sein. Das vergleichsweise breite Tumorstroma mit Fibrose und aktivierter glatter Muskulatur ist ein wichtiges Unterscheidungskriterium. In der Differentialdiagnose müssen alveoläre Adenome, papilläre Adenome der Typ-2-Zellen, eine atypische adenomatöse Hyperplasie und sklerosierende Hämangiome eingeschlossen werden (Lit. s. Theile u. Müller 1996).

7.2.8
Stromareaktion in Adenokarzinomen: Zusammenfassung

- In *frühen Entwicklungsphasen* breiten sich *azinäre* und *papilläre* Adenokarzinome entlang der präexistenten Alveolarsepten aus. *Solide schleimbildende Adenokarzinome* füllen die Alveolarräume mit Tumorgewebe aus, die präexistenten Septen bleiben meist lange Zeit erhalten.
- Die *Phase II der Stromareaktion* mit zunehmender Tumorpropagation ist durch eine Destruktion des präexistenten alveolären Lungengrundgerüsts charakterisiert. Im *Tumorzentrum* kann eine Kollagenfasersynthese und Proliferation von Kollagenfasern nachgewiesen werden, die in Abhängigkeit von der Ausprägung der Bindegewebevermehrung in 4 Grade differenziert werden kann. In der *Intermediärzone* kommt es in der Phase II der Stromareaktion über eine gesteigerte Myofibroblastenproliferation zu einer Typ-III-Kollagenbindegewebeproliferation. In der *peripheren Wachstumszone* ist die alveoläre Grundstruktur mit bindegewebiger Verbreiterung des ehemaligen alveolären Interstitiums noch erhalten. Auch hier sind vermehrt Typ-III-Kollagenfasern nachweisbar.
- Basalmembrankomponenten lassen sich um solide Tumorzellnester im Bereich der peripheren Wachstumszone nachweisen, diese sind z. T. irregulär verbreitert. Daneben sind zahlreiche Faktor-8- und Laminin-positive kapillarähnliche Endothelknospen zwischen soliden und azinären Tumorzellverbänden als Hinweise auf eine Neoangiogenese zu belegen.
- *Bronchioloalveoläre Karzinome* breiten sich in frühen Entwicklungsphasen ebenfalls entlang der Alveolarsepten aus. Die Alveolarsepten bleiben auch in der Phase II der Stromareaktion intakt und weisen

eine positive Typ-IV-Laminin- und Kollagenreaktion auf, wobei eine scharfe Begrenzung der Tumorzellen entlang der Alveolarsepten mit abruptem Abbruch vorkommen kann. In der Phase II der Stromareaktion ist das originäre Interstitium nur gering verbreitert, ohne Nachweis einer nennenswerten Entzündungsinfiltration.

- Die Phase III der Stromareaktion ist durch sekundäre regressive Veränderungen mit ausgedehnten Vernarbungen im *Tumorzentrum*, entzündlichen Infiltraten und kleinherdigen Nekrosen neben vitalen Tumorzellnestern in der *Intermediärzone* und erhaltener alveolärer Grundstruktur im Bereich der *peripheren Wachstumszone* charakterisiert.
- Sekundäre Pulmonalgefäßveränderungen mit Gefäßinfiltration und Destruktionen der Pulmonalarterien sind betont im Tumorzentrum, entzündliche Veränderungen betont in der Tumorperipherie nachweisbar.
- Inflammatorische Reaktionen sind in der Phase II der Stromareaktion in Form lymphfollikulärer Entzündungsinfiltrate zu belegen.
- Als Zeichen der Neovaskularisation konnten tumorassoziierte kleine Gefäßknospen intraepithelial sowie im Randbereich von Tumorzellnestern mit im Mittel bis 81 Gefäßen pro 0,6 mm² Fläche nachgewiesen werden, wobei in peripheren Tumorzonen betont weitlumige Gefäße nachweisbar sind. Im Tumorzentrum konnten ultrastrukturell regressive Gefäßveränderungen mit Nekrosen sowie histologischer Variabilität der Gefäßwandstrukturen als Hinweis auf eine ungenügende Differenzierung im Rahmen der Angiogenese belegt werden.

7.3
Kleinzellige Karzinome

Kleinzellige Bronchialkarzinome sind als hochmaligne epitheliale Tumoren mit zytologischen Charakteristika bei relativ einheitlichem morphologischen Bild und aggressivem Wachstumsmuster definiert. Da Patienten mit kleinzelligen Bronchialkarzinomen meist zum Diagnosezeitpunkt bereits Metastasen in regionalen Lymphknoten und extrathorakalen Organen aufweisen, wird eine systemische Erkrankung diskutiert (Minna et al. 1989).

7.3.1
Allgemeine Aspekte

Kleinzellige Karzinome machen ca. 20 – 25 % aller bösartigen Lungentumoren aus. In den Vereinigten Staaten werden jährlich ca. 34 000 neue Fälle diagnostiziert (Minna et al. 1989). Im eigenen Untersuchungsgut stehen kleinzellige Karzinome mit 30 % im Biopsiegut an 2. Stelle. Für das *therapeutische Vorgehen* erlangt die histomorphologische Differenzierung in kleinzellige und nicht-kleinzellige Karzinome wesentliche Bedeutung (Linnoila et al. 1988, 1992; Doyle 1993; Souhami 1985). Die klinischen Untersuchungsergebnisse unter Einschluß sog. Tumormarker und die besonders hohe Ansprechrate auf eine Chemotherapie zeigen deutlich, daß die Führung kleinzelliger Lungenkarzinome als besondere Tumorgruppe offensichtlich gerechtfertigt ist. Unter diesem Aspekt ergibt sich die Frage, ob die zur Gruppe kleinzelliger Karzinome zusammengefaßten Tumoren eine eigene klinische und pathologisch-anatomische Entität mit besonders hohen Malignitätsgraden bilden. In den letzten 20 Jahren ist bei einem Häufigkeitsanstieg aller pulmonalen Karzinomtypen auch eine relative Zunahme kleinzelliger Bronchialkarzinome besonders im Sektionsgut festzustellen.

Aufgrund des schnellen Tumorwachstums und der oft schon ausgedehnten Metastasierung weisen Patienten mit kleinzelligen Karzinomen zum Zeitpunkt der Diagnosestellung klinisch faßbare Symptome auf. Bei zentraler Tumorlokalisation (in 80 % liegt der Tumor in zentralen Lungenabschnitten) sind die klinisch faßbaren Symptome durch Husten, Dyspnoe, Hämoptysen, Brustschmerzen sowie Retentionspneumonien gekennzeichnet. Eine frühzeitige mediastinale Metastasierung mit daraus resultierender oberer Einflußstauung, N.-recurrens-Paresen und Schluckbeschwerden sind in ca. 10 % bei Patienten mit kleinzelligen bösartigen Lungentumoren nachweisbar (Minna et al. 1989). In ca. 70 % der Fälle liegen perihiläre Tumormetastasen vor (Kreisman et al. 1992).

Die Anwendung des TNM-Stagings hat sich für die Bewertung kleinzelliger Karzinome nicht bewährt, da eine Resektion nur bei peripheren kleinzelligen Karzinomen im klinischen Stadium I durchgeführt wird (Kreisman et al. 1992). Basierend auf der Sensitivität gegenüber Chemotherapeutika hat sich ein *Zweistadiensystem* mit Differenzierung in „limited disease" und „extensive disease" bewährt (Diggs et al. 1992; Pignon et al. 1992; Stahel 1991; Shepherd et al. 1993).

Die Prognose von Patienten mit kleinzelligen bösartigen Lungentumoren ist weiterhin überwiegend schlecht. Die Therapie besteht in einer Chemotherapie oder kombinierten Chemo- und Bestrahlungstherapie.

Jedoch kommt es bei der überwiegenden Mehrzahl der Patienten im Verlauf der Behandlung relativ früh zur Entwicklung einer Zytostatikaresistenz (Doyle 1993). Die mittlere Überlebensrate von Patienten im Stadium limited disease nach Therapie liegt bei 10 – 16 Monaten, bei Patienten im Stadium extensive disease bei 6 – 11 Monaten (Perry et al. 1987). Eine nachfolgende operative Resektion wird kontrovers diskutiert (Elias et al. 1993; Mentzer et al. 1993; Shepherd 1993). Bei Patienten nach operativer Tumorresektion wurde im Stadium I eine Überlebensrate von 30 – 60 % ermittelt (Quoix et al. 1990).

Fazit für die Praxis
Am Operationsresektat kann der Therapieerfolg behandelter kleinzelliger und nicht kleinzelliger Tumoren durch die Untersuchung der ehemaligen Tumorregion unter den Aspekten von Tumorrestgewebe, Grad der Tumorregression beurteilt werden.

7.3.2
Pathologisch-anatomische Charakteristika

7.3.2.1
Makroskopische Befunde

Das kleinzellige Karzinom ist zum Diagnosezeitpunkt in der Regel bereits weit fortgeschritten. Es entwickelt sich bevorzugt in zentralen und intermediären Segment- und Subsegmentbronchien. In der *Frühphase* sind kleinzellige Karzinome durch ein manschettenförmiges, intramural-bronchiales und perivasales Wachstumsmuster charakterisiert. Endoskopisch dominiert eine submuköse Infiltration bei erhaltener oder plaqueartig verdickter grau-weißer Mukosa (Abb. 58A). *Mit fortschreitendem Tumorwachstum* ist die Bronchialwand ulzeriert und destruiert oder durch einen endobronchial wachsenden Tumor vollständig verlegt (Abb. 58B). Aufgrund des schnellen Tumorwachstums ist in *Spätphasen* bei Obduktionen der Ausgangspunkt der Tumorentstehung nicht mehr eindeutig anzugeben. Kleinzellige Karzinome sind durch eine frühzeitige lymphangische und hämatogene Metastasierung charakterisiert. *Peripher* entstehende kleinzellige Karzinome entwickeln sich meist als intrapulmonale Rundherde, weisen eine weiß-gelbliche z. T. nekrotisch zerfallende Schnittfläche auf.

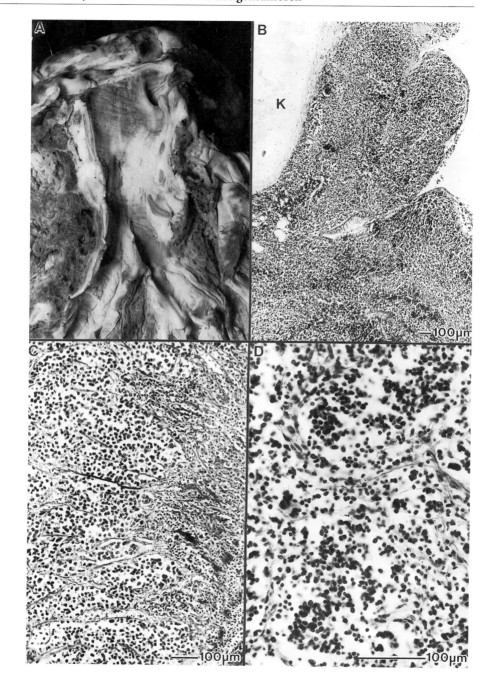

◀ **Abb. 58 A – D.** Makroskopische und mikroskopische Befunde von kleinzelligen Bronchialkarzinomen. **A** Manschettenförmiges intramural sich ausbreitendes kleinzelliges Karzinom in einem Subsegmentbronchus. **B** Mikrophotogramm mit intramuraler Tumorpropagation eines kleinzelligen Karzinoms; oberflächliche Defekte der Schleimhaut; im Randbereich Anteile von Knorpel (K). **C** Mikrophotogramm eines kleinzelligen Karzinoms mit kleinen nacktkernig erscheinenden zytoplasmaarmen lymphozytenähnlichen Tumorzellen; fokale Quetschartefakte; spärlich entwickeltes feinstfaseriges bindegewebiges Stroma. **D** Mikrophotogramm von Tumorzellen eines kleinzelligen Karzinoms vom Oat-cell-Typ. Anordnung der Tumorzellen ohne geordneten Zellverband

Fazit für die Praxis
Aufgrund des oft intramuralen tief in der Bronchialwand gelegenen Tumorwachstums kleinzelliger Karzinome sind tiefgreifende Biopsieentnahmen für die Tumordiagnostik wesentlich.

7.3.2.2
Mikroskopische Befunde

Lichtmikroskopisch sind kleinzellige Karzinome aus kleinen, nacktkernig erscheinenden, zytoplasmaarmen, lymphozytenähnlichen und spindeligen Zellen mit hyperchromatischen Kernen mit feindispersem nukleärem Kernchromatin aufgebaut (Abb. 58C). Zell- und Kerndurchmesser variieren zwischen 6 und 9 µm (Zelldurchmesser 6,6 +/− 1,2 µm; Kerndurchmesser 5,1 +/− 8,8 µm). Die Tumorzellen liegen einzeln oder in einem lockeren Zellverband (Abb. 58D). Es finden sich hohe Mitoseraten mit mehr als 10 Zellen/HPF. Charakteristisch sind Quetschartefakte der weichen intramural submukös ausgebreiteten Karzinome mit leicht vulnerablen, schlecht adaptierten Einzelzellen, die häufig diagnoseweisend sind.

Je nach vorherrschenden Zellformen werden 4 Subtypen des kleinzelligen Karzinoms unterschieden:

- *Oat-cell-Typ* mit lymphozytenähnlichen Zellen (Abb. 58C, D).
- *Intermediärer Zelltyp* mit polygonalen Zellen.
- *Polygonaler Typ* mit großen Nukleoli.
- *Combined-oat-cell-Karzinom,* bei dem das Oat-cell-Karzinom wesentliche histologische Differenzierungsformen eines Plattenepithelkarzinoms und/oder eines Adenokarzinoms aufweist.

Kleinzellige Karzinome vom Oat-cell-Typ umfassen ca. 88 % aller klein-zelligen Karzinome. In 20 % der kleinzelligen Karzinome sind auch plat-tenepitheliale oder adenoide Anteile entwickelt. Den einzelnen Subtypen kommt aber keine Entität von klinischer Relevanz zu, weder hinsichtlich der Prognose noch einer Therapieentscheidung. Die histomorphologi-sche Gradingskala (G I–G IV) kann bei kleinzelligen Karzinomen keine Anwendung finden, da sie nicht an ein vergleichbares organoides Spek-trum anatomisch regelrechter Strukturen erinnert.

Immunhistochemisch können in Zellen kleinzelliger Karzinome varia-bel hormonähnliche Substanzen parallel zu den Zellen des neuroendo-krinen Systems nachgewiesen werden. Zur differentialdiagnostischen Abgrenzung bzw. Darstellung der Beziehung zu neuroendokrinen Tumo-ren sind Untersuchungen mit Antikörpern gegen pan-Cytokeratin, Syn-aptophysin und Chromogranin hilfreich. Immunhistochemische Unter-suchungen bezüglich des Phosphorylierungsgrades der Neurofilamente sollen eine Einschätzung des Malignitätsgrades erlauben. Untersuchun-gen mit Proliferationsmarkern ergaben für kleinzellige Karzinome eine Wachstumsfraktion von 50 % im Vergleich zu < 10 % bei Adenokarzino-men (Gatter et al. 1986; Heymer 1989). Die Befunde korrelieren gut mit einer mittleren Tumorverdoppelungszeit von 55 Tagen beim kleinzelligen Karzinom (Adenokarzinome z. B. 183 Tage) bei allerdings großer Streu-breite innerhalb der einzelnen Tumorgruppen (Moran u. Straus 1983). Diese besonderen tumorbiologischen Parameter des kleinzelligen Karzi-noms unterstreichen einerseits die besondere biologische Bösartigkeit dieses Tumortyps, weisen aber gleichzeitig auf sinnvolle Therapiewege hin (Chemotherapie, Bestrahlungstherapie).

Elektronenmikroskopisch zeigen die atypischen Kerne exzentrische Nukleoli mit marginalen Chromatinverdichtungen. Intrazytoplasma-tisch lassen sich wechselnd zahlreich vorkommende, den neurosekreto-rischen Granula ähnliche Strukturen mit einer Größe von 0,08 – 0,02 µm nachweisen. Diese Granula sind besonders zahlreich in pseudopodien-artigen Zytoplasmafortsätzen der Tumorzellen zu finden und werden von einer 3fachen 0,01 µm dicken Membran umgeben (Müller u. Gonza-lez 1986).

Auf der Suche nach Prognosemarkern erlangen *molekularbiologische Untersuchungen* bei der Diagnostik des kleinzelligen Karzinoms zuneh-mend Bedeutung. So soll dem Nachweis des L-Myk- und des N-Myk-On-kogens eine gewisse prognostische Bedeutung zukommen. Der Nachweis einer N-Myk-mRNA-Expression der Tumorzellen ist mit einer extrem schlechten Prognose assoziiert (Funa et al. 1987). Auch die Amplifikation des C-Myk-Gens ist ein schlechtes prognostisches Zeichen für die Gruppe der nach histologischen und zytologischen Kriterien als kleinzellige Karzinome eingeordneten Tumortypen (Wang et al. 1986). Der Verlust eines Teils des kurzen Arms von Chromosom 3 (Tumorsuppressorgen) (Deletion oder nicht balancierte Translokation) stellt die häufigste zytogenetisch faßbare Veränderung dar. Sie kann bei 90 % der kleinzelligen Karzinome nachgewiesen werden (Johnson 1995). Defekte des Retinoblastom(RB-)gens (lokalisiert in 13p14) finden sich bei kleinzelligen Karzinomen sehr häufig. In 80 % der kleinzelligen Karzinome fehlt das RB-Protein. Das RB-Protein (p105-RB) nimmt bei der Proliferationskontrolle (Übergang von der G1- in die S-Phase) eine zentrale Rolle ein (Weinberg 1995). Ist das RB-Protein defekt, wird eine gestörte Zellzykluskontrolle postuliert.

Fazit für die Praxis
Molekulargenetische oder immunhistochemische Nachweise von Onkogenexpressionen bei bösartigen Lungentumoren sind als Prognosefaktoren für die tägliche Diagnostik noch nicht ausreichend etabliert. Für p53 liegen Daten verschiedener Arbeitsgruppen vor, wobei die Ergebnisse zur prognostischen Relevanz uneinheitlich sind (Lee et al. 1995). Die Prognose ist weiterhin entscheidend abhängig vom Tumorstadium und Allgemeinzustand des Patienten zum Diagnosezeitpunkt, Radikalität des operativen Eingriffs und anderen Faktoren.

7.3.3
Stromareaktionen

Kleinzellige Karzinome zeigen kein spezifisches Wachstumsmuster, können aber in Form von Zellnestern, Bändern, selten in Tubuli oder Duktuli vorliegen. In *frühen Entwicklungsphasen* bronchialer kleinzelliger Karzinome ist histomorphologisch ein intramurales unscharf begrenztes Tumorinfiltrat in tiefen Stromazonen der Bronchialschleimhaut nachweisbar (Abb. 59A). Die Tumorzellen weisen aufgrund der dichten Lagerung und hohen Vulnerabilität Quetscharteakte auf.

In frühen Entwicklungsphasen pulmonaler kleinzelliger Karzinome breiten sich die Tumorzellen ungeordnet in den präexistenten Alveolen aus. In frühen Phasen der Tumorpropagation ist teils noch ein geordnetes, teils ein ungeordnetes, bedingt aber gefäßassoziiertes Wachstumsmuster nachvollziehbar (Abb. 59B).

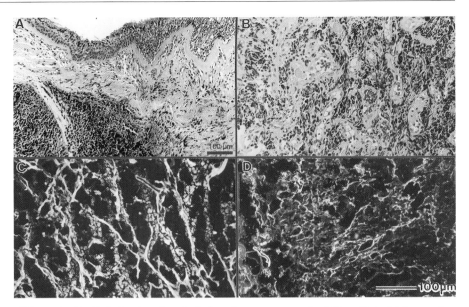

Abb. 59 A – D. Relativ charakteristisches Stromamuster in frühen Entwicklungsphasen kleinzelliger Karzinome. **A** Unscharf begrenztes Tumorinfiltrat in tiefen Stromazonen der Bronchialschleimhaut. **B** Teils noch geordnetes, teils ungeordnetes, bedingt aber gefäßassoziiertes Wachstumsmuster eines kleinzelligen Karzinoms. **C** Matrixdestruktion mit Typ-III-Kollagenfragmenten. **D** Laminin-positive kapilläre Blutgefäße im spinngewebeartigen Stroma eines kleinzelligen Karzinoms. (Aus: Fisseler-Eckhoff et al. 1988)

In der Peripherie der Tumorzellnester gelegene Zellen sind bisweilen palisadenartig angeordnet, gelegentlich kommt es zur Ausbildung von Pseudorosetten (Abb. 60A). Bindegewebeproliferationen im Tumorzentrum sind seltene Befunde. Bereits in frühen Entwicklungsphasen schieben sich die Tumorzellen zwischen die ursprünglichen Typ-I- und -III-Kollagenfasern und führen zu einer Destruktion der Kollagenfasern mit Aufbruch, Zersplitterung und Abbau der Kollagenfibrillen (Abb. 59C). Es resultieren aus dem Verband gelöste Kollagenbruchstücke.

Abb. 60 A – D. Färbereaktionen hämatoxyphiler Gefäßanomalien bei kleinzelligen ▶ bösartigen Lungentumoren. (Aus: Fisseler-Eckhoff et al. 1991). **A** Hämatoxyphile Gefäßanomalien mit radiärer Anordnung vitaler Tumorzellen und ausgedehnten granulären Nekrosen (81 Jahre, weiblich, HE-Färbung). **B** In der PAS-Alcian-Blau-Reaktion keine Anreicherungsphänomene von Mukopolysacchariden und Glycoproteinen

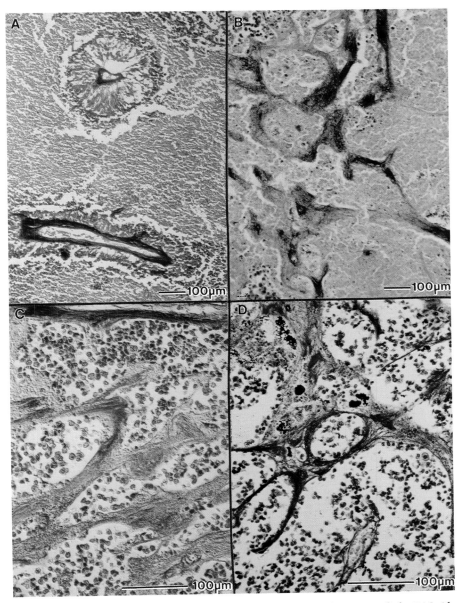

in den trapezartig angeordneten Strukturanomalien (63 Jahre, männlich, PAS-Alcian-Blau-Färbung). **C** Unregelmäßig verzweigtes Gefäßmuster ohne Nachweis elastischer Fasern in der Elastica-van-Gieson-Färbung (81 Jahre, weiblich, Elastica-van-Gieson-Färbung). **D** Kein Nachweis von Kossa-positiven Kalziumimprägnationen der Tumorgefäße in der Kossa-Färbung (63 Jahre, männlich)

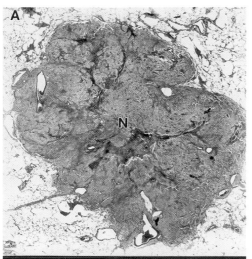

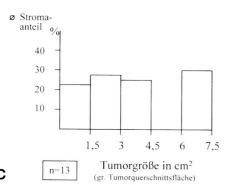

Abb. 61 A – C.
Morphometrische Darstellung der Stromaanteile in kleinzelligen bösartigen Lungentumoren (n = 13). **A** Mikroskopisches Übersichtsbild eines peripher lokalisierten kleinzelligen Karzinoms mit zentraler Tumornekrose (N) und nur spärlich entwickeltem bindegewebigem Stroma. **B** Morphometrisches Bild mit Darstellung der quantitativen Stromaanteile in einem kleinzelligen Karzinom vom Oat-cell-Typ. **C** Darstellung der prozentualen Stromaanteile in Abhängigkeit von der Tumorgröße

C   n=13   Tumorgröße in cm²
(gr. Tumorquerschnittsfläche)

Periphere kleinzellige Karzinome mit alveolärer Tumorpropagation führen in fortgeschrittenen Stadien zu einer Destruktion der alveolären Grundstruktur der extrazellulären Matrix. Zwischen den dicht gelagerten Tumorzellen sind lichtmikroskopisch nur noch spärliche Reste kollagener Faserstrukturen und Elastinfragmente der ehemaligen Alveolen erkennbar (Abb. 58C).

In morphometrischen, computergestützten bildanalytischen Untersuchungsverfahren, bei denen die Tumoren durch die Tumorzirkumferenz vollständig an Großschnittpräparaten aufgearbeitet wurden, kann sowohl in frühen Entwicklungsphasen als auch in fortgeschrittenen Tumorstadien im Mittel ein *Stromaanteil* von nur 27 % *unabhängig von der Tumorgröße* nachgewiesen werden (Abb. 61A–C). Damit weisen kleinzellige Karzinome einen wesentlich geringeren Stromaanteil auf als Plattenepithel- oder Adenokarzinome.

7.3.3.1
Basalmembrankomponenten

Mit Laminin können sowohl im Bereich der dicht gepackten Tumorzellen (Abb. 59D) als auch im Bereich der Tumornekrosen zahlreiche erhaltene Laminin-positive Basalmembrankomponenten markiert werden, die z. T. kapillarähnliche Strukturen aufweisen (Abb. 59D). Der Befund deutet auf eine Induktion der Basalmembranbildung durch die Tumorzellen hin.

Auch konzentrische manschettenförmige Anlagerungen von Tumorzellen kleinzelliger bösartiger Lungentumoren um Blutgefäße lassen sich durch eine Affinität der Tumorzellen zur kapillären Basalmembran der Gefäße erklären.

7.3.3.2
Nekrosen

Kleinzellige Karzinome sind bereits in frühen Entwicklungsphasen durch ausgedehnte Nekrosen charakterisiert (Abb. 60A). Als Ausdruck der Spontanregression des kleinzelligen bösartigen Lungentumors ist der Nachweis von kapillarbezogenen vitalen Tumorsäumen mit dazwischen liegenden, meist schmalen Nekrosen anzusehen (Abb. 60A). Die *spontane Tumorregression* ist von der Tumorgröße abhängig und i. allg. mit zentral lokalisierten Nekrosen sowie einer zentralen Vernarbung des Tumors vergesellschaftet.

Bei kleinzelligen bösartigen Lungentumoren sind *Crushartefakte* pathognomonisch (Carstens 1983; Watson u. Berg 1962). Es handelt sich bei Crushphänomenen um Artefakte, die aufgrund der weichen Konsistenz des Tumors, mangelhafter Zellkohäsion, und mechanischer oder thermischer Einwirkungen entstehen. Die Kerne der Zellen sind deformiert mit verwaschener Struktur (Abb. 58C).

7.3.3.3
Hämatoxyphile Gefäßanomalien

Ein beim kleinzelligen bösartigen Lungentumor bisher selten beschriebenes histomorphologisches Strukturmerkmal sind hämatoxyphile, z. T. gefäßähnliche, z. T. netzförmig und trapezartig angeordnete Strukturen im Tumorstroma (Fisseler-Eckhoff et al. 1987a; Shimosata et al. 1985; Shosyku et al. 1985); die hämatoxyphilen Strukturanomalien sind auffallend häufig mit *größeren Nekroseherden* assoziiert (Abb. 60A). Das *histomorphologische Färbeverhalten* der hämatoxyphilen Gefäßanomalien ist durch eine bläulich-schwärzliche, überwiegend gefäßähnliche Darstellung mit z. T. homogenen, z. T. granulären Wandverdickungen in der Hämatoxylin-Eosin-Färbung gekennzeichnet. Im Randbereich sind z. T. noch vitale Tumorzellen, die teils girlandenartig um die gefäßähnlichen Strukturen angeordnet sind, nachweisbar (Abb. 60A). In der PAS-Färbung stellen sich die betroffenen Gefäße wie die Kerne blau dar (Abb. 60B). Mit der Elastica-van-Gieson-Färbung können keine elastischen Fragmente innerhalb der Gefäßwände belegt werden (Abb. 60C). Mit der Alcian-Blau-Färbung und der Kossa-Färbung konnten Verkalkungen sowie Ablagerungen saurer Mucopolysaccharide und Kohlenhydrate als Ursache dieser Veränderungen ausgeschlossen werden (Abb. 60D). In der Feulgenreaktion färben sich die noch vitalen Tumorzellen sowie die Strukturanomalien intensiv rotviolett an und sind nach DNA-Vorbehandlung negativ (Abb. 62A, B). In der Acridin-Orange-Färbung kann eine gelb-grünliche Fluoreszenz der Gefäßwände sowie der umgebenden vitalen Tumorzellen im Sinne von DNA-Ablagerungen demonstriert werden (Abb. 62C). Nach morphometrischen Vermessungen weisen die kleinsten gefäßähnlichen Strukturanomalien einen Durchmesser von 6 μm, die größten Gefäße einen Durchmesser von bis 51 μm auf. Bezüglich der Lokalisation in der Gefäßstrombahn und dem Aufbau der Gefäße handelt es sich hierbei um fehlerhaft differenzierte Blutgefäße der präterminalen Strombahn.

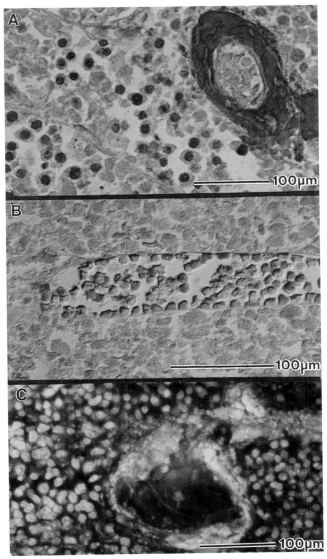

Abb. 62 A – C. Nachweis von DNA- bzw. RNA-Ablagerungen bei hämatoxyphilen Gefäßanomalien in kleinzelligen bösartigen Lungentumoren (Fisseler-Eckhoff u. Müller 1991). **A** Positive Reaktion hämatoxyphiler Gefäßanomalien in der Feulgen-Reaktion mit Anfärbung der Gefäßwände und der Zellkerne vitaler Tumorzellen (81 Jahre, weiblich). **B** Aufgehobener DNA-Nachweis nach DNase-Vorbehandlung (71 Jahre, weiblich). **C** Gelb-grüne Fluoreszenz hämatoxyphiler Gefäßanomalien in der Akridin-Orange-Färbung im Sinne von DNA-Ablagerungen in den Gefäßwandungen und Kernen vitaler Tumorzellen (74 Jahre, männlich).

Häugkeit hämatoxyphiler Gefäßanomalien

In kleinzelligen bösartigen Lungentumoren (n = 73) können diese Veränderungen in 26 % der Tumoren nachgewiesen werden, wobei überwiegend kleinzellige Karzinome vom Oat-cell-Typ vorliegen. In 30 % liegen derartige Veränderungen auch in Metastasen kleinzelliger Karzinome vor, so daß diese Veränderungen als *diagnostisches Kriterium* bei der Bewertung insbesondere kleiner Probebiopsien dienen können. Aufgrund der engen Korrelation der Gefäßinkrustrierungen zu Tumornekrosen wurde die Frage einer möglichen *therapeutisch induzierten Tumorregression* überprüft. Es liegen keine signifikanten Unterschiede bezüglich des Auftretens hämatoxyphiler Gefäßanomalien bei kleinzelligen Karzinomen mit oder ohne vorausgegangene Therapie vor, obwohl es im Rahmen der Chemo- oder Radiotherapie zu einer vermehrten Destruktion von Tumorzellen und damit zu einer vermehrten Freisetzung von DNA kommt.

Azzopardi erkannte 1959, daß es sich bei den hämatoxyphilen Gefäßanomalien um Ablagerungen von DNA handelt (Schürch 1973). Er stellte die Hypothese auf, daß die Gefäßveränderungen ein Resultat der Freisetzung von Nukleinsäuren aus großen Bereichen degenerierter Tumorzellen seien und das Gleichgewicht zwischen Tumorbildungs- und Tumordestruktionsrate reflektieren würden. Da kein signifikanter Unterschied der Häufigkeit hämatoxyphiler Gefäßanomalien zwischen therapierten und nicht therapierten Fällen nachgewiesen werden konnte, kann die Bildungs- und Regressionsrate nicht als alleiniges pathogenetisches Prinzip der DNA-Ablagerungen herangezogen werden. Mullaney (1968) ging davon aus, daß DNA aus nekrotischen Tumorzellen in das Gefäßsystem gelange und eine systemische Produktion von Antikörpern beginne. Somit würde es zu spontanen Tumorregressionen kommen. Die hämatoxyphilen Veränderungen könnten einer lokalisierten Zellatrophie, ähnlich den Veränderungen bei bestimmten Autoimmunerkrankungen entsprechen (Link 1964). Aufgrund der elektronenmikroskopischen Struktur der Gefäßanomalien wurde eine Immunantwort auf Kernfragmente pathogenetisch in Erwägung gezogen (Ahmed 1974). Gegen diese Hypothese spricht, daß die hämatoxyphilen Veränderungen nicht bei allen Primärtumoren und Metastasen nachweisbar sind. Das Auftreten hämatoxyphiler Gefäßanomalien beim kleinzelligen Bronchialkarzinom mag durch die hohe Kern-Plasma-Relation, den hohen DNA-Gehalt, die hohe Mitoserate, eine erniedrigte DNAse-Aktivität und die starke Nekrotisierungstendenz bedingt sein. Der Grad der Entdifferenzierung begünstigt die Ausbildung der Gefäßwandveränderungen, die am häufigsten bei Oat-cell-Karzinomen (knapp 90 % der positiven Fälle) und am seltensten beim Combined-oat-cell-Karzinom (knapp 4 % der Fälle) nachweisbar sind.

Fazit für die Praxis

Hämatoxyphile Gefäßanomalien wie in kleinzelligen Karzinomen konnten nicht in Adenokarzinomen oder Plattenepithelkarzinomen sowie großzelligen Karzinomen nachgewiesen werden. Die Befunde können als pathognomonisch für kleinzellige bösartige Lungentumoren unter den malignen epithelialen Lungentumoren angesehen werden. Ihnen kommt ein gewisser diagnostischer Wert bei der Diagnosefindung auch in Biopsien der Bronchien und von z. B. Lymphknotenmetastasen, insbesondere bei der Abgrenzung gegenüber z. B. malignen Lymphomen zu.

7.3.4
Pulmonalgefäßveränderungen

Vergleichbar den Untersuchungen an Plattenepithel- und Adenokarzinomen wurden 30 Operationsresektate von kleinzelligen Karzinomen bezüglich des Ausmaßes von Pulmonalgefäßveränderungen histomorphologisch und morphometrisch untersucht. Im Vergleich zu Plattenepithelkarzinomen und Adenokarzinomen sind *tumoröse Infiltrationen* der Gefäßwand in kleinzelligen Karzinomen am stärksten ausgeprägt (Abb. 63A). Infiltrationen der Adventitia liegen in 93 %, der Media in 49 % und der Intima in 46 % vor. Bezogen auf die relativen Häufigkeiten von Gefäßwandinfiltrationen in Abhängigkeit von der Tumorzone sind in der zentralen Tumorzone, Intermediärzone sowie in der Tumorperipherie nahezu alle Pulmonalarterien tumorinfiltriert.

Destruktionen der Gefäßwände der Pulmonalarterien sind im Bereich des Tumorzentrums in 99 %, in der Intermediärzone in 87 % und in der peripheren Wachstumszone in 32 % zu belegen. *Obliterationen* des Gefäßlumens sind im Tumorzentrum in 53 %, in der Intermediärzone in 56 % und in der Tumorperipherie in ca. 20 % nachweisbar. *Gefäßkompressionen* liegen bei kleinzelligen Karzinomen prozentual gesehen häufiger vor als bei den Adeno- und Plattenepithelkarzinomen (Abb. 63B, C; 72).

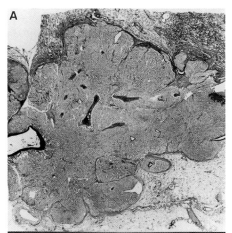

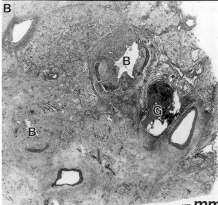

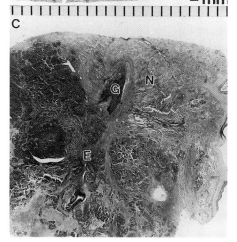

Abb. 63 A – C.
Darstellung von Pulmonalgefäßveränderungen in kleinzelligen Karzinomen
der Lunge. **A** Mikroskopisches Übersichtsbild eines kleinzelligen peripheren Karzinoms mit tumoröser Infiltration, Okklusion und Kompression
von zentral gelegenen Pulmonalgefäßen. **B** Mikroskopisches Übersichtsbild
eines kleinzelligen Karzinoms mit
Bronchusdestruktion (B), Gefäßwand-
infiltration (G) und ausgedehnten
Nekrosen. **C** Kleinzelliges Karzinom
mit Pulmonalgefäßkompression (G),
mit Nekrosen (N) und Elastose (E).

Endangiitische Prozesse können bei kleinzelligen Karzinomen in nur 20 % der Pulmonalarterien nachgewiesen werden. Bisher ist nicht geklärt, inwieweit Entzündungszellen das invasive Verhalten von Tumorzellen beeinflussen können. Auffällig ist jedoch, daß sie bei gut differenzierten Plattenepithelkarzinomen gehäuft, bei den sehr invasiven kleinzelligen Karzinomen vom Oat-cell-Typ dagegen vermindert auftreten bzw. vollständig fehlen (Joachim et al. 1976).

7.3.5
Angiogenese

Kleinzellige Karzinome weisen nach immunhistochemisch morphometrischen Untersuchungen auffallend kleinlumige Gefäße (Gefäßdurchmesser Dmin 6,64 $\times$ 10^{-4} mm^2) auf, im Mittel konnten bis zu 90 Gefäße /0,6 mm^2 Fläche ermittelt werden. Der prozentuale Anteil der Gefäße an der Gesamtfläche liegt mit 2,91 % bei kleinzelligen Karzinomen in etwa im gleichen Niveau wie bei der regelrechten Bronchialschleimhaut (Tabelle 7).

Bei den invasiven Karzinomen weisen kleinzellige Karzinome gefolgt von den Adenokarzinomen und Plattenepithelkarzinomen die höchste neoangiogenetische Potenz auf (Tabelle 7).

Ultrastrukturell dominieren überwiegend kleine, nicht fenestrierte Gefäße, die sowohl zwischen den Tumorzellnestern als auch in bindegewebigen Septen in der Tumorperipherie angeordnet sind. Die Gefäße wa-

Tabelle 7. Tabellarische Übersicht der Anzahl meßbarer Blutgefäße pro Flächeneinheit als Hinweis auf die Angiogenese in histologisch unterschiedlich differenzierten Lungentumoren. Vergleich der Gefäßanzahl/Fläche, minimaler Gefäßdurchmesser (D), maximaler Gefäßdurchmesser und prozentualer Anteil der Gefäße an einer 0,6 mm^2 großen Fläche bei den verschiedenen histologischen Tumortypen

Diagnose	Resektat (Gefäßanzahl/Randzone)	Resektat (Gefäßanzahl/Zentrum)	PE	Dmin (im Durchschnitt)	Dmax (im Durchschnitt)	% Anteil in 0,6 mm^2
Plattenepithelkarzinom	⌀ 50 21/109	⌀ 46 27/97	⌀ 63 39/85	8,53 $\times$ 10^{-6}	1,03 $\times$ 10^{-3}	⌀ 5,52
Adenokarzinom	⌀ 53 28/83	⌀ 50 23/91	⌀ 81 49/104	6,89 $\times$ 10^{-6}	4,65 $\times$ 10^{-4}	⌀ 3,88
Kleinzelliges Karzinom	⌀ 60 38/88	⌀ 57 34/90	⌀ 67 41/106	6,64 $\times$ 10^{-4}	5,04 $\times$ 10^{-4}	⌀ 2,91

ren im Mittel bis 13,2 μm groß. Im reichlich vaskularisierten Tumorstroma sind sowohl Kapillaren und Venolen als auch Arteriolen in gleicher Häufigkeit vorhanden. Es können nie Tumorzellen assoziiert mit Endothelzellen oder Gefäßwandzellen ultrastrukturell nachgewiesen werden, die Gefäße sind wie bei den Plattenepithelkarzinomen immer in eine bindegewebige Matrix eingelassen. Diese perivaskuläre Matrix ist eher faserarm und gut hydratisiert. Der Nachweis neugebildeter Gefäße größeren Kalibers als auch kleiner Kapillaren, die immer von einer Hülle aus bindegewebiger Matrix umgeben sind, kann als weiteres Indiz dafür angesehen werden, daß die Angiogenese über die bindegewebige extrazelluläre Matrix initiiert und perpetuiert wird, wobei Fibroblasten und Perizyten eine besondere Rolle zuzukommen scheint (Sims 1986; Folkman 1995).

7.3.6
Stromareaktion: Zusammenfassung

- Frühe Entwicklungsphasen bronchialer kleinzelliger Karzinome sind durch ein intramurales unscharf begrenztes Tumorinfiltrat in tiefen Stromazonen der Bronchialschleimhaut charakterisiert. Die Tumorzellen zeigen ein teils geordnetes, teils ungeordnetes gefäßassoziiertes Wachstumsmuster.
- Aufgrund des schnellen Tumorwachstums und einer mittleren Tumorverdopplungszeit von nur 55 Tagen sind bereits frühe Tumorphasen durch eine Destruktion der alveolären Grundstruktur mit Fragmentierung von Typ-I- und -III-Kollagenfasern, sowie der Basalmembranstrukturen der ehemaligen Alveolarsepten charakterisiert.
- Periphere kleinzellige Karzinome als primäre Rundherdtumoren füllen die Alveolarräume vollständig mit Tumorzellen aus. Aufgrund der dichten Lagerung der Zellen sind die Alveolarsepten meist nur unscharf erkennbar.
- Auf Grund der hohen Vulnerabilität der Tumorzellen sind Crushartefakte, ausgedehnte Nekrosen und hämatoxyphile Gefäßanomalien charakteristische Stromabefunde.
- Spontane Nekrosen sind von therapieinduzierten Regressionsphänomenen abzugrenzen.
- Pulmonalgefäßveränderungen sind im Tumorzentrum, in der Intermediärzone und der Tumorperipherie gleichermaßen ausgeprägt, wobei tumoröse Infiltrationen und Gefäßdestruktionen dominieren.

● Die Neovaskularisation in kleinzelligen Karzinomen ist im Vergleich zu Adenokarzinomen und Plattenepithelkarzinomen am stärksten ausgeprägt, es dominieren überwiegend kleinlumige Gefäße. Ultrastrukturell sind kleine, nicht fenestrierte Gefäße im Tumorstroma vorhanden, wobei Kapillaren, Venolen und Arteriolen in gleicher Häufigkeit vorhanden sind.

Fazit für die Praxis

Bei *kleinzelligen* Karzinomen sind ein filigranes Stromamuster, ein feinnetzig entwickeltes Vaskularisationsmuster als Basis für gutes Ansprechen auf Chemotherapie und in der Frühphase chemosensible niedrig differenzierte Tumorzellen charakteristisch. Fibrosen und Narben sind charakteristische Befunde in chemotherapeutisch regressiv veränderten avitalen Tumorbereichen mit kondensierten elastischen Faserstrukturen. In Operationspräparaten und bei Rezidiven nachweisbare auch nicht-kleinzellige Anteile sind ein Beleg einer primär heterogenen Tumorpopulation mit variabel ausgeprägten genetischen Alterationen.

7.4
Stromareaktion durch therapeutische Maßnahmen

Bei der Diskussion um das Narbenkarzinom der Lunge finden Veränderungen, die durch therapeutische Maßnahmen im Lungentumor selbst wie auch im übrigen Lungengewebe induziert werden, im Schrifttum nur wenig Beachtung. Sowohl zytostatische als auch radiologische Therapien führen zu einer Nekrose des Tumors mit Kollaps des originären Lungengewebes, durch den das vorbestehende Tumorstroma verdichtet wird. Über resorptive Vorgänge wird eine lokale Bindegewebevermehrung induziert.

Zusätzliche Komplikationen der Chemotherapie können sich in Veränderungen der Bronchien (z. B. Asthma bronchiale), der Gefäße (z. B. Fibroelastose) und des Lungenparenchyms (z. B. fibrosierende Alveolitis) manifestieren (Medici 1979). Da diese Veränderungen aber infolge des systemischen Charakters der Chemotherapie diffus über die Lunge verteilt sind, sind sie für die lokale Narbenbildung in Lungentumoren von untergeordneter Bedeutung. Dagegen sind die Lungenschäden infolge von Strahlentherapie im wesentlichen auf das Bestrahlungsfeld begrenzt, wobei i. allg. die subpleuralen Bezirke am stärksten betroffen sind. Die strahlenbedingten Veränderungen führen in der Endphase zu einer alveolar-septalen Fibrose, die mit einer schwieligen Induration der betroffenen Lungenabschnitte einhergehen kann (Burkhardt u. Gebbers 1983). Als weitere Komplikation werden Bronchialobstruktionen mit Atelektasen und das vermehrte Auftreten von Abszessen, Vernarbungen, Thrombosen und Infarkten beschrieben. Als Folge der Strahlentherapie können somit mehr oder weniger ausgedehnte Narbenfelder entstehen, die noch vitales Tumorgewebe enthalten können. Strahlenresistente Tumoranteile können diese Narbenbezirke im Rahmen der weiteren Tumorpropagation infiltrieren bzw. umwachsen. Vorbestehende kleinherdige Lungennarben, z. B. bei der Lungensilikose, können durch den strahlenbedingten Schrumpfungsprozeß zu kompakten Schwielen verdichtet werden. Bei der häufigen Mitbeteiligung der Pleura können sich neben ausgedehnten Pleuraschwarten auch narbenbedingte Pleuraeinziehungen ausbilden. Zusätzlich zu den ohnehin zahlreichen Faktoren der sekundären Tumorvernarbung können durch Therapiefolgen weitere lokale Narbenbildungen im Tumorbereich resultieren. Besonders bei Zuständen nach Strahlentherapie wird eine Aussage zum möglichen Vorliegen eines Narbenkarzinoms der Lunge außerordentlich erschwert bzw. unmöglich.

Abb. 64 A – F. Morphologische Befunde der Tumorregression in kleinzelligen Karzinomen nach Chemotherapie. **A** Operationspräparat bei Zustand nach behandeltem kleinzelligem Bronchialkarzinom. Im ehemaligen Tumorzentrum kokardenartiger Herd mit zentraler weißer Nekrosezone; narbige Kompression des Bronchus. **B** Korrespondierendes mikroskopisches Übersichtsbild mit zentraler landkartenartiger Nekrose im Zentrum, peripherer bindegewebiger Demarkation durch neugebildetes gefäßreiches Bindegewebe mit Fibroblastenproliferation; radiäre Lungenatelektase. **C** Mikrophotogramm eines chemotherapeutisch behandelten kleinzelligen bösartigen Lungentumors mit verstärkter Elastose und Vernarbung im Bereich der Schleimhaut bei erhaltenem regelrechtem Oberflächenepithel; kein vitales Tumorgewebe. **D** Narbenzone mit eingeschlossenem Rest noch vitaler Tumorzellen mit jetzt adenoider klonaler Selektion der Tumorzellen nach behandeltem kleinzelligen Lungentumor. **E** Regressiv veränderte Tumorzellen in einer fibrös veränderten ehemaligen Tumorregion. **F** Tumorregression eines chemotherapeutisch behandelten kleinzelligen Karzinoms mit zentraler körniger Nekrosezone. Im Randbereich Reste elastischer Fasern des originären Lungengewebes, kleine atypische Tumorzellen mit Kernpyknose, bizarr geformten Zellkernen und Quetschartefakten

7.5
Tumorregression

Zur Festlegung und Bewertung chemotherapeutischer Effekte kommt der pathologisch-anatomischen Untersuchung eine besondere Bedeutung bei der quantitativen und qualitativen Bewertung der *Tumorregression* in Operationspräparaten nach präoperativ erfolgter zytostatischer Therapie zu. Dabei können unterschiedliche Reaktionsmuster von der vollständigen Tumorvernichtung bis zu subtotal vitalen Tumoranteilen nachgewiesen werden.

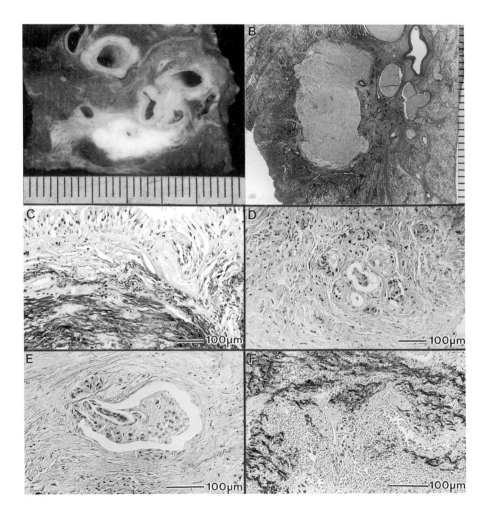

Bei der histomorphologischen Aufarbeitung von *behandelten kleinzel-ligen und nicht-kleinzelligen Karzinomen* können im ehemaligen Tumor-zentrum kokardenartige Herde mit zentraler eosinophiler Nekrose mit partiellen Verkalkungen demonstriert werden (Abb. 64A, B). Es folgt eine Resorptionszone mit proliferierenden histiozytären, xanthomatö-sen Zellen und Riesenzellen mit Ceroid-artigem Material. Dieser Resorp-tionszone schließt sich im Randbereich ein neugebildetes gefäßreiches Bindegewebe mit Fibroblastenproliferationen und Bindegewebespros-sungen in Frühphasen an. In Spätphasen können girlandenartige Abla-gerungen von Kollagen sowie z. T. ausgedehnte Vernarbungen als devi-talisierte Tumorreste morphologisch faßbar sein (Abb. 64B, D). Regel-mäßig lassen sich *Gefäßveränderungen* mit reaktiv endangiitischer Komponente, Gefäßokklusionen bis hin zur Ausbildung von Infarkten belegen (Lawerenz et al. 1988; Junker et al. 1994; Joss u. Brunner 1985). Im Unterschied zur spontanen Tumorregression ist bei einem therapieab-hängigen Effekt zunächst das den Kapillaren unmittelbar benachbarte Tumorgewebe von den Zytostatika zerstört. Die im Rahmen der sponta-nen wie auch der therapeutisch induzierten *Tumorregression* morpholo-gisch faßbaren Veränderungen sind schematisch in Abb. 65 dargestellt.

In bronchoskopisch gewonnenen Proben zur Verlaufskontrolle einer Chemotherapie ist bei tumorfreiem Gewebe häufig eine deutliche sub-

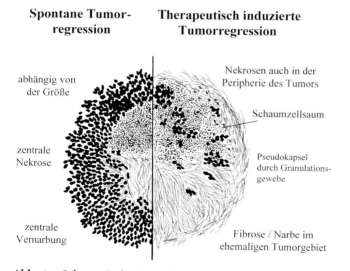

Abb. 65. Schematische Darstellung der morphologischen Veränderungen bei spon-taner Tumorregression und therapeutisch induzierter Tumorregression. (Aus: Müller et al. 1993)

epitheliale Vermehrung elastischer Faserelemente in der Tunica propria zu belegen (Abb. 64C), die vielfach von einer Plattenepithelmetaplasie des Bronchialepithels begleitet wird.

Als Zeichen einer stark ausgeprägten Regression gelten dissoziierte und maskierte Lagerung der Karzinomkomplexe im Stroma, eine groteske Ballonierung des Zytoplasmas mit Ruptur von Zellmembranen, Kernpyknosen, bizarr geformte oder vakuolisierte Zellkerne und z. T. fehlende Nachweisbarkeit des Nukleolus (Abb. 64E, F). Als Nebeneffekte können proliferative Stromareaktionen, Stromaverquellungen, später auch Fibrosierungen und Sklerosierungen auftreten, die als reaktive Veränderungen auch bei zytostatisch behandelten kleinzelligen Bronchialkarzinomen vergleichbar den Untersuchungsergebnissen an Prostatakarzinomen nachweisbar sind (Helpap et al. 1985). Als wesentliches Unterscheidungskriterium zur Abgrenzung der spontanen Tumorregression gegenüber der therapieinduzierten Tumorregression werden die Ausprägung und Anordnung der Nekrosen angesehen. So weisen spontan entstandene Nekrosen jeweils vitale Tumorsäume auf (Junker et al. 1997).

7.6
Graduierung der Tumorregression

Um den Grad der Tumorregression zu bestimmen, wurde in Abhängigkeit vom Ausmaß vitalen Tumorgewebes und reaktiver Veränderungen ein dreistufiges Regressionsgrading eingeführt.

- Grad I: Keine oder nur geringe Regressionsphänomene
- Grad II: Inkomplette Regression mit Nachweis sowohl vitaler als auch therapeutisch induzierter Regressionsphänomene. Beim Grad II der Tumorregression wird weiter untergliedert in
  - Grad IIA: > 10 % vitales Tumorgewebe, IIB < 10 % vitales Tumorgewebe.
- Grad III: Komplette Regression ohne Nachweis vitalen Tumorrestgewebes mit demarkierten Nekrosen und Vernarbungen.

Diese Graduierung hat sich bei der morphologischen Bewertung von behandelten kleinzelligen und nicht-kleinzelligen Lungentumoren bewährt, erfordert aber die vollständige Aufarbeitung der Operationspräparate (Junker et al. 1997).

8 Proteolytische Enzyme in bösartigen Lungentumoren

Voraussetzungen für Infiltration, Intravasation und Metastasierung von Tumorzellen sind eine Interaktion von Tumorzellen mit extrazellulären Matrixkomponenten, sowie eine Destruktion umgebender Bestandteile der extrazellulären Matrix, von Stroma und Basalmembranstrukturen (Wooley 1984; Schirrmacher 1985; Fisseler-Eckhoff et al. 1990; Liotta et al. 1986; Murphy et al. 1989; Nöel et al. 1994; Salo et al. 1982; Stetler-Stevenson 1989; Turpeeniemi-Hujanen et al. 1985). So läßt sich das metastatische Potential eines Karzinoms mit der proteolytischen Aktivität und damit mit der Fähigkeit zur Destruktion von Basalmembranen korrelieren. Aufbau, Bedeutung und Funktion proteolytischer Enzyme wurden bereits im Kap. 5 ausführlich dargestellt.

8.1
Typ-IV-Kollagenase (MMP 2) in bösartigen Lungentumoren

In manifesten *Plattenepithelkarzinomen* kann in über 80 % der Tumorzellen eine starke MMP-2-(Typ-IV-Kollagenase) Expression immunhistochemisch nachgewiesen werden (Abb. 66A). *Kleinzellige Karzinome* zeigen eine stark heterogene Typ-IV-Kollagenaseexpression mit sowohl leichtgradigen, als fokal auch stark positiven Reaktionsausfällen.

In *Adenokarzinomen* kann die geringste Typ-IV-Kollagenaseaktivität nachgewiesen werden; 51–80 % der Tumorzellen zeigen eine mittelgradige Farbreaktion (Abb. 66C). Vergleicht man die Immun-reactive-Scores der einzelnen Diagnosegruppen und setzt man den Typ-IV-Kollagenaseausfall mit dem invasiven Potential der Tumoren gleich, so weisen Plattenepithelkarzinome die höchste proteolytische Aktivität und damit das invasivste Potential auf (Abb. 67).

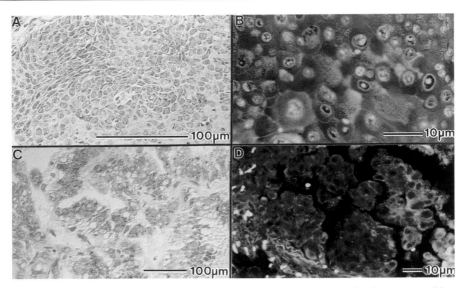

Abb. 66 A – D. Immunhistochemischer Nachweis von MMP 2 mit einem monoklonalen Antikörper gegen Typ-IV-Kollagenase in einem hochdifferenzierten Plattenepithelkarzinom mit variabel intrazytoplasmatisch lokalisierter Reaktion in Tumorzellen als Zeichen einer heterogenen Expression. **A** Typ-IV-Kollagenase in einem hochdifferenzierten Plattenepithelkarzinom mit intrazytoplasmatisch lokalisierter Reaktion in Tumorzellen. **B** Typ-IV-Kollagenase mRNA-Nachweis in einem Plattenepithelkarzinom; positive intrazytoplasmatische perinukleäre Signale im Bereich der Tumorzellen (weiblich/65 Jahre, APAAP, Bronchusbiopsie). **C** Typ-IV-Kollagenaseexpression in einem Adenokarzinom; positive Reaktion im Bereich der Tumorzellen mit grobscholligen Präzipitaten im Zytoplasma (APAAP). **D** Typ-IV-Kollagenase-mRNA-Nachweis in Tumorzellen eines Adenokarzinoms

Abb. 67 A – C. Tabellarische Übersicht der Typ-IV-Kollagenase-Immunreaktivität in ▶ Tumorzellen und Stromazellen bei Präneoplasien und histologisch unterschiedlich differenzierten Lungentumoren: **A** Zunahme der Typ-IV-Kollagenasepositivität mit zunehmender entzündlicher Stromareaktion in den einzelnen Diagnosegruppen. **B** IRS in den einzelnen Diagnosegruppen (PP = Prozentuale Anzahl positiver Zellen, SI = Färbeintensität). **C** Quantitative Verteilung der IRS für Typ-IV-Kollagenase in Präneoplasien und Lungentumoren. Zunahme der IRS mit zunehmendem Dysplasiegrad bis zum Carcinoma in situ. Höchste Typ-IV-Kollagenase-Immunreaktivität in plattenepithelial differenzierten Lungentumoren, gefolgt von kleinzelligen und adenoid differenzierten Lungentumoren

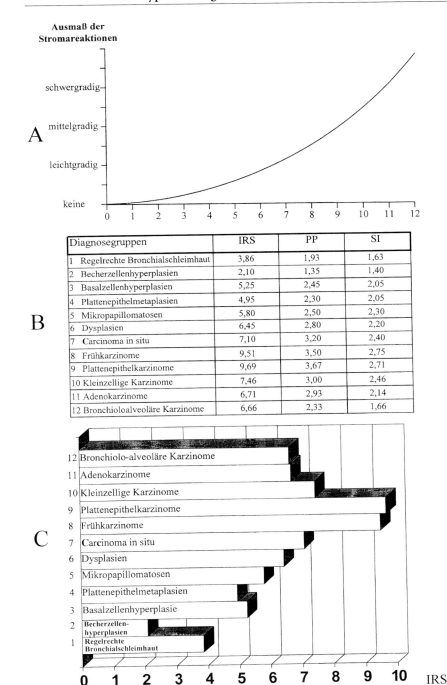

Ausmaß der Stromareaktionen

A

	schwergradig
	mittelgradig
	leichtgradig
	keine

0 1 2 3 4 5 6 7 8 9 10 11 12

B

Diagnosegruppen	IRS	PP	SI
1 Regelrechte Bronchialschleimhaut	3,86	1,93	1,63
2 Becherzellenhyperplasien	2,10	1,35	1,40
3 Basalzellenhyperplasien	5,25	2,45	2,05
4 Plattenepithelmetaplasien	4,95	2,30	2,05
5 Mikropapillomatosen	5,80	2,50	2,30
6 Dysplasien	6,45	2,80	2,20
7 Carcinoma in situ	7,10	3,20	2,40
8 Frühkarzinome	9,51	3,50	2,75
9 Plattenepithelkarzinome	9,69	3,67	2,71
10 Kleinzellige Karzinome	7,46	3,00	2,46
11 Adenokarzinome	6,71	2,93	2,14
12 Bronchioloalveoläre Karzinome	6,66	2,33	1,66

C

12 Bronchiolo-alveoläre Karzinome
11 Adenokarzinome
10 Kleinzellige Karzinome
9 Plattenepithelkarzinome
8 Frühkarzinome
7 Carcinoma in situ
6 Dysplasien
5 Mikropapillomatosen
4 Plattenepithelmetaplasien
3 Basalzellenhyperplasie
2 Becherzellen-hyperplasien
1 Regelrechte Bronchialschleimhaut

0 1 2 3 4 5 6 7 8 9 10   IRS

Mit zunehmender Epitheltransformation und Tumorrealisation ist eine gesteigerte Typ-IV-Kollagenaseexpression in atypischen Epithelzellen und Tumorzellen zu dokumentieren. Es kann eine mRNA-Expression in Tumorzellen bösartiger Lungentumoren nachgewiesen werden (Abb. 66B, D) (Tolnay et al. 1997; Soini et al. 1993). Bei Tumorvorstadien ist die fokale lytische Destruktion der Basalmembranzone offensichtlich bevorzugt auf eine gesteigerte proteolytische Aktivität neutrophiler Granulozyten, Makrophagen, Endothelzellen und Fibroblasten zurückzuführen. Die immunhistochemischen Untersuchungsergebnisse werden durch erhobene Befunde mit der Methode der In-situ-Hybridisierung bestätigt.

Bezogen auf den histologischen Differenzierungsgrad ist die mRNA-Expression quantitativ und qualitativ am stärksten in Tumorzellen von Plattenepithelkarzinomen ausgeprägt. Im begleitenden entzündlichen Stroma kann eine mRNA-Expression in Entzündungszellen, Fibroblasten und Endothelzellen dokumentiert werden.

Als ursächlich für die vergleichbar hohe Typ-IV-Kollagenaseexpression in Plattenepithelkarzinomen der Lungen im Vergleich zu kleinzelligen Karzinomen, wird das langsamere Wachstumsverhalten dieses Tumortyps diskutiert.

Aufgrund langsameren Wachstumsverhaltens kann ein Turnover von Basalmembranstrukturen noch stattfinden, so daß Basalmembrankomponenten kontinuierlich auf- und abgebaut werden können. Des weiteren konnte gezeigt werden, daß Plattenepithelkarzinome in der Lage sind, große Mengen des Wachstumsfaktors TGF-β zu synthetisieren; TGF-β wiederum induziert in Tumorzellen die Synthese von Typ-IV-Kollagenase (Sporn u. Roberts 1992). Die Korrelation zwischen fragmentierten und unterbrochenen Basalmembranen und der Expression von Typ-IV-Kollagenase legt den Schluß nahe, daß die Produktion und die Aktivität dieses Enzyms direkt an der Destruktion von Basalmembrankomponenten beteiligt sind und damit die Grundlage für das infiltrierende Tumorwachstum bilden (Campo et al. 1992). In Übereinstimmung mit unseren Befunden konnten auch Polette et al. 1996 eine gesteigerte Kollagenaseexpression nachweisen. Auch in Adenokarzinomen der Mamma, in kolorektalen Karzinomen (Nöel et al. 1994; Poulsam et al. 1992) und in Pankreaskarzinomen (Gress et al. 1995) konnte Typ-IV-Kollagenase-mRNA sowohl in Tumorzellen als auch in Stromazellen und Entzündungszellen nachgewiesen werden.

Die Befunde einer verstärkten Kollagenaseexpression in Tumorzellen und Stromazellen weisen auf eine Interaktion von Stromazellen und neoplastisch transformierten Zellen bei der Proteolyse von Basalmembrankomponenten und extrazellulären Matrixstrukturen hin. Andere Untersuchungsgruppen konnten derartige positive Korrelationen nicht demonstrieren (Eisenbach et al. 1985; Teale et al. 1987; Köpf-Maier 1996). Im Rahmen der Tumorrealisation und Tumormanifestation wird das unter physiologischen Bedingungen vorliegende Gleichgewicht zwischen Proteinasen und Proteinaseinhibitoren (TIMP1, TIMP2) zugunsten der Proteinasen verschoben.

Durch die Gabe von TIMP-Proteinen bzw. exogenen Antikörpern gegen Typ-IV-Kollagenase konnten die Invasion von Tumorzellen und die Anzahl der Metastasen in vivo verringert werden (Schulz et al. 1988; de Clerk et al. 1991; Albini et al. 1991).

Die komplexen Beziehungen zwischen Zytokinen und Proteasen wurden in den letzten Jahren genauer untersucht. Durch Zytokine, Wachstumsfaktoren oder bakterielle Endotoxine können verschiedene Zelltypen wie Fibroblasten, Monozyten und Endothelzellen stimuliert werden, die Zytokine IL-8 und MCP zu produzieren. Diese lösen eine chemotaktische Reaktion aus und locken neutrophile Granulozyten und Makrophagen an, die dann proteolytische Enzyme sezernieren. Des weiteren besitzen die im Rahmen der Destruktion der Basalmembranzone entstehenden Peptide aus Kollagen, Elastin und Fibronektin eine chemotaktische Wirkung auf Granulozyten und Fibroblasten (Laskin et al. 1986; Opdenakker u. van Damme 1991).

Die Komplexität der ineinandergreifenden Vorgänge bei der Degradation extrazellulärer Matrixstrukturen durch proteolytische Enzyme im Rahmen der Kanzerogenese ist bisher nur annähernd faßbar. Weitere Untersuchungen zur Biosynthese der Typ-IV-Kollagenase der spezifischen Inhibitoren sowie über Rezeptoren für Metalloproteinasen und deren Lokalisation sind notwendig.

8.2
Integrine und proteolytische Enzyme

Die Anheftung von Tumorzellen an Basalmembranen wird über Integrinrezeptoren für Laminin und Typ-IV-Kollagen vermittelt (Dedhar 1990;

Albelda u. Buck 1990; Albelda 1993). *Der 2. Schritt* bei der Tumorzellinvasion, die Freisetzung proteolytischer Enzyme, soll über die Interaktion zwischen zellulärer und extrazelluläre Matrix induziert werden. Experimentelle Studien konnten belegen, daß die Bindung synthetischer Peptide an die A-Kette des Laminins über Laminrezeptoren zu einer Freisetzung der Typ-IV-Kollagenase führt (Kanemoto et al. 1990). So würde die Bindung verschiedener Integrinrezeptoren über ihre Liganden oder Fragmente zu einer Integrin-vermittelten Signaltransduktion für die Synthese und Freisetzung von Proteasen führen, die dann extrazelluläre Matrixkomponenten destruieren könnten. Der *3. Schritt* der Tumorzellinfiltration, die aktive Migration von Tumorzellen in das interstitielle Stroma, soll ebenfalls über Integrine vermittelt werden, seit bekannt ist, daß Laminin- und Fibronektinmoleküle die haptotaktische Migration von B16-Mausmelanomzellen in vitro fördern (Liotta u. Stetler-Stevenson 1991). Laminin und Fibronektinrezeptoren sollen in größerer Anzahl auf Zytoplasmaprotrusionen, die über den Einfluß von Zytokinen induziert werden, vorhanden sein. Die wesentliche Bedeutung des Lamininrezeptorintegrins α-6-β-1 für die Invasion von Tumorzellen durch die Basalmembran wurde durch die Überexpression dieses Integrins durch Tumorzellen belegt. Über die Gabe monoklonaler Antikörper gegen die α-6-Untereinheit des Laminrezeptors kann die Invasion von Tumorzellen gehemmt werden. Man geht heute davon aus, daß die Phosphorylierung der Integrine ihre Fähigkeit zur Bindung an intrazelluläre Zytoskelettstrukturen und extrazelluläre Matrixliganden beeinflußt (Buck u. Horwitz 1987). Während im Rahmen der Tumorzellinvasion die Expression von Vitronektinrezeptoren unverändert ist, wird der Fibronektinrezeptor drastisch erniedrigt. Während der Laminrezeptor normaler Epithelzellen nur an Laminin in der Basalmembran bindet, konnte in Tumorzellen eine zirkuläre Anordnung von Laminrezeptoren auf der gesamten Tumorzelloberfläche nachgewiesen werden (Köpf-Maier u. Sass 1996).

Der Prozeß der Tumorprogression ist sehr komplex. Die Tumorzellen weisen sowohl eine erniedrigte als auch erhöhte Adhäsionsfähigkeit an verschiedene extrazelluläre Matrixmoleküle zu verschiedenen Zeiten der Tumorrealisation auf (Ruoslathi u. Giancotti 1989).

9 Angiographische Befunde zur Vaskularisation in Lungentumoren

Voraussetzungen für die Bewertung tumorassoziierter Gefäßveränderungen sind Kenntnisse über die pathologisch-anatomischen Verhältnisse der Blutkreisläufe der Lungen. Da die Lungen über 2 verschiedene Kreisläufe – den funktionellen und den nutritiven – mit Blut versorgt werden, stellt sich zunächst die *Frage,* über welches Gefäßsystem der Vorgang des Sprouting erfolgen kann und ob im Rahmen der Tumorrealisation tumorbedingte Gefäßveränderungen angiographisch faßbar sind, die den morphologisch beschriebenen Befunden zur Seite gestellt werden können.

9.1
Funktioneller Kreislauf: Anatomie

Der im vorderen Mediastinum gelegene, 30 mm im Durchmesser große Hauptstamm der A. pulmonalis teilt sich in die je 3,5 – 5 cm langen Aa. pulmonales sinistra und dextra, wobei die rechte A. pulmonalis mit etwa 24 mm Durchmesser etwas großkalibriger ist. Der Stamm der linken A. pulmonalis überkreuzt zusammen mit der Aorta den linken Hauptbronchus, um dann seitlich vom Unterlappenbronchus zu verlaufen. Demgegenüber kreuzt die rechte Pulmonalarterie den Unterlappenbronchus, so daß der rechte Oberlappenbronchus oberhalb, der linke Oberlappenbronchus unterhalb der Arterie verläuft. Der intrapulmonale Verlauf der Pulmonalarterien ist durch die strenge stromale Gliederung von Lungensegmenten bis in den Bereich der Azini vorgegeben. Sie verlaufen in der zentralen Bronchusgefäßachse in enger topographischer Beziehung zu den Bronchien. Nach topographischen und morphometrischen Gesichtspunkten lassen sich Segment-, Subsegment-, Prälobular- und Lobulararterien bis hin zu den Terminalarterien unterscheiden (Dotter u. Steinberg 1949; Giese 1957; Junghanns 1958; Müller 1985b; Müller u. Theile 1994a, b).

Nach postmortalen Angiographien lassen sich die Pulmonalarterien von den Segmentarterien bis in den Bereich der Prälobulararterien verfolgen. Als Vasa publica versorgen sie die Alveolarsepten, die Bronchioli respiratorii und die distalen Bindegewebesepten.

Die *pulmonalen Venen* entwickeln sich aus einer gemeinsamen Ausstülpung des rechten Vorhofs. Nach frühzeitiger Teilung erfolgt die Ausdifferenzierung parallel zur Pulmonalarterienentwicklung. Die Pulmonalvenen verlaufen in der Peripherie i. allg. in den stromalen Septen und sammeln das Blut aus der Pleura und den benachbarten Lobuli. Das Blut aus dem Ober- bzw. Ober- und Mittellappen wird von der V. pulmonalis superior, das Blut aus dem Unterlappen von der V. pulmonalis inferior gesammelt.

9.2
Nutritiver Kreislauf: Anatomie

Die nutritive Versorgung der Lungen und Pleura erfolgt über die Bronchialarterien, wobei die linke Bronchialarterie aus der Aorta, die rechte meist aus der 3. oder 4. Interkostalarterie entspringt. Die Äste der Bronchialarterien verlaufen zwischen A. pulmonalis und Hauptbronchien. Im Bereich der terminalen Strombahn bilden Bronchialarterien und Pulmonalarterien arterioarterielle Anastomosen aus, wodurch auch nach Verschluß eines größeren Pulmonalarterienastes eine partielle Blutversorgung des Lungengewebes möglich ist. Die großen Bronchien besitzen eigene *Bronchialvenen,* die am Hilus in die Hauptäste der Pulmonalvenen münden. Die hilusnah entstehenden Bronchialvenen besitzen Abflußwege über die V. azygos und V. hemiazygos. Zwischen den arterioarteriellen Anastomosen und den Venen wurden arteriovenöse Anastomosen beschrieben, die im Peribronchium und im Subpleuralraum beobachtet werden können. Praktische Bedeutung erlangen diese Anastomosen bei pathologischen Prozessen, z. B. bei Lungenembolien, nur dann, wenn es durch Verlegung der peripheren arteriellen Lungenstrombahn zu Druckerhöhungen mit konsekutiven Shunts und dadurch bedingter Zyanose im peripheren Blut kommt (Müller u. Theile 1994a, b).

Die Aa. und Vv. bronchiales versorgen als Vasa privata das Gewebe der Bronchien bis zu den Bronchioli terminales und das der Arterien mit dem umgebenden Bindegewebe sowohl mit Sauerstoff als auch mit Nährstoffen.

9.3
Pulmonalangiographische Befunde in Lungentumoren

Nach postmortalen *Pulmonalisarteriographien* beteiligen sich die Gefäße des arteriellen funktionellen Kreislaufs nicht entscheidend an der nutritiven Versorgung bösartiger Lungentumoren (Seldinger 1953; Müller u. Meyer-Schwickerath 1978; Fisseler-Eckhoff et al. 1987c). Die Äste des funktionellen Kreislaufs sind in vorgeschrittenen Tumorphasen reduziert.

Bei *zentralen hilusnahen bösartigen Lungentumoren* werden frühzeitig tumornahe Pulmonalarterienäste vom Kaliber der Segment- und Lappenarterien komprimiert, verzogen und abgedrängt. Hieraus resultieren auch bei noch kleinen zentralen Tumoren (T1-Stadium) ausgedehnte arterielle Perfusionsstörungen mit Abschaltung ganzer Lungensegmente vom funktionellen Kreislauf.

Bei *intermediären bösartigen Lungentumoren* mit Ausgangspunkt von den Segment- oder Subsegmentbronchien sind die Teilungswinkel der Segment- und Subsegmentarterien hilipetal des Tumors stumpfwinklig aufgeweitet. Am Tumorrand, im Bereich sekundärer Resorptionsatelektasen und Pneumonien sind die angiographisch faßbaren Äste der Pulmonalarterien parallelisiert und gebündelt.

Beim *peripheren Bronchialkarzinom,* mit Ausgangspunkt von Bronchien 5. und höherer Ordnungszahl, sind im Prälobularbereich Gefäßveränderungen nachzuweisen. In frühen Entwicklungsstadien wechseln Gefäßabbrüche mit feinflockigen, baumwollartigen und ungeordneten Gefäßbildern. Gefäßinfiltrationen ließen sich angiographisch erst relativ spät nachweisen, da die größeren Pulmonalarterienäste dem Tumor am längsten widerstehen können (Abb. 68A, B).

Das Ausmaß der pulmonalangiographisch faßbaren Pulmonalgefäßveränderungen reicht bei Bronchialkarzinomen von einer allgemeinen Kaliberabnahme im Bereich atelektatischer Lungenabschnitte, über Stenosen, Gefäßdeviationen, sekundäre Intimaproliferation und Gefäßthrombosen bis zu einem völligen Kontinuitätsabbruch im zentralen, intermediären und peripheren Bronchialkarzinom. Die Unregelmäßigkeiten im Verlauf der Pulmonalarterien sind als passive Folgeerscheinung des Tumorwachstums zu werten und vom biologischen Verhalten sowie von der Größe des Tumors abhängig. Die postmortal erhobenen Befunde lassen sich zwanglos auf klinisch angiographische Befunde übertragen und ermöglichen Rückschlüsse auf tumortypische Gefäßanomalien der Pulmonalarterien beim Bronchialkarzinom (Fisseler-Eckhoff et al. 1987c).

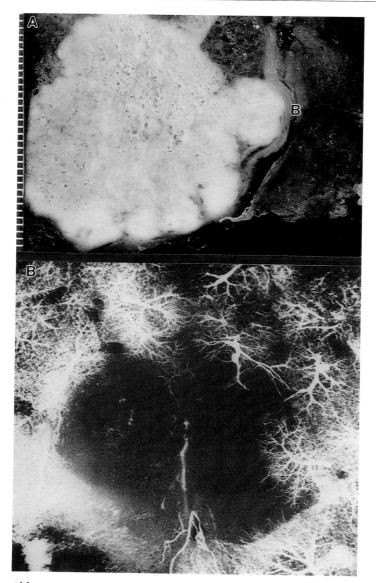

Abb. 68 A, B. Makrofotogramm der Schnittfläche eines Adenokarzinoms und Röntgenbild nach Angiographie eines Operationsresektats. **A** Homogene unregelmäßig begrenzte Schnittfläche mit Bronchuskompression (B) im Randbereich. **B** Pulmonalarteriogramm mit fast fehlender Vaskularisation im Tumor. Rarefizierte Pulmonalarterienäste im Tumorrandbereich

9.4
Bronchialarteriographische Befunde in Lungentumoren

Angiographisch konnte die *nutritive Versorgung* der Bronchialschleimhaut und der mit ihr assoziierten Präneoplasien sowie der Bronchialkarzinome durch die Äste des Bronchialsystems belegt werden und der Verlauf der Bronchialarterien in unterschiedlichen Stadien von Lungentumoren analysiert werden (Müller u. Meyer-Schwickerath 1978).

In *frühen Tumorstadien bis zu einer Tumorgröße von 2 cm* entsprechend einem *T1-Stadium* sind die originären, in der Bronchuswand verlaufenden Bronchialarterienäste nicht vermehrt ausgebaut. In Tumornähe ist eine deutliche Proliferation und Erweiterung der Bronchialarterien mit hilifugalem Verlauf und Begleitung kleiner Gefäße nachweisbar. Im Tumorbereich werden überwiegend neu gebildete, kleine, verästelte Gefäße, die aus größeren noch hilifugal gerichteten Bronchialarterien entspringen und ein Gefäßnetzwerk bilden, beobachtet (Abb. 69A, C). Bezogen auf die Gefäßkaliber weisen die originären, die Tumorgefäße versorgenden Bronchialarterien einen mittleren Durchmesser von 400 – 600 µm auf, die Gefäße sind glattwandig und zeigen keine auffallenden Schlängelungen. Die in Tumornähe gelegenen weitlumigen Bronchialarterien weisen Lichtungsweiten von 250 – 400 µm auf, während die im Tumor gelegenen angiomatösen Gefäßnetze Lichtungsweiten von 40 – 150 µm zeigen. Histologisch ist die Wand dieser angiomatösen Gefäße aus einem flachen Endothel und schmalen Faserlagen aufgebaut.

Mit fortschreitendem Tumorwachstum weisen Tumoren mit einer *Tumorgröße von 3 – 5 cm (T2-Stadium)* eine zunehmende Neubildung von Bronchialarterien auf. Das expansive Tumorwachstum führt zu einer bogenförmigen Abdrängung der in Tumornähe gelegenen 200 – 500 µm großen Bronchialarterien. Diese werden von neu gebildeten 100 – 250 µm großen Bronchialarterien in der Tumorperipherie begleitet, die Unregelmäßigkeiten des Innenreliefs mit Einengungen bis zu vollständigen Gefäßverschlüssen im Tumorbereich aufweisen. Im Tumor dominieren 20 – 80 µm große kapilläre wollknäuelartige deformierte Gefäße, die aus den am Rande des Tumors gelegenen Gefäßen gespeist werden. Histologisch weisen die Wandungen der Gefäße flache Endothellagen, schmale bindegewebige äußere Wandabschnitte mit vereinzelt auch schmalen Muskelfaserbündeln auf. Die kapillären Gefäße liegen zwischen den Tumornestern in Bindegewebesepten und dem leicht fibrosierten Bindegewebe des befallenen Lungenlappens. Die angiographisch nachweisbare wollknäuelartige Vaskularisation ist auf den Tumor

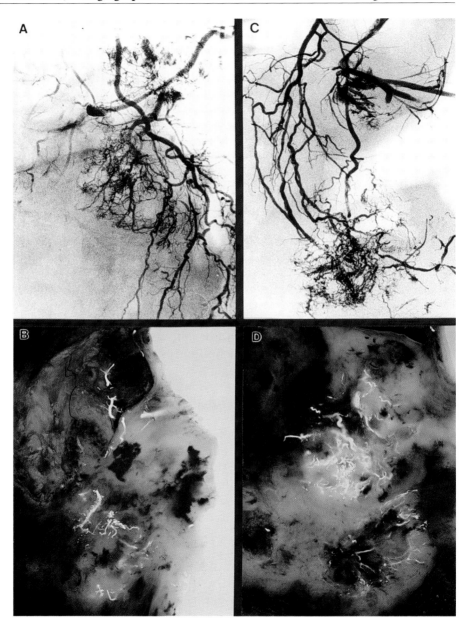

◄ **Abb. 69 A – D.** Bronchialarteriographische Gefäßbefunde in bösartigen Lungentumoren. **A** Bronchialarteriogramm eines zentral gelegenen Bronchialkarzinoms mit hilifugalem Verlauf der Bronchialarterien. Im Tumorbereich überwiegend kleinkalibrige neugebildete verästelte Gefäße aus Ästen hilifugal gerichteter Bronchialarterien mit Entwicklung eines Gefäßkonvolutes. (Aus: Müller u. Meyer-Schwickerath 1978). **B** Korrespondierendes Makrophoto des Tumors mit in der Tumorperipherie gelegenen kleinen, mit Kontrastmittel gefüllten, korkenzieherartig verlaufenden Bronchialarterien. **C** Bronchialarteriographisch faßbare tumorbedingte Hypervaskularisation mit netzförmigen, korkenzieherartigen und geknäulten Gefäßformationen unterschiedlichen Kalibers im Tumorbereich. **D** Korrespondierendes makroskopisches Bild des Lungentumors mit atypischen kleinen kontrastmittelgefüllten Gefäßkonvoluten

---

beschränkt und stellt eine klinisch-diagnostische Hilfe in der Beurteilung der Größe und Lokalisation des Tumors dar.

Mit zunehmendem Tumorwachstum werden die angiographisch faßbaren Vaskularisationsmuster ungeordneter. In *T3-Tumorstadien* konnte eine tumorbedingte Hypervaskularisation mit netzförmiger, korkenzieherartiger und geknäulter Gefäßformation unterschiedlichen Kalibers nachgewiesen werden (Abb. 69 C, D). Die Befunde korrelieren gut mit Ergebnissen intravitaler selektiver Bronchialarteriogramme (Borek et al. 1970; Schönleben et al. 1975). Die in Tumornähe gelegenen Bronchialarterien sind an der Vaskularisation des Tumors beteiligt. Sie ziehen teils direkt hilifugal in das Tumorzentrum, teils weichen sie bogenförmig ab und bilden zahlreiche Anastomosen aus. Aus 200 – 700 µm großen in der Tumorperipherie gelegenen Bronchialarterien, die z.T. erhebliche Lumenschwankungen bis hin zu vollständigen Gefäßverschlüssen aufweisen, entspringen 20 – 150 µm große Gefäßäste. In Übereinstimmung mit früheren Untersuchungen konnten im Tumorzentrum ausgedehnte Nekrosen mit im Randbereich gelegenen Resten originärer Bronchialarterien nachgewiesen werden, aus deren Gefäßstümpfen 50 – 150 µm große korkenzieherartig geschlängelt verlaufende Arterien entspringen, die die Nekrosen wie ein feinmaschiges Netz durchziehen (Ikeda et al. 1968; Borek et al. 1970). Die im Tumorbereich gelegenen neugebildeten Bronchialarterienäste gewinnen hiernach Anschluß an tumorperiphere Anteile des originären Bronchialarteriensystems.

Nach angiographischen Befunden sind auch Bronchialarterienäste aus tumorbenachbarten Lappen über die Ausbildung arterioarterieller Anastomosen an der Vaskularisation von Lungentumoren beteiligt (Müller u. Meyer-Schwickerath 1978).

Die angiographischen Untersuchungen korrelieren gut mit Befunden an Korrosionspräparaten experimentell erzeugter Kolonkarzinome von Ratten und Mäusen, in denen eine in 2 Phasen verlaufende Organisation der neoplastischen Mikrozirkulation belegt werden konnte (Skinner et al. 1990). Während die erste Phase durch eine zunehmende Elongation und Dilatation präexistenter Gefäße ohne Nachweis einer Neovaskularisation gekennzeichnet war, entwickeln sich in einer 2. Phase ab einer bestimmten Tumorgröße aus der bestehenden Endstrombahn neue Kapillaren, die bezogen auf die Ursprungsgefäße Unterschiede in der Morphologie und räumlichen Anordnung aufwiesen (Skiller et al. 1990). In experimentell erzeugten Hamstermelanomen konnte eine ungeordnete Zirkulationsarchitektur mit abnormal geschlängelt verlaufenden Gefäßen mit zahlreichen Mikroaneurysmen nachgewiesen werden. Thrombosierungen, Kapillarkompressionen und arteriovenöse Shunts wurden als ursächlich für die trotz hoher Kapillardichte insuffiziente Gewebeoxygenierung mit hypoxischen Zellschäden im Tumorzentrum verantwortlich gemacht (Endrich et al. 1983).

Während, wie bereits erwähnt, im Bereich der Tumorperipherie, der sog. Wachstumzone, die Angiogenese in bösartigen Lungentumoren am stärksten ausgeprägt ist, dominieren mit zunehmendem Tumorwachstum im Tumorzentrum Nekrosen bis hin zu ausgedehnten Kavernenbildungen.

Gabbert u. Wagner (1983) konnten in experimentell erzeugten Kolonkarzinomen zeigen, daß unabhängig vom Grad der Differenzierung die Tumorzellproliferation mit zunehmendem Kapillarabstand abnimmt und daß trotz unterschiedlicher Proliferationsindizes das Vaskularisationsmuster bei hoch und niedrig differenzierten Karzinomen kaum unterschiedlich ist. Demgegenüber weisen angiographische Befunde Unterschiede zwischen hoch- und niedrig differenzierten Tumoren in der Form auf, daß in hochdifferenzierten Plattenepithelkarzinomen und Adenokarzinomen in der Regel ein noch relativ geordnetes Gefäßbild vorherrscht, während schnell wachsende niedrig-differenzierte kleinzellig-anaplastische Tumoren angiomatöse Gefäßkonvolute aus kleinsten neugebildeten Kapillaren zeigen. Weitere Störungen der Endstrombahn maligner Tumoren sind ein verlangsamter kapillärer und venöser Blutstrom (Peters u. Teixera 1987), eine erhöhte Filtrationsrate der Gefäße (Gullino 1975) und eine fehlende Lymphdrainage im Frühstadium des Tumorwachstums (Peters u. Teixera 1987).

9.5
Angiogenese und Metastasierung

Infiltration, Intravasation und Metastasierung maligner Neoplasien sind sehr komplex und laufen in mehreren Schritten ab (Abb. 70). Nach Initiierung und Promotion der Neoplasie, die sich auf DNA-Ebene vollziehen, folgt die klonale Expansion und die tumorale Progression bis zur Bildung des Primärtumors. In diesem Stadium ist der Tumor mikroskopisch sichtbar, zur klinischen Manifestation können jedoch noch Jahre bis Jahrzehnte, entsprechend unterschiedlicher Latenzzeiten, vergehen. Der Tumor befindet sich in der avaskulären Phase, in der Endothelzellen noch ruhen. Für die weitere Entwicklung des Tumors und für den Übergang der Neoplasie in die vaskuläre Phase sind angiogenetische Vorgän-

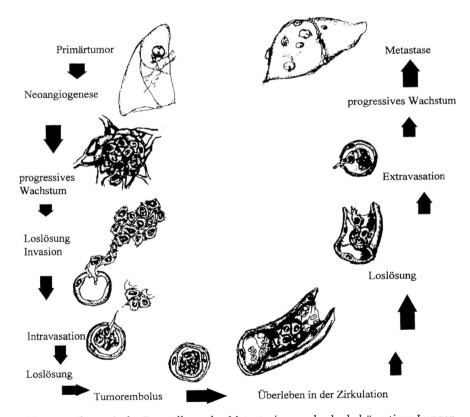

Abb. 70. Schematische Darstellung der Metastasierungskaskade bösartiger Lungentumoren

ge innerhalb des Tumors und im benachbarten Gewebe entscheidend. Das invasive Verhalten der sich lösenden Tumorzellen wird über die Freisetzung von proteolytischen Enzymen beeinflußt. Einige neoplastische Zellen besitzen darüberhinaus die Fähigkeit der gezielten Migration durch parakrin und autokrin sezernierte Botenstoffe und die Fähigkeit der ungerichteten Migration. Die Tumorzelle, beziehungsweise ein Tumorzellverband wandert in kleinere Venen und Venolen sowie in Lymphgefäße ein. Eine Infiltration des arteriellen Gefäßsystems ist selten (Blood u. Zetter 1990). Das Ausmaß der Metastasierung ist abhängig von der absoluten Zahl der invadierten Tumorzellen in das Gefäß- und/oder Lymphsystem, dem Ausmaß der Neovaskularisation und der Fähigkeit der Tumorzellen, sich vor der Zytotoxizität der wirtseigenen T-Lymphozyten, Monozyten und natürlichen Killerzellen zu schützen. Um einen gewissen Schutz gegen die Zytotoxizität dieser Zellen aufzubauen, bildet die Tumorzelle einen Embolus, der sich aus Fibrin, Thrombin, Thrombozyten und anderen Bestandteilen zusammensetzt, da das Überleben der Tumorzelle im Blutstrom eine der Basisvoraussetzungen für die Metastasierung ist. Durch Zelladhäsionsmoleküle und Substratadhäsionsmoleküle tritt eine Tumorzelle mit Endothelzelloberfläche in Verbindung (Juliano 1987). Es folgt eine Extravasation aus dem Gefäß, eine Überbrückung der Basalmembranzone mittels verschiedener sezernierter Enzyme und eine Invasion in das angrenzende Gewebe. Die metastasierte Zelle beginnt mit proliferativen und neovaskularisatorischen Vorgängen, bis es zur Realisation einer manifesten Metastase kommt.

Zwischen Vaskularisationsgrad eines Primärtumors, der Existenz regionärer Metastasen in Lymphknoten und dem Ausmaß der Fernmetastasierung konnten positive Korrelationen z. B. bei Mammakarzinomen nachgewiesen werden (Weidner et al. 1990/91). Auch bei kutanen malignen Melanomen wurden positive Beziehungen zwischen dem Grad der Neovaskularisation und der Metastasierung beschrieben (Srivastava et al. 1986, 1988; Herlyn et al. 1987). Der Grad der Neovaskularisation wird als Prognosefaktor diskutiert. So konnte für nicht-kleinzellige Karzinome der Lunge (Macchiarini et al. 1992) und für invasive Prostatakarzinome (Weidner et al. 1993) ebenfalls eine steigende Tendenz zur Ausbildung von Metastasen in Abhängigkeit vom Ausprägungsgrad der Neovaskularisation nachgewiesen werden.

9.6
Therapeutische Relevanz

Klinisch orientierte Untersuchungen zur Angiogenese waren in den letzten Jahren im wesentlichen auf Fragen der Quantifizierung der Angiogenese als Parameter für Diagnose und Prognose, Möglichkeiten der Beschleunigung der Angiogenese im Rahmen der Wundheilung und therapeutische Möglichkeiten zur Hemmung der Angiogenese ausgerichtet (Folkman 1995). Die Angiogenese gehört zu den entscheidenden Vorgängen bei physiologischen und pathologischen Prozessen. Tumorwachstum und Metastasierung sind direkt angiogeneseabhängig (Ausprunk u. Folkman 1977; Auerbach et al. 1977; Jaeger et al. 1995; Strieter et al. 1995; Folkman 1995).

Die Vorgänge der Vaskularisation in Geweben und Organen sind streng kontrollierte Prozesse. Die Endothelzellen gehören zu den Zellen mit der niedrigsten Zellwechselrate im menschlichen Organismus. Endothelzellen sind keine postmitotischen Zellen, sondern sie entsprechen eher ruhendem Endothel, das durch pathologische Abläufe aktiviert wird. Während unter ruhenden Bedingungen die Zellwechselrate bei 1000 Tagen liegt, wird diese im Rahmen der Angiogenese, vergleichbar der von Knochenmarkszellen, auf 5 Tage verkürzt (Denekamp 1993).

In der Tumorumgebung wird die strenge Restriktion der Bildung neuer Gefäße durch die Aktivierung von Endothelien durch sezernierte angiogenetisch wirksame Faktoren unterbunden (Folkmann u. Cotran 1976; Schor u. Schor 1983; Folkman 1985; Paweletz u. Knierim 1989; Strieter et al. 1995). Im Verlauf der Aktivierung von Endothelzellen werden Onkogene aktiviert und im Gegenzug verlieren Suppressorgene der Angiogenese innerhalb der Endothelien ihre Wirksamkeit (Koi u. Barrett 1986; Rastinejad et al. 1989; Moroco et al. 1990; Ito et al. 1995). So zeigen Befunde an Prostatakarzinomen, daß beispielsweise durch die Existenz des Ras-Onkogens innerhalb der Zellen des Drüsengewebes eine Induktion von dysplastischen Veränderungen mit einhergehender Neoangiogenese provoziert wird (Bouck 1990).

Therapiehypothesen zur Antiangiogenese sehen vor, bei unmittelbar auf die Neoangiogenese angewiesenen Erkrankungen („angiogenesis dependent diseases") und bei malignen Tumoren Angiogeneseinhibitoren einzusetzen. Die anzustrebenden Interventionen umfassen die Blockade der Synthese und Freisetzung angiogener Peptide, die Unterbindung des Transports angiogener Peptide zur Endothelzelle, die Beeinflussung der Interaktion des Peptids mit seinem Rezeptor und die Präsentation des Wachstumsfaktorrezeptors auf der Blutgefäßzelle.

Tumortherapien mit antiangiogenetisch wirksamen Faktoren werden als *adjuvante Therapie, zur Palliation,* als *prophylaktische Therapie* zur Vermeidung eventueller Tumorrezidive und als *antimetastatisch* wirksame Therapie bei Lungentumoren eingesetzt. In den letzten Jahren ist eine Vielzahl von Faktoren beschrieben worden, die eine Hemmung oder Verringerung angiogenetischer Aktivität bewirken (Vulkanovic u. Isaacs 1995).

Interferone, als von Zellen sezernierte Proteine und Glykoproteine, sind einerseits als antiviral wirkende Agenzien bekannt (Friedmann 1977), andererseits beeinflussen sie die Zelldifferenzierung und modulieren die Zellproliferation (Sonnenfeld 1980). Sie wirken hemmend auf die Proliferation von Endothelzellen, die in vivo für die immunologische Antwort des Körpers gegenüber einem infiltrativ wachsenden Tumor verantwortlich ist und infolgedessen die Tumorprogredienz hemmt (Sidky u. Borden 1987).

Zusammenfassend wird die Angiogenese in Tumoren offensichtlich sowohl über die Sekretion von angiogenen Wachstumsfaktoren aus Tumorzellen oder dysplastischen Epithelzellen in Präneoplasien der Bronchialschleimhaut als auch durch Entzündungszellen, Makrophagen, Fibroblasten und Mastzellen im Rahmen der begleitenden entzündlichen Stromareaktion induziert.

Die Vorgänge der Angiogenese sind sehr komplex und ein weites Feld für wissenschaftliche Untersuchungen. Dabei stehen autokrine und parakrine Vorgänge im Mittelpunkt, die Ausdruck eines gestörten Zusammenspiels zwischen angiogenetisch und angiostatisch wirkenden Faktoren sind (Liebermann et al. 1987). Mögliche neue wissenschaftliche Ansätze auf molekulargenetischer Ebene sind die Messung des VEGF-mRNA-Levels in Tumoren über Northern-blot-Analysen, leider ist dies aber aufgrund der geringen Gewebeproben und der dadurch zur Verfügung stehenden geringen Mengen von RNA oft an bioptisch entnommenen Tumorproben nicht möglich. Der Nachweis von VEGF über die quantitative RT-PCR ist praktikabler. Die VEGF-Expression, bestimmt durch In-situ-Hybridisierung und/oder Immunhistochemie, wird ebenfalls als Indikator für den Grad der Tumormalignität und damit als Prognosefaktor angesehen.

10 Zusammenfassende Darstellung der Stromareaktionen in histologisch unterschiedlich differenzierten Lungentumoren

In Abhängigkeit vom führenden histologischen Tumortyp lassen sich in Lungentumoren Unterschiede im Stromamuster, in der Zusammensetzung der am Aufbau des Stromas beteiligten extrazellulären Makromoleküle (Abb. 71), in der quantitativen und qualitativen Verteilung von epithelialem Tumorgewebe, Nekrosen und Stroma morphologisch und morphometrisch dokumentieren. Sekundäre Stromareaktionen aufgrund regressiver Veränderungen sind im wesentlichen Folge von Gefäßinfiltrationen, -destruktionen, -kompressionen und -obliterationen (Abb. 72). Während kleinzellige Karzinome die stärkste angiogenetische Potenz aufweisen (Tabelle 7, 8), zeigen Plattenepithelkarzinome die stärkste proteolytische Aktivität (Abb. 67). Adenokarzinome sind in fortgeschrittenen Entwicklungsstadien durch stärkergradige zentrale Tumorvernarbungen charakterisiert. Dies kann zur Fehlinterpretation der sekundären Tumorvernarbung als sogenanntes Narbenkarzinom führen.

In der Diagnostik bösartiger Lungentumoren wurde die Bewertung der Stromareaktion bisher weitgehend vernachlässigt, obwohl charakte-

Tabelle 8. Tabellarische Übersicht der Anzahl meßbarer Blutgefäße pro Flächeneinheit als Hinweis auf die Angiogenese in histologisch unterschiedlich differenzierten Lungentumoren. Vergleich der Gefäßanzahl, Gefäßzahlvarianz und Gefäßdurchmesser in den führenden Tumortypen

Vergleich der Neovaskularisation	Plattenepithel-karzinom	Adenokarzinom	Kleinzelliges Karzinom
Durchschnittliche Gefäßanzahl in Re und PE	+	++	+++
Gefäßanzahlvarianz	+++	++	+
Gefäßanteil in % an der Referenzfläche	+++	++	+
Minimaler Durchmesser der Gefäße	+++	++	+
Maximaler Durchmesser der Gefäße	+++	+	++

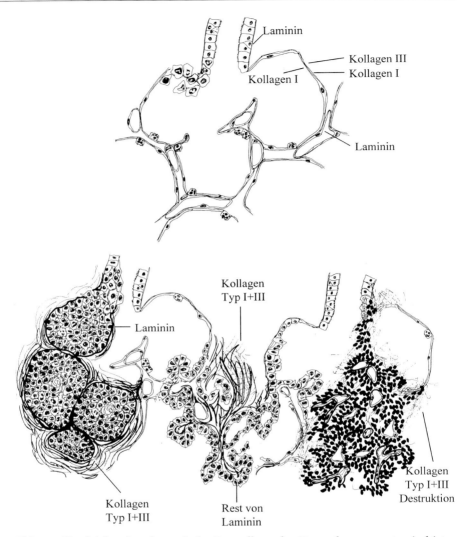

Abb. 71. Vergleichende schematische Darstellung der Stromakomponenten in histo-logisch unterschiedlich differenzierten Lungentumoren: Neosynthese von Laminin und Typ-I- und -III-Kollagenfasern in Plattenepithelkarzinomen, zentrale Tumor-vernarbung mit Proliferation von Typ-I- und -III-Kollagenfasern in Adenokarzino-men, Destruktion des originären Lungengewebes mit Typ-I- und -III-Kollagenfrag-menten in kleinzelligen Karzinomen

ristische Stromabefunde in Abhängigkeit vom histologischen Tumortyp vorliegen und bei der Diagnosefindung sehr hilfreich sein können. Auch das unterschiedliche biologische Verhalten der Lungentumoren und das fehlende Ansprechen auf die Therapie bei nicht-kleinzelligen Lungentumoren läßt sich aus unterschiedlichen Stromareaktionen erklären.

Bei der morphologischen Begutachtung transbronchialer und offener Lungenbiopsien sowie von Operationspräparaten insbesondere nicht-kleinzelliger Tumoren kann die histomorphologische Bewertung des bindegewebigen Tumorstromas auch ein Hilfsmittel in der differentialdiagnostischen Abgrenzung primärer Lungentumoren gegenüber Metastasen extrapulmonaler Tumoren sein. So können folgende Variationen im Stromamuster bei Vergleich von Metastasen in den Lungen beobachtet werden: während Metastasen extrapulmonaler Plattenepithelkarzinome aus der Kopf-Hals-Region meist eine auffallend kräftige Keratinisierung zeigen, weisen Metastasen zum Beispiel von Kollumkarzinomen ein nur gering ausgebildetes wabenartig angeordnetes bindegewebiges Stroma auf. Demgegenüber zeigen primäre Plattenepithelkarzinome der Lungen aufgrund ihrer niedrigen Wachstumsgeschwindigkeit ausgedehnte bindegewebige wabenartig angeordnete Stromastrukturen. Im Tumorzentrum können auch in Metastasen extrapulmonaler Tumoren Gefäßeinbrüche nachweisbar sein, das Stroma ist unregelmäßig wirbelartig angeordnet.

Adenokarzinome der Lunge zeigen im Vergleich zu anderen histologischen Tumortypen eine stärkere Tendenz zur Stromaentwicklung. Basierend auf einer niedrigen Wachstumsgeschwindigkeit sind die zeitlichen Voraussetzungen für ausgedehnte Vernarbungen gegeben (McDonnel u. Long 1981). Bei der Untersuchung von Lungenmetastasen extrapulmonaler Adenokarzinome fand Haupt (1973) ein gehäuftes Auftreten ausgedehnter Vernarbungen. In die gleiche Richtung weisen die Befunde von Shimosato et al. (1982), die eine zentrale Fibrosierung auch in extrapulmonalen Metastasen pulmonaler Adenokarzinome nachweisen konnten. Diese Ergebnisse legen den Schluß nahe, daß die starke Tendenz zur Stromaentwicklung eine allgemeine Eigenschaft insbesondere hochdifferenzierter, langsam wachsender Adenokarzinome der Lungen ist. Demgegenüber ist in Metastasen extrapulmonaler Primärtumoren ein meist nur gering ausgebildetes bindegewebiges Stroma zu belegen. In Resektionsstudien weisen größere Adenokarzinome häufiger fortgeschrittene Narbenbildungen auf als kleine Tumoren (Cagle et al. 1985; Fisseler-Eckhoff et al. 1988). Pulmonale Adenokarzinome mit ausgedehnteren zentralen Vernarbungen zeigen eine schlechtere Prognose als solche mit keiner oder minimaler Fibrosierung (Shimosato et al. 1982; Cagle et al. 1985). Die Autoren ziehen aus diesem Ergebnis den Schluß, daß größere Narbenfelder innerhalb von pulmonalen Adenokarzinomen weniger Ausdruck vorbestehender Lungennarben sind, sondern vielmehr das relative Alter des Lungentumors widerspiegeln.

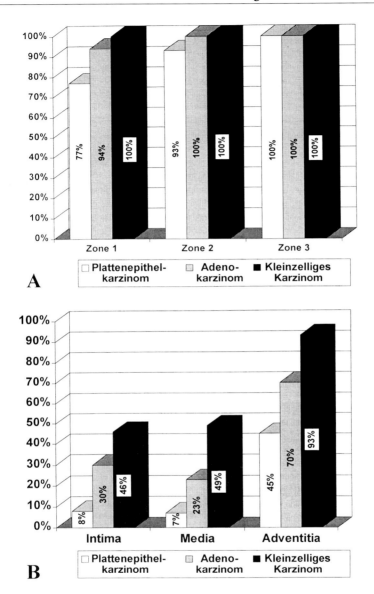

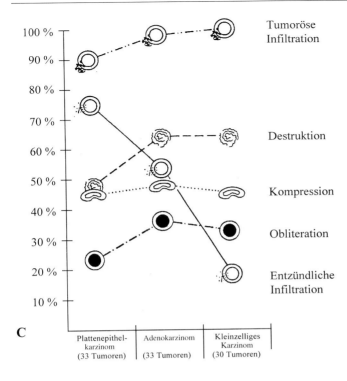

Abb. 72 A – C. Prozentuale Häufigkeiten von Pulmonalgefäßveränderungen in histologisch unterschiedlich differenzierten Lungentumoren. **A** Relative Häufigkeit der Pulmonalarterien mit mindestens einer nachweisbaren Tumorzelle in der Gefäßwand bei den unterschiedlichen Lungentumoren. **B** Relative Häufigkeiten tumoröser Infiltrationen von Intima, Media und Adventitia in Abhängigkeit vom histologischen Tumortyp. **C** Vergleichende Darstellung der prozentualen Häufigkeiten von tumoröser Infiltration, Destruktion, Kompression, Obliteration und entzündlicher Infiltration.

Literatur

Abrahamson DR (1986) Recent studies on the structure and pathology of basement membranes. J Pathol 149: 257–278

Achenbach HJ (1994) Basalmembranstrukturen bei chronischer Bronchitis. Inaugural-Dissertation, Medizinische Fakultät Ruhr-Universität Bochum, S. 1–107

Ahmed A (1974) Some ultrastructural observations of haematoxyphil vascular change in oat-cell-carcinoma. J Pathol 112: 1–3

Akiyama SK, Yamada KM (1987) Fibronectin. Adv Enzymol 57: 1–57

Akiyama SK, Olden K, Yamada KM (1995) Fibronectin and integrins in invasion and metastasis. Cancer Metastasis Rev 14: 173–189

Alampi G, Gelli C, Mestchelli M, Brizio R, Piccaluga A (1989) Distribution of basement membrane antigens in bladder carcinomas: an additional prognostic parameter. Arch Anat Cytol Pathol 37: 224–230

Albelda SM, Buck CA (1990) Integrins and other cell adhesion molecules. FASEB J 4: 2868–2880

Albelda SM (1993) Biology of disease: Role of integrins and other cell adhesion molecules in tumor progression and metastasis. Lab Invest 68: 4–17

Albini A, Melchiori A, Liotta LA (1991) Tumor cell invasion inhibited by TIMP 2. J Natl Cancer Invest 83: 775–779

Albrechtsen R, Nielsen M, Wewer U, Engvall E, Ruoslathi E (1981) Basement membrane changes in breast cancer detected by an immunohistochemical staining for laminin. Cancer Res 41: 5076–5081

Alitalo K, Keski-Oja J, Vaheri A (1981) Extracellular matrix proteins characterize human tumor cell lines. Int J Cancer 27: 755–761

Allen C, Hogg N (1985) Monocytes and other infiltrating cells in human colorectal tumors identified by monoclonal antibodies. Immunology 55: 289–299

Alroy J (1980) Epithelial-stromal interface in normal and neoplastic human bladder epithelium. Ultrastruct Pathol 1: 201–210

Anders O (1987) Plasma fibronectin in acute leucemia. Effects of the cytostatic therapy on plasma fibronectin level. Fol – Haematol – Leipzig 114: 348–358

Arthur MJP (1994) Degradation of matrix proteins in liver fibrosis. Pathol Res Pract 190: 825–833

Aschoff L (1937) Ist die Annahme eines praeblastomatösen oder praekanzerösen Stadiums berechtigt? Zentralbl Allg Pathol 66: 277

Askanazy M (1930) Die Beziehungen der gutartigen Erkrankungen der Brustdrüse zum Mammakarzinom. Zieglers Beitr Pathol Anat 87: 296–324

Assoian RK, Fleurdelys BE, Stevenson HC et al. (1987) Expression and secretion of type β transforming growth factor by activated human macrophages. Proc Natl Acad Sci USA 84: 6020–6024

Atkinson S, Ward RV, Reynolds JJ, Murphy G. (1991) Cell-mediated degradation of type IV collagen and gelatin films is dependent on activation of matrix metalloproteinases. Biochem J 288: 605–648

Auerbach O, Gere JB, Forman JB et al. (1957) Changes in the bronchial epithelium in relation to smoking and cancer of the lung. New Engl J Med 256: 97–104

Auerbach O, Stout AP, Hammond D-C, Garfinkel L (1961) Changes in bronchial epithelium in former smokers. New Engl J Med 267: 119–125

Auerbach O, Garfinkel L, Parks VR (1975) Histologic types of lung cancer in relation to smoking habits. Year of diagnosis and sites of metastasis. Chest 67: 382–387

Auerbach R, Kubai L, Sidky Y (1977) Angiogenesis induction by tumors, embryonic tissues, and lymphocytes. Cancer Res 36: 3435–3440

Auerbach O, Hammond EC, Garfinkel L (1979) Changes in bronchial epithelium in relation to cigarette smoking. 1955–1960, vs. 1970–1977. New Engl J Med 300: 381–386

Auerbach O, Garfinkel L (1991) The changing pattern of lung carcinoma. Cancer 68: 1973–1977

Ausprunk DH, Folkman J (1977) Migration and proliferation of endothelial cells in preformed and newly formed blood vessels during tumor angiogenesis. Microvasc Res 14: 53–65

Axiotis CA, Jennings TA (1988) Observations on bronchioloalveolar carcinoma with special emphasis on localized lesions. A clinicopathological, ultrastructural and immunohistochemical study of 11 cases. Am J Surg Pathol 12: 918–931

Azzopardi JG (1959) Oat-cell carcinoma of the bronchus. J Pathol Bact 78: 513–519

Bachinger HP, Fessler LI, Fessler JH (1982) Mouse procollagen IV. Characterization and supramolecular association. J Biol Chem 257: 9796–9803

Baetselier De P, Kapon A, Katzav S, Tzehoval E, Devegel D, Segal S, Feldman M (1985) Selecting, accelerating and suppressing interactions between macrophages and tumor cells. Invas Metastasis 5: 106–124

Balian G, Click EM, Bornstein P (1980) Location of a collagen-binding domain in fibronectin. J Biol Chem 255: 3234–3236

Banks-Schlegel SP, Mc Dowell EM, Wilson TS, Trump BF, Harris CC (1984) Keratin proteins in human lung carcinomas. Combined use of morphology, keratin immunocytochemistry, and keratin immunoprecipitation. Am J Pathol 114: 273–286

Bariety M, Rullière R (1968) Les metastases et les syndromes paraneoplasiques des carcinomes bronchiques primitifs. Maroc Med 48 (511): 121–127

Barlow DP, Green NM, Kurkinen M, Hogan BL (1984) Sequencing of lamin B chain cDNAs reveals C-terminal regions of coiled-coil alpha-helix. Embo J 3 (10): 2355–2362

Barret LA, Mc Dowell EM, Hill TA, Pyeatte JC, Harris CC, Trump BF (1980) Induction of atypical squamous metaplasia with benzo(a)pyrene in cultured hamster tracheas. Pathol Res Pract 168: 134–145

Barsky SH, Rao CN, Grotendorst GR, Liotta LA (1982) Increased content of type V collagen in desmoplasia of human breast carcinoma. Am J Pathol 108: 276–283

Barsky SH, Siegal GP, Jannotta E, Liotta LA (1983) Loss of basement membrane components by invasive tumors but not by their benign counterparts. Lab Invest 49: 140–147

Barsky SH, Rao CN, Williams JE, Liotta LA (1984) Laminin molecular domains which alter metastasis in a murine model. J Clin Invest 74: 843–848

Barsky SH, Huang SJ, Bhuta B (1986) The extracellular matrix of pulmonary scar carcinomas is suggestive of a desmoplastic origin. Am J Pathol 124: 412 – 419

Barsky SH, Gopalakrishna R (1988) High metalloproteinase inhibitor content of human cirrhosis and its possible conference of metastasis resistance. J Natl Cancer Inst 80: 102 – 108

Batemann ED, Turner-Warwick M, Adelmann-Grill BC (1981) Immunohistochemical study of collagen types in human foetal lung and fibrotic lung disease. Thorax 36: 645 – 653

Bauer EA, Gordon JM, Reddick ME, Eisen AZ (1977) Quantitation and immunocytochemical localization of human skin collagenase in basal cell carcinoma. J Invest Dermatol 69: 363 – 367

Becci PJ, Mc Dowell EM, Trump BF (1978) The respiratory epithelium. VI. Histogenesis of lung tumors induced by benzo(a)pyrene-ferric oxide in the hamster. J Natl Cancer Inst 61: 607 – 618

Béjui-Thivolet F, Viac J, Thivolet J, Faure M (1982) Intracellular keratins in normal and pathological bronchial mucosa. Immunohistochemical studies on biopsies and cell suspensions. Virchows Arch [A] 395: 87 – 98

Béjui-Thivolet F, Liagre N, Chignol MC, Chardonnet Y, Patricot LM (1990) Detection of human papillomavirus DNA in squamous bronchial metaplasia and squamous cell carcinomas of the lung by in situ hybridization using biotinylated probes in paraffin-embedded specimens. Human Pathol 21: 111 – 116

Bensch KG, Gordon GB, Miller LR (1965) Studies on the bronchial counterpart of the Kultschitzki (argentaffin) cell and innervation of bronchial glands. J Ultrastructure Res 12: 668 – 686

Bennet WP, Colby TV, Travis WD et al. (1993) p53 protein accumulates frequently in early bronchial neoplasia. Cancer Res 53: 4817 – 4822

Beresford WA (1981) Chondroid bone. In: Secondary cartilage and metaplasia. Urban & Schwarzenberg, Baltimore, pp 67 – 78

Bernfield MR, Banerjee SD, Cohn RH (1972) Dependence of salivary epithelial morphology and branching morphogenesis upon acid mucopolysaccharide-protein (proteoglycan) at the epithelial surface. J Cell Biol 52: 674 – 680

Bernfield MR, Banerjee SD, Koda JE, Rapraeger AC (1984) Remodelling of basement membrane as a mechanism of morphogenetic tissue interaction. In: Trelstad RL (ed) The role of extracellular matrix in development. Liss, New York, pp 545 – 572

Betz C, Papadopoulos T, Buchwald J, Dämmrich J, Müller-Hermelink (1995) Surfactant protein gene expression in metastatic and micrometastatic pulmonary adenocarcinomas and other non small cell lung carcinomas: detection by reverse transcriptase polymerase chain reaction. Cancer Res 55 (19): 4283 – 4286

Bevilacqua MP, Stengelin S, Gimbrone MA, Seed B (1989) Endothelial leucocyte adhesion molecule 1: An inducible receptor for neutrophils related to complement regulatory proteins and lectins. Science 243: 1160 – 1165

Bhardwaj RS, Zotz C, Zwadlo-Klarwasser G et al. (1992) The calcium binding proteins MRP8 and MRP14 from a membrane associated heterodimer in a subset of monocytes/macrophages present in acute but absent in chronic inflammatory lesions. Eur J Immunol 22: 1891 – 1897

Biasi Di W (1949) Pathologische Anatomie der Silikose. Beitr Silikoseforsch 3: 1 – 95

Birembaut P, Caron Y, Adnett JJ, Foidart JM (1985) Usefullness of basement membrane markers in tumoral pathology. J Pathol 145: 283 – 296

Bisell MJ, Hall HG, Parry G (1982) How does the extracellular matrix direct gene expression? J Theor Biol 99: 31–35

Black H, Ackerman LV (1952) The importance of epidermoid carcinoma in situ in the histogenesis of carcinoma of the lung. Ann Surg 136: 44–55

Blobel GA, Moll R, Franke WW, Vogt-Moykopf I (1984) Cytokeratins in normal lung and lung carcinomas. I. Adenocarcinomas, squamous cell carcinomas and cultured cell lines. Virchows Arch [B] 45: 407–429

Blood CH, Zetter BR (1990) Tumor interactions with the vasculature: Angiogenesis and metastasis. Biochem Biophys Acta 1032: 89–118

Blümcke S (1983) Anatomie, Histologie und Ultrastruktur. In: Doerr W, Seifert G, Uehlinger E (Hrsg) Spezielle pathologische Anatomie, Bd 16/I: Pathologie der Lunge I. Springer, Berlin Heidelberg New York, S 1–66

Böhm E (1978) Zusammentreffen von Bronchialkarzinom und Anthrakosilikose. Med Klin 73: 659–663

Böhmig R (1929) Das Krebsstroma und seine morphologischen Reaktionsformen. Beitr Pathol Anat Allg Pathol 83: 333–382

Bogdan C, Nathan C (1993) Modulation of macrophage function by transforming growth factor β, interleukin-4 and interleukin-10. Ann NY Acad Sci 685: 713–739

Bogomoletz VV (1982) Pure squamous cell carcinoma of the breast. Arch Pathol Lab Med 106: 57–59

Bohnsack JF, Chang J, Zhou X, Yednock TA (1995) Mechanisms of beta 1 integrin-dependent adherence of granulocytic HL60 to fibronectin. J Leukoc Biol 57: 592–599

Bokoch GM, Gilman AG (1984) Inhibition of receptor-mediated release of arachidonic acid by pertussis toxin. Cell 39: 301

Bolen JW, Thorning D (1982) Histogenetic classification of pulmonary carcinomas. Peripheral adenocarcinomas studied by light microscopy, histochemistry and electron microscopy. Pathol Ann 17 (Pt): 77–100

Bonikos DS, Bensch KG, Northway WH, Edwards DK (1976) Bronchopulmonary dysplasia: the pulmonary pathologic sequel of necrotizing bronchiolitis and pulmonary fibrosis. Human Pathol 7: 643–666

Bonkhoff H, Wernert N, Dhom G, Remberger K (1991) Basement membranes in fetal, adult normal, hyperplastic and neoplastic human prostate. Virchows Arch [A] 418: 375–381

Bonta IL, Ben-Efraim S (1990) Interactions between inflammatory mediators in expression of antitumor cytostatic activity of macrophages. Immunol Lett 25: 295–302

Bonta IL, Ben-Efraim S (1993) Involvement of inflammatory mediators in macrophage antitumor activity. J Leukocyte Biol 54: 613–626

Borek Z, Polak J, Macholda F (1970) Die nutritive Vaskularisation des Bronchialkarzinoms im arteriographischen Bild. Radiologe 10: 317–329

Boring CC, Squires TS, Tong T (1993) Cancer statistics. CA Cancer J Clin 43: 7–26

Borst M (1902) Die Lehre von den Geschwülsten (mit einem mikroskopischen Atlas). Bergmann, Wiesbaden

Borst M (1924) Allgemeine Pathologie der malignen Geschwülste. Hirzel, Leipzig

Bottazzi B, Polentarutti N, Acero R et al. (1983) Regulation of the macrophage content of neoplasms by chemoattractants. Science 220: 210–212

Bouck, N (1990) Tumor angiogenesis: The role of oncogenes and tumor suppressor genes. Cancer Cells 2/6: 179–185

Brandt M (1926) Über Regenerationserscheinungen in der Lunge und ihre Beziehungen zum primären Lungenkrebs. Virchows Arch: 26: 211–274

Bray BA (1978) Cold-insoluble globulin (fibronectin) in connective tissues of adult human lung and trophoblast basement membrane. J Clin Invest 62: 745–752

Brigham KL (1989) Mediators of inflammatory response: prostanoids. In: Glynn LE, Houck JC, Weismann G (eds) Handbook of inflammation, vol 6. Elsevier, Amsterdam New York Oxford, pp 1–14

Brockmann M (1985) Immunzytochemische Aspekte bei der Klassifikation bösartiger Lungentumoren. Inaugural-Dissertation, Med. Fakultät der Ruhruniversität Bochum

Brockmann M, Müller K-M (1986) Das Frühkarzinom des Bronchus. GBK-Fortbild Aktuell 49: 73–75

Brockmann M, Brockmann I, Herberg U, Müller K-M (1987) Adenocarcinoma of the lung. Immunohistochemical findings (Keratin/CEA). J Cancer Res Clin Oncol 113: 379–382

Bröcker EB, Zwadlo G, Holzmann B, Macher E, Sorg C (1988) Inflammatory cell infiltrates in human melanoma at different stages of tumor progression. Int J Cancer 41: 562–567

Broers JLV, Ramaekers FCS, Kleinrot M et al. (1988) Cytokeratins in different types of human lung cancer as monitored by chain-specific monoclonal antibodies. Cancer Res 48: 3221–3229

Brown PJ, Juliano RL (1986) Expression and function of a putative cell surface receptor. J Biol Chem 103: 1595–1603

Bruch M, Bieth JG (1986) Influence of elastin on the inhibition of leucocyte elastase by alpha$_1$-proteinase inhibitor and bronchial inhibitor. Potent inhibition of elastin-bound elastase by bronchial inhibitor. Biochem J 238: 269–273

Bruderman I, Cohen R, Leitner O, Ronan R, Guber A, Griffel B, Geiger B (1990) Immunocytochemical characterization of lung tumors in fine-needle aspiration. The use of cytokeratin monoclonal antibodies for the differential diagnosis of squamous cell carcinoma and adenocarcinoma. Cancer 66: 1817–1827

Brummer C, Nerlich A, Rabes HM (1993) Excessive basement membrane material production by epithelial tumors induced by dimethylnitrosamine in rat kidneys. Virchows Arch [B] Cell Pathol Incl Mol Pathol 63(5): 271–276

Brunner P, Goetz M (1983) Das Papillarkörperchenphänomen der bronchialen Basalmembran – eine Hilfe in der bioptischen Diagnostik präkanzeröser Situationen. Atemwegs Lungenkrankh 9: 257–261

Brunner P (1985) Reaktionsweisen der Atemwegsschleimhaut. Cytobiol Rev 9: 179–184

Buck CA, Horwitz AF (1987) Integrin, a transmembrane glycoprotein complex mediating cell-substratum adhesion. J Cell Sci Suppl 8: 231–250

Bülzebruck H, Bopp R, Drings P et al. (1992) New aspects in the staging of lung cancer. Prospective validation of the International Union Against cancer TNM classification. Cancer 70(5): 1102–1110

Büngeler W (1955) Der Begriff der Präkanzerose. Strahlentherapie 96: 296–305

Burkhardt A, Gebbers JO (1983) Pathogenetisch komplexe Lungenerkrankungen (mit Betonung der Alveolitis und Fibrose). In: Doerr W, Seifert G, Uehlinger E (Hrsg) Spezielle pathologische Anatomie, Bd 16/I: Pathologie der Lungen, Teil II. Springer, Berlin Heidelberg New York, S 809–986

Burri PH (1992) Intussusceptive vascular growth, a new mechanism of capillary network formation. In: Steiner R, Weisz PB, Langer R (eds) Angiogenesis: key-principles – Science-technology-medicine. Birkhäuser, Basel/Schweiz

Bursuker I, Goldman R (1983) On the origin of macrophage heterogeneity: a hypothesis. J Reticuloendothel Soc 33: 201 – 220

Cagle PT, Cohle SD, Greenberg SD (1985) Natural history of pulmonary scar cancer. Cancer 56: 2031 – 2035

Cameron G, Woodworth CD, Edmondson S, Mossman BT (1989) Mechanism of asbestos-induced squamous metaplasia in tracheobronchial epithelial cells. Environ Health Persp 80: 101 – 108

Campbell EJ, Senior RM, Welgus HG (1987) Extracellular matrix injury during lung inflammation. Chest 92: 161 – 167

Campo E, Liotta LA, Stetler-Stevenson WG (1992) Distribution of the 72 kDA collagenase in non-neoplastic thyroid tissue. Human Pathol 23: 1396 – 1401

Canfield AE, Schor AM, Schor SL, Grant ME (1986) The biosynthesis of extracellular matrix components by bovine retinal endothelial cells displaying distinctive morphological phenotypes. Biochem J 235: 375 – 383

Carlsson R, Engvall E, Freeman A, Ruoslahti E (1981) Laminin and fibronectin in cell adhesion: enhanced adhesion of cell from regenerating liver to laminin. Proc Natl Acad Sci USA 78: 2403 – 2406

Carstens HB (1983) Electron microscopy of small cell carcinoma of the lung with special reference to the crush phenomenon. Ultrastruct Pathol 4: 253 – 260

Carter RL, Burman JF, Barr L, Gusterson BA (1985) Immunohistochemical localization of basement membrane type collagen in invasive and metastatic squamous carcinoma of the head and neck. J Pathol 147: 159 – 164

Caselitz J (1987) Basement membrane antigenes as tumour markers. In: Seifert G (ed) Current topics in pathology 77, morphological tumour markers: general aspects and diagnostic relevance. Springer, Berlin Heidelberg New York, pp 223 – 243

Caselitz J, Schmitt P, Seifert G, Wostrow J, Schuppan D (1988) Basal membrane associated substances in human salivary glands and salivary gland tumours. Pathol Res Pract 183: 386 – 394

Castronovo V, Bracke ME, Mareel MM, Reznik M, Foidart JM (1991) Absence of laminin deposition in breast cancer and metastases except of the brain. Pathol Res Pract 187: 201 – 208

Cauwenberge D van, Pierard GE, Foidart JM, Lapiere CM (1983) Immunohistochemical localisation of laminin, type IV and type V collagen in basal cell carcinoma. Br J Dermatol 108: 163 – 170

Cervos-Navarro J, Iglesias-Rozas JR (1986) Ultrastrukturelle Systematik der Gefäßveränderungen bei Gliomen. Zentralbl Allg Pathol 132 (1): 49 – 55

Cianciolo GJ (1988) Anti-inflammatory effects of neoplasia. In: Gallin JI, Goldstein IM, Snyderman R (eds) Inflammation: basic principles and clinical correlates. Raven, New York, pp 861 – 874

Charionis AS, Tsilibary EC, Yurchenco PD, Furthmayr H (1985) Binding of laminin to type IV collagen: a morphological study. J Cell Biol 100: 1848 – 1853

Chernousov MA, Faerman AI, Frid MG, Printseva OU (1987) Monoclonal antibody to fibronectin which inhibits extracellular matrix assembly. FEBS Lett 217: 124 – 128

Chiang TM, Kang AH (1982) Isolation and purification of collagen α_1 (I) receptor from human membrane. J Biol Chem 257: 7581 – 7586

Chomette G, Auriol M, Tranbaloc P, Blondon J (1990) Stromal changes in early invasive breast carcinoma. Pathol Res Pract 186: 70–76

Chojkier M, Lyche K, Filip M (1988) Increased production of collagen in vivo by hepatocytes and nonparenchymal cells in rats with carbon tetrachloride-induced hepatic fibrosis. Hepatology 8: 808–814

Chung E, Rhodes RK, Miller E (1976) Isolation of three collagenous components of probable basement origin from several tissues. Biochem Biophys Res Commun 71: 1167–1172

Churg A, Greene FH (1988) Pathology of occupational lung disease: Igaku-Shoin, New York, pp 50–52

Clara M (1937) Zur Histobiologie des Bronchialepithels. Z Mikrosk Anat Forsch 41: 321–347

Clark RAF, Winn HJ, Dvorak HF, Colvin RB (1983) Fibronectin beneath reepithelializing epidermis in vivo: sources and significance. J Invest Dermatol 80: 26–30

Clayton F (1988) The spectrum and significance of bronchioloalveolar carcinomas. In: Rosen PP, Frencher R (eds) Pathology annual (part 2). Appleton & Lange, Norwalk, CT, pp 361–394

Clement B, Grimaud JA, Campion JP, Deugnier Y, Guillouzo A (1986) Cell types involved in collagen and fibronectin production in normal and fibrotic human liver. Hepatology 6: 225–243

Clerk de YE, Yean TS, Chan D (1991) Inhibition of tumor invasion of smooth muscle cell layers by recombinant human metalloproteinase inhibitor. Cancer Res 51: 2151–2157

Cleutjens JPM, Havenith MG, Beek C, Vallinga M, Kate JT, Bosman FT (1990) Origin of basement membrane type IV collagen in xenografted human epithelial tumor cell lines. Am J Pathol 136 (5): 1165–1172

Cliff WJ (1963) Observation on healing tissue: A combined light and electron microscopic investigation. Philos Trans R Soc London B 246: 305–325

Cohen MP, Franc RN, Khalifa AA (1980) Collagen production by cultural retinal capillar pericytes. Invest Ophthalmol Vis Sci 19 (1): 90–94

Cohnheim J (1882) Vorlesungen über allgemeine Pathologie, 2. Aufl., Hirschwald, Berlin

Collier FC, Blakemore WS, Kyle RH, Enterline HT, Kirby CK, Johnson J (1957) Carcinoma of the lung. Factors which influence five year survival with special reference to blood vessel invasion. Ann Surg 146: 417–423

Collier FC, Enterline HT, Kyle RH, Tristan TT, Greening R (1958) Prognostic implications of vascular invasion in primary carcinomas of the lung. Arch Pathol 66: 594–603

Cone MV, Nettesheim P (1973) Effects of vitamin A on 3-methylcholanthrene-induced squamous metaplasia and early tumors in the respiratory tract of rats. J Natl Cancer Inst 50: 1599–1606

Couchman JR, Hook M, Reed DA, Timpl R (1983) Adhesion, growth, and matrix production by fibroblasts on laminin substrates. J Cell Biol 96: 177–183

Cromartie RS III, Parker EF, May JE, Metcalf JS, Bartles DM (1980) Carcinoma of the lung: a clinical review. Ann Thorac Surg 30: 30–35

Crouch ED, Sage H, Bornstein P (1980) Structural basis for apparent heterogeneity of collagens in human basement membranes: type IV procollagen contains two distinct chains. Proc Natl Acad Sci USA 77: 745–749

Crouch ED, Stone KR, Bloch M, Mc Divitt RW (1987) Heterogeneity in the production of collagens and fibronectin by morphologically distinct clones of a human tumor cell line: evidence for intratumoral diversity in matrix protein biosynthesis. Cancer Res 47: 6086 – 6092

Cubellis MV, Wun TC, Blasi F (1990) Receptor-mediated internalisation and degeneration of urokinase is caused by its specific inhibitor PAI. EMBO J 9: 1079 – 1085

Dabbous MK, Walker R, Haney L, Carter LM, Nicolson GL, Wooley DE (1986) Mast cells and matrix degradation at sites of tumour invasion in mammary adenocarcinoma. Br J Cancer 54: 459 – 465

Dämmrich JR (1990) Validity of immunohistologic study techniques in lung cancers. Verh Dtsch Ges Inn Med 96: 208 – 220

Dämmrich JR, Mattner A, Müller-Hermelink HK (1990) Subtypen pulmonaler Adenokarzinome: HLA-Expression und entzündliche Reaktion. Ber Pathol 111: 36 – 37

Dämmrich JR, Buchwald J, Papadopoulos T, Müller-Hermelink HK (1991) Special subtypes of pulmonary adenocarcinomas indicated by different tumor cell HLA-expression and stromal infiltrates. A light, electron microscopic and immunohistologic study. Virchow Arch [B]- Cell Pathol Incl Mol Pathol 61 (1): 9 – 18

Daher N, Abourachid H, Bove N, Petit J, Burtin P (1987) Collagen IV staining pattern in bladder carcinomas: relationship to prognosis. Br J Cancer 55(6): 665 – 671

Daly RC, Trastek VF, Pairolero PC (1991) Bronchioloalveolar carcinoma: factors affecting survival. Ann Thorac Surg 51: 368 – 377

Damjanov I, Damjanov N, Knowless BB, Engvall E (1985) Origin of laminin in the extracellular matrix of human tumor xenografts in nude mice. Virchows Arch [B] 49: 45 – 52

D'Amore PA, Thomson RW (1987) Mechanisms of angiogenesis. Ann Rev Physiol 49: 453 – 464

D'Ardenne AJ, Burns J, Sykes BC, Kirkpatrick P (1983) Comparative distribution of fibronectin and type III collagen in normal human tissues. J Pathol 141: 55 – 69

Dedhar S (1990) Integrins and tumor invasion. Bioessays 12: 583 – 590

Deelman A (1929) Das Präkarzinom. Z Krebsforsch 29: 307 – 319

Denekamp J (1993) Review article: angiogenesis, neovascular proliferation and vascular pathophysiology as targets for cancer therapy. Br J Radiol 66 (783): 181 – 196

Diamanche-Boitrel MT, Vakaet (Jr) L, Pujuguet P et al. (1994) In vivo and in vitro invasiveness of a rat colon cancer cell line maintaining E-cadherin expression: an enhancing role of tumor-associated myofibroblasts. Int J Cancer 56: 512 – 521

Diggs CH, Engeler JE Jr, Prendergast EJ, Kramer K (1992) Small cell carcinoma of the lung. Treatment in the community. Cancer 69: 2075 – 2083

Dingemans KP (1988) What's new in the ultrastructure of tumor invasion in vivo. Pathol Res Pract 183: 792 – 808

Dingemans KP, Mooi WJ (1984) Ultrastructure of squamous cell carcinoma of the lung. Pathol Ann 19: 249 – 273

Dingemans KP, Mooi WJ (1987) Ultrastructure of tumor invasion and desmoplastic response of bronchogenic squamous cell carcinoma. Virchows Arch [A] 411: 283 – 291

Docherty AJP, Lyons A, Smith BY et al. (1985) Sequence of human tissue inhibitor of MMP's and its identity to erythroid potentiating activity. Nature 318: 66 – 69

Dhom G (1994) Die Krebszelle und das Bindegewebe. Ein historischer Rückblick. Pathologe 15: 271 – 278

Dölz R, Engel J, Kühn K (1988) Folding of collagen type IV. Eur J Biochem 178: 357 – 366

Dong JT, Zhou CN, Luo XM (1995) Induction of preneoplastic lesions by sodium arsenite in human fetal respiratory epithelia in organ culture. Environ Res 68: 39 – 43

Dotter CT, Steinberg J (1949) Angiographic measurement of the normal great blood vessels. Radiology 52: 353 – 357

Dougherty GJ, Mc Bridge WH (1984) Macrophage heterogeneity. J Clin Lab Immunol 14: 1 – 11

Doyle LA (1993) Mechanisms of drug resistance in human lung cancer cells. Semin Oncol 20: 326 – 337

Drings P (1991) Die Chemotherapie des Bronchialkarzinoms. In: Drings P, Vogt-Moykopf I (Hrsg) Thoraxtumoren. Diagnostik, Staging, gegenwärtiges Therapiekonzept. Springer, Berlin Heidelberg New York Tokyo, S 219 – 230

Duance VC, Bailey AJ (1989) Biosynthesis and degradation of collagen. In: Glynn LE, Houck JC, Weissman G (eds) Handbook of inflammation, vol 3. Elsevier, Amsterdam New York Oxford, pp 51 – 109

Dubreuilh MW (1912) La melanose circonscrite precancereuse. Ann Derm Syph 3: 129, 151: 205 – 230

Duncan KG, Fesseler LI, Bechinger HP, Fesseler JH (1983) Procollagen IV. Association to tetramers. J Biol Chem 258: 5869 – 5877

Duncker HR (1985) Der Atemapparat. In: Benninghoff A (Hrsg) Anatomie, Bd 2, Teil 3. Urban & Schwarzenberg, München Wien Baltimore, S 97 – 102

Dvorak HF, Senger DR, Dvorak AM (1983) Fibrin as a component of the tumor stroma. Origins and biological significance. Cancer Met Rev 2: 41 – 73

Dvorak HF (1986) Tumors: wounds that do not heal. New Engl J Med 315/26: 1650 – 1656

Dyke MP, Forsyth KD (1994) Plasma fibronectin levels in extremely preterm infants in the first 8 weeks of life. J Paediatr Child Health 30: 36 – 39

Easty GC, Easty DM (1976) Prostaglandins and cancer. Cancer Treat Rev 3: 217 – 225

Eck H, Haupt R, Rothe G (1969) Die gut- und bösartigen Lungengeschwülste. In: E. Uehlinger (Hrsg) Handbuch der spez. path. Anatomie, 3. Band, Teil 4. Springer, Berlin Heidelberg New York, S. 120 – 131, 250 – 259

Eisenbach L, Segal S, Feldmann M (1985) Proteolytic enzymes in tumor metastasis. II. Collagenase type IV activity in subcellular fractions of cloned tumor cell populations. J Natl Cancer Inst 74: 87 – 93

Ekblom P (1981) Formation of the basement membrane in embryonic kidney: an immunohistologic study. J Cell Biol 91: 1 – 10

Ekblom P, Miettinen M, Forsman L, Anderson LC (1984) Basement membrane and apocrine epithelial antigens in differential diagnosis between tubular carcinoma and sclerosing adenosis of the breast. J Clin Pathol 37: 357 – 361

Eklund AG, Sigurdardottir O, Ohrn M (1992) Vitronectin and its relationship to other extracellular matrix components in bronchoalveolar lavage fluid in sarcoidosis. Am Rev Respir Dis 145: 646 – 650

Elias PM, Friends DS (1976) Vitamin-A-induced mucous metaplasia. In vitro system for modulating tight gap junction differentiation. J Cell Biol 68: 173 – 188

Elias AD, Ayash L, Frei E III et al. (1993) Intensive combined modality therapy for limited-stage small-cell lung cancer. JNCI 85: 559 – 566

Endrich B, Oda T, Intaglietta M, Messner K (1983) Besonderheiten der Mikrozirkulation in bösartigen Tumoren. Mikrozirk Forsch Klein 2: 52 – 58

Engel J, Odermatt E, Engel A, Madri JA, Furthmayr H, Rohde H, Timpl R (1981) Shapes domain organizations and flexibility of laminin and fibronectin, two multifunctional proteins of the extracellular matrix. J Mol Biol 150: 97–120

Engel J (1989) EGF-like domains in extracellular matrix proteins: localized signals for growth and differentiation? FEBS Lett 251: 1–7

Evans R (1972) Macrophages in syngenic animal tumors. Transplantation 14: 468–473

Evans R, Lawler E (1980) Macrophage content and immunogenicity of C57BL/6J and BALB/cByJ methylcholanthrene-induced sarcomas. Int J Cancer 26: 831–835

Evans R (1982) Macrophages and neoplasms: new insights and their implication in tumor immunobiology. Cancer Metastasis Rev 1: 227–239

Evans R, Duffy T, Cullen RT (1984) Tumor-associated macrophages stimulate the proliferation of murine tumor cells surviving treatment with the oncolytic cyclophosphamide analoge ASTA Z-7557: in vivo implications. Int J Cancer 34: 883–890

Evans MJ, Shami SG, Cabral-Anderson LJ, Dekker NP (1986) Role of nonciliated cells in the renewal of the bronchial epithelium of rats exposed to NO_2. Am J Pathol 123: 126–133

Evans MJ, Plopper CG (1988) The role of basal cells in adhesion of columnar epithelium to airway basement membrane. Am Rev Respir Dis 138: 481–483

Farquar MG, Courtoy PJ, Lemkin MC, Kanwar YS (1982) Current knowledge of the functional architecture of the glomerular basement membrane. In: Kuehn R, Schoene HH, Timpl R (eds) New trends in basement membrane research. Raven, New York, pp 9–29

Fasske E, Morgenroth K (1966) Electron microscopic studies on the relation of the basement membrane to the squamous cell carcinoma in animals. Oncology 20: 113–128

Feigl W, Leu HJ, Lintner F, Pedio G, Susani M (1985) Neue Befunde zur Angiogenese im Rahmen von Organisationsprozessen. Vasa 14(4): 371–378

Fessler LJ, Fessler JH (1982) Identification of the carboxyl peptides of mouse procollagen IV and its implification for the assembly and structure of basement membrane. J Biol Chem 257: 9804–9810

Fessler LJ, Duncan KG, Fessler JH (1984) Characterization of the procollagen IV cleavage products produced by a specific tumor collagenase. J Biol Chem 259: 9783–9789

Feyrter F (1938) Über diffuse endokrine epitheliale Organe. Barth, Leipzig

Fidler IJ, Schroit AJ (1988) Recognition and destruction of neoplastic cells by activated macrophages: discrimination of altered self. Biochem Biophys Acta 948: 151–173

Fielding JE, Phenow KJ (1988) Medical progress; Health effects of involuntary smoking. New Engl J Med 319: 1452–1460

Finkelstein H, Murray M (1995) Silicosis, radon and lung cancer risk in Ontario miners. Health Phys Soc 69 (3): 369–399

Fisher ER, Gregorio RM, Palekar AS, Paulson JD (1983) Mucoepidermoid and squamous cell carcinomas of breast with reference to squamous metaplasia and giant cell tumors. Am J Surg Pathol 7: 15–27

Fisseler-Eckhoff A (1993) Zell-Matrix-Interaktionen in Präneoplasien und plattenepithelialen Frühkarzinomen der Bronchien. Habilitationsschrift, Medizinische Fakultät, Ruhr-Universität Bochum

Fisseler-Eckhoff A, Becker B, Müller K-M (1987a) Hämatoxyphile Gefäßanomalien beim kleinzelligen Bronchialkarzinom – ein pathognomonischer Befund. Verh Dtsch Ges Pathol 71: 347

Fisseler-Eckhoff A, Snyder E, Achatzy R, Kunze WP, Müller K-M (1987b) Stromal composition in bronchogenic carcinomas – morphometric structure analysis. Thorac Cardiovasc Surg 35: 160–163

Fisseler-Eckhoff A, Reitemeyer E, Müller K-M (1987c) Pulmonalgefäßveränderungen bei Bronchialkarzinomen. Prax Klin Pneumol 41: 693–694

Fisseler-Eckhoff A, Voss B, Kunze WP, Müller K-M (1988) Differenzierung des Matrix-bildenden Bindegewebes in histologisch unterschiedlich differenzierten Lungentumoren. Verh Dtsch Ges Pathol 72: 272–277

Fisseler-Eckhoff A, Heimberger K, Reitemeyer E, Müller K-M (1990) Staubablagerungen in Lungentumoren – Ursache und Wertigkeit. Pneumologie 44: 325–326

Fisseler-Eckhoff A, Prebeg M, Voss B, Müller K-M (1990) Extracellular matrix in preneoplastic lesions and early cancer of the bronchus. Pathol Res Pract 186: 95–101

Fisseler-Eckhoff A, Becker B, Müller K-M (1991) Hämatoxyphile Gefäßanomalien beim kleinzelligen Bronchialkarzinom – ein pathognomonischer Befund. GBK 59: 72–75

Fisseler-Eckhoff A, Müller K-M (1992) Early cancer and preneoplastic lesions of the lung – extracellular matrix components. In: Lenfant C (ed) Lung biology in health and disease. Lung cancer differentiation. Implications for diagnosis and treatment. Dekker, New York Basel Hongkong, 58, pp 45–56

Fisseler-Eckhoff A, Müller K-M (1993) Anti-Human Kollagenase Typ IV – Expression in Präneoplasien und plattenepithelialen Frühkarzinomen der Bronchien. Verh Dtsch Ges Pathol 77: 287–291

Fisseler-Eckhoff A, Müller K-M (1994) Pathologie der Pulmonalarterien bei Lungentumoren. Dtsch Med Wochenschr 119: 1415–1420

Fisseler-Eckhoff A, Jensen W, Müller K-M (1995) Proliferationsmarker (PCNA, MiB1) bei reaktiv-hyperplastischen und präneoplastischen Läsionen der Bronchialschleimhaut. Verh Dtsch Ges Pathol 79: 679

Fisseler-Eckhoff A, Erfkamp S, Müller K-M (1996a) Cytokeratin expression in preneoplastic lesions and early squamous cell carcinoma of the bronchi. Pathol Res Pract 192: 552–559

Fisseler-Eckhoff A, Rothstein D, Müller K-M (1996b) Neovascularization in hyperplastic, metaplastic and potentially preneoplastic lesions of the bronchial mucosa. Virchows Arch 429: 95–100

Flier van der M, Chun N, Wizemann TM, Min J, McCarthy JB, Tuomanen EI (1995) Adherence of Streptococcus pneumoniae to immobilized fibronectin. Infect Immun 63: 4317–4322

Foidart JM, Bere EW, Yaar M, Rennard SI, Gullino M, Martin GR, Katz BI (1980) Distribution and immunoelectron microscopic localization of laminin, a noncollagenous basement membrane glycoprotein. Lab Invest 42: 336–342

Folberg R, Pe'er J, Gruman LM et al (1992) The morphological characteristics of tumor blood vessels as a marker of tumor progression in primary human uveal melanoma: a matched case-control study. Hum Pathol 23(11): 1298–1305

Folkman J, Merler E, Abernathy C, Williams G (1971) Isolation of a tumor factor responsible for angiogenesis. J Exp Med 133: 275–288

Folkman J, Cotran R (1976) Relation of vascular proliferation in tumor growth. Int Rev Exp Pathol 16: 207–248

Folkman J, Haudenschild C (1980) Angiogenesis in vitro. Nature 288: 551–556

Folkman J (1985) Tumor angiogenesis. Adv Cancer Res 43: 175–203

Folkman J (1992) Angiogenesis: Retrospect and outlook. Angiogenesis: key – principles – science – technology. In: Steiner R, Weisz PB, Langer R (eds) Medicine. Birkhäuser, Basel/Schweiz, pp 1–55

Folkman J (1995) Clinical applications of research on angiogenesis. N Engl J Med 333/26: 1757–1763

Folkman J, Watson K, Ingber D, Hanahan D (1989) Induction of angiogenesis during the transition from hyperplasia to neoplasia. Nature 339: 58–61

Form DM, Auerbach R (1983) PGE 2 and angiogenesis. Proc Soc Exp Biol Med 172: 214–218

Forster SJ, Talbot IC, Critchley DR (1984) Laminin and fibronectin in rectal adenocarcinoma: Relationship to tumour grade, stage, and metastasis. Br J Cancer 50: 51–61

Fouret P, Tonbowl JL, Maynaud C, Roland J (1986) Embolies tumorales microscopiques intra-artérielles pulmonaires: Une cause méconnue d'hemosiderose et d'hypertension artérielle pulmonaire. Arch Anat Cytol Pathol 34: 172–174

Franke WW, Schiller DL, Moll R et al. (1981) Diversity of cytokeratins. Differentiation specific expression of cytokeratin polypeptides in epithelial cells and tissues. J Mol Biol 153: 933–959

Friedmann RM (1977) Antiviral activity of interferons. Bacterial Rev 41: 543–567

Friedrich G (1939) Periphere Lungenkrebse auf dem Boden pleuraler Narben. Virchows Arch Pathol Anat 304: 230–247

Fuchs ME, Brawer MK, Rennels MA, Nagle RB (1989) The relationship of basement membrane to histologic grade of human prostatic carcinoma. Mod Pathol 2: 105–111

Fujiwara S, Wiedemann H, Timpl R, Listig A, Engel J (1984) Structure and interactions of heparan sulfat proteoglycans from a mouse tumor basement membrane. Eur J Biochem 143: 145–157

Funa K, Steinholtz L, Nou E, Bergh J (1987) Increased expression of N-myc in human small cell lung cancer biopsies predicts lack of response to chemotherapy and poor prognosis. Am J Clin Pathol 88: 216–220

Furcht LT, Mosher DF, Wendelshafer-Crabb G (1978) Immunocytochemical localization of fibronectin (LETS proteins) on the surface of L6 myoblasts: light and electron microscopic studies. Cell 13: 263–271

Gabbert H, Wagner R (1983) Tumorzellproliferation und Tumorvaskularisation experimentell erzeugter Dickdarmkarzinome während früher Wachstumsphasen. Mikrozirk Forsch Klein 2: 107–113

Gabbert H, Wagner R, Moll R, Gerharz C-D (1985) Tumor dedifferentation: an important step in tumor invasion. Clin Exp Metastasis 3: 257–279

Gabbert H, Gerharz C-D, Ramp U, Bohl J (1987) The nature of host tissue destruction in tumor invasion. An experimental investigation on carcinoma and sarcoma xenotransplants. Virchows Arch [B] 52: 513–527

Gabbiani G, Csank-Brassert J, Schneeberger JC, Kapanci Y, Trencher P, Holborow EJ (1976) Contractile proteins in human cancer cells: immunofluorescence and electron microscopic study. Am J Pathol 83: 457–474

Garbi C, Wollman SH (1982) Basal lamina formation on thyroid epithelia in separated follicles in suspension culture. J Cell Biol 94: 489 – 492

Garrod DR, Parrish EP, Mattey DL, Marston JE, Measures HR, Vilela MJ (1990) Desmosomes. In: Edelman GM, Cunningham RA, Thiery JP (eds) Morphoregulatory molecules. Wiley, New York Chichester Brisbane Toronto Singapore, pp 315 – 339

Gatter KC, Dunnil MS, Muijen van GN, Mason DT (1986) Human lung tumors may coexpress different classes of intermediate filaments. J Clin Pathol 39: 950 – 954

Gatter KC, Dunnil MS, Heryet A, Mason DY (1987) Human lung tumors: does intermediate filament coexpression correlate with other morphological or immunocytochemical features? Histopathology 11: 705 – 14

Gay S, Gay RE (1985) Pathobiochemistry of connective tissue in breast cancer. Verh Dtsch Ges Pathol 69: 62 – 73

Geiger B, Schmid E, Franke WW (1983) Spatial distribution of proteins specific for desmosomes and adhaerens junctions in epithelial cells demonstrated by double immunofluorescence microscopy. Differentiation 23: 189 – 205

Genadry R, Olson J, Parmley T, Woodruff JD (1978) The morphology of the earliest invasive cell in low genital tract epidermoid neoplasia. Obstet Gynecol 51: 718 – 722

Gerber MA, Paronetto F, Kochwa S (1971) Immunohistochemical localization of IgE in asthmatic lungs. Am J Pathol 62: 339 – 348

Giese W (1957) Über die Endstrombahn der Lunge. In: Lochner W, Witzleb E. (Hrsg) Lungen und kleiner Kreislauf. Springer, Berlin Göttingen Heidelberg, S 45 – 53

Giese W (1960) Die Atmungsorgane. In: Kaufmann E, Stemmler M (Hrsg) Lehrbuch der spez. path. Anatomie, II. Bd, 3. Teil. De Gruyter, Berlin, S 1904 – 1944

Gil J, Martinez-Hernandez A (1984) The connective tissue of the rat lung: Electron immunohistochemical studies. J Histochem Cytochem 32: 230 – 238

Glanville RW, Qian R, Siebold B, Risteli J, Kühn K (1985) Amino acid sequence of the N-terminal aggregation and cross linking region (7s domain) of the alpha 1 (IV) chain of human basement membrane collagen. Eur J Biochem 152: 213 – 219

Götz M, Brunner P (1985) Mikropapillomatosis of the bronchial basement membrane: Pathogenesis and types. Zentralbl Allg Pathol 130: 375 – 381

Goldberg B (1979) Binding of soluble type I collagen molecules to the fibroblast plasma membrane. Cell 16: 265 – 275

Goldberg GI, Stronglin A, Collier IE (1992) Interaction of 92 kDa type collagenase with TIMP prevents dimerisation, complex formation with interstitial collagenases and activation of the proenzyme with stromelysin. J Biol Chem 267: 4583 – 4591

Goldmann KP (1965) Mortality of coal miners from carcinoma of the lung. Br J Ind Med 22: 72 – 77

Gonzales S, Bassewitz von DB, Grundmann E, Nakhosteen JA, Müller K-M (1986) The ultrastructural heterogeneity of potentially preneoplastic lesions of the bronchial mucosa. Pathol Res Pract 181: 408 – 417

Gordon RE, Solano D, Kleinerman J (1986) Tight junction alterations of respiratory epithelium following long-term NO_2 exposure and recovery. Exp Lung Res 11: 179 – 193

Gorelik E, Wiltrout RH, Brunda MJ, Holden HT, Herberman RB (1982) Augmentation of metastasis formation by thioglycollate-elicited macrophages. Int J Cancer 29: 575 – 581

Gospodarowicz D, Greenburg G, Birdwell CR (1978) Determination of cellular shape by the extracellular matrix and its correlation with the control of cellular growth. Cancer Res 38: 4155 – 4171

Gould VE, Wenk R, Sommers SC (1971) Ultrastructural observations on bronchial epithelial hyperplasia and squamous metaplasia. Cancer 2: 426 – 436

Gould VE, Linnoila RI, Memoli VA, Warren WH (1983) Neuroendocrine components of the bronchopulmonary tract: hyperplasia, dysplasias, and neoplasms. Lab Invest 49: 519 – 537

Grant DS, Tashiro KI, Yamada Y (1989) The role of laminin in endothelian growth. Cell 58(5): 806 – 810

Greco RJ, Steiner RM, Goldman S, Cotler H, Patchefsky A, Cohn HE (1986) Bronchioloalveolar cell carcinoma of the lung. Ann Thorac Surg 41: 652 – 656

Greenblatt MS, Bennett WP, Hollstein M, Harris CC (1994) Mutations in the p53 tumor suppressor gene: clues to cancer etiology and molecular pathogenesis. Cancer Res 54: 4855 – 4878

Gress TM, Müller-Pillasch F, Lerch MM, Friess H (1995) Expression and in-situ localisation of genes coding for extracellular matrix proteins and extracellular matrix degrading proteases in pancreatic cancer. Int J Cancer 9/62 (4): 407 – 413

Grieshaber E, Vogel A (1968) Die Feinstruktur normaler und entzündlicher Blutkapillaren. Zentralbl Phlebol 15, 7(1): 42 – 59

Grigioni WF, Garbisa S, D'Errico AD, Baccarini P, Stetler-Stevenson WG, Liotta L, Mancini AM (1981) Evaluation of hepatocellular carcinoma aggressiveness by a panel of extracellular matrix antigens. J Pathol 138: 647 – 654

Grigioni WF, Biagini G, D'Errico AD et al. (1986) Behavior of basement membrane antigens in gastric and colorectal cancer: Immunohistochemical study. Acta Pathol Jpn 36: 173 – 184

Grigioni WF, Biagini G, Garbisa S et al. (1987) Immunohistochemical study of basement membrane antigens in bronchioloalveolar carcinoma. Am J Pathol 128 (2): 217 – 224

Grinell F, Bilingham RE, Brugess L (1981) Distribution of fibronectin during wound healing in vivo. J Invest Dermatol 76: 181 – 189

Grundmann E (1980) Precancerous lesions and their clinical consequences. Arch Geschwulstforsch 50: 539 – 548

Guarini A, Acero R, Alessio G, Donati MB, Semerano N, Mantovani A (1984) Procoagulant activity of macrophages associated with different murine neoplasm. Int J Cancer 34: 581 – 587

Güngör A, Yetgin S, Ostacelebo S, Sozeri B (1994) Epidermoid carcinoma cell culture supernatant's inhibition of monocyte chemotaxis: evidence for a tumor-mediated effect. J Otolaryngol 23: 229 – 233

Gullino PM (1975) Extracellular compartments of solid tumors. Cancer 3: 327 – 354

Gusterson BA, Warburton MJ, Mitchell D, Kraft N, Hancock WW (1984) Invading squamous cell carcinoma can retain a basal lamina: An immunohistochemical study using a monoclonal antibody to type IV collagen. Lab Invest 51: 82 – 87

Gusterson BA, Clinton SS, Cough G (1986) Studies of early invasive and intraepithelial squamous cell carcinomas using an antibody to type IV collagen. Histopathology 10: 161 – 69

Haapasalmi K, Zhang K, Tonnesen M et al. (1996) Keratinocytes in human wounds express alpha v beta 6 integrins. J Invest Dermatol 106: 42 – 48

Haemmerli G, Straub AM, Jokusch BM, Sträuli P (1982) Filament patterns associated with in vitro motility of human carcinoma cells. Cell Biol Int Rep 6: 471 – 487

Haemmerli G, Jokusch BM, Sträuli P (1984) Cellular motility and cytoskeletal arrangement in human squamous carcinoma cells. J Submicr Cytol 16: 169 – 170

Haemmerli G, Müller-Glauser W, Bruckner P, Hauser-Urfer I, Sträuli P (1985) Tumor-associated desmoplasia in the rabbit mesentery characterized by morphological biochemical and cytophotometric methods. Int J Cancer 35: 527–534

Hammersen F (1970) Ultrastructure of small cutaneous blood vessels. Arch Clin Exp Dermatol 237 (1): 356–367

Hammersen F, Endrich B, Messmer K (1985) The fine structure of tumor blood vessels. I. Participation of non-endothelial cells in tumor angiogenesis. Int J Microcirc Clin Exp 4: 31–43

Hammond EC, Seidemann H (1980) Smoking and cancer in the United States. Prev Med 9: 169–173

Hamperl H (1974) Praecancerose und Carcinoma in situ. In: Grundmann E (Hrsg) Handbuch der allgemeinen Pathologie, Geschwülste Tumoren I, Bd VI/5. Springer, Berlin Heidelberg New York, S 351–415

Hance AJ, Crystal RG (1975) The connective tissue of the lung. Am Rev Respir Dis 112: 657–711

Harris CC, Sporn MB, Kaufman DG, Smith JM, Baker MS, Saffiotti U (1971) Acute ultrastructural effects of benzo(a)pyrene and ferric oxide on the hamster tracheobronchial epithelium. Cancer Res 31: 1977–1989

Hart IR (1990) The invasive phenotype of malignant cells. In: Burger MM, Sordat B, Zinkernagel RM (eds) Cell to cell interaction. Karger, Basel, pp 143–150

Haupt R (1973) Narbenkrebse der Lunge. Abhandlungen moderner Medizin. Barth, Leipzig

Hauptmann S, Zardi L, Siri A et al. (1995) Extracellular matrix proteins in colorectal carcinomas. Expression of tenascin and fibronectin isoforms. Lab Invest 73 (2): 172–182

Hauzenberger D, Klominek J, Sundqvist KG (1994) Functional specialization of fibronectin-binding beta 1-integrins in T lymphocyte migration. J Immunol 153: 960–971

Havenith MG, Ahrends JW, Simon R, Volovics A, Wiggers T, Bosman FT (1988) Type IV collagen immunoreactivity in colorectal cancer. Prognostic value of basement membrane deposition. Cancer 62: 2207–2211

Hay ED (1978) Role of basement membranes in development and differentiation. In: Kefalides NA (ed) Biology and chemistry of basement membranes. Academic Press, New York

Hay ED (ed) (1981) Cell biology of extracellular matrix. Plenum, New York, pp 259–410

Hayashi M, Ninomiya Y, Parsons J, Hayashi K, Olsen BR, Trelstad RL (1986) Differential localization of mRNA of collagen types I and II in chick fibroblasts, chondrocytes, and corneal cells by in situ hybridization using cDNA probes. J Cell Biol 102: 2302–2309

Hedmann H, Vaheri A, Wartivaara J (1978) External fibronectin of cultures human fibroblasts is predominantly a matrix protein. J Cell Biol 76: 748–760

Heidl G, Davaris P, Zwadlo G et al (1987) Association of macrophages defected with monoclonal antibody 25F9 with progression and pathological classification of gastric carcinoma. J Cancer Res Clin Oncol 113: 567–572

Heine UI, Munoz EF, Flanders KC, Roberts AB, Sporn MB (1990) Localization of TGF-beta 1 and collagen I and II, fibronectin and glycosaminoglycans during lung branching morphogenesis. Development 109: 29–36

Heitz PU (1982) Immunocytochemistry – theory and application. Acta Histochem 25 (Suppl) 17–35

Helpap B, Böcking A, Dhom G, Faul P, Kastendieck H, Leistenschneider W, Müller HA (1985) Klassifikation, histologisches und zytologisches Grading sowie Regressionsgrading des Prostatakarzinoms. Pathologie 6: 3–7

Henry N, Eeckhout Y, van Lamweerde AL, Vaes G (1983a) Cooperation between metastatic tumor cells and macrophages in the degradation of basement membrane (type IV) collagen. FEBS 161: 243–250

Henry N, van Lambweerde AL, Vaes G (1983b) Collagen degradation by metastatic variante of Lewis lung carcinoma: cooperation between tumor cells and macrophages. Cancer Res 43: 5321–5327

Heppner GH (1986) Role of inflammatory cells in tumor progression and diversification. Tumor Progr Metastasis 1: 151–155

Herlyn M, Clark WH, Rodeck U, Mancianti ML, Jambrostic J, Koprowsky H (1987) Biology of tumor progression in human melanocytes. Lab Invest 56: 461–474

Hermanek P, Gall FP (1979) Kompendium der klinischen Tumorpathologie 2 „Lungentumoren". Witzstrock, Baden-Baden Köln New York

Herron GS, Werb Z, Dwyer K, Banda MJ (1986) Secretion of metalloproteinases by stimulated capillary endothelial cells: I. Production of procollagenase and prostromelysin exceeds expression of proteolytic activity. J Biol Chem 261: 2810–2813

Heymer B (1989) Tumorbiologie und Immunhistologie des Bronchialkarzinoms. In: Hartel W, Wiederniger IW (Hrsg) Bronchialkarzinom – interdisziplinäre Aspekte zu Diagnose und Therapie. Demeter, Gräfelfing, S 27–32

Hibbs JB (jr) (1974) Heterocytolysis by macrophages activated by bacillus Calmette-Guerin: lysosome exocytosis into tumor cells. Science 184: 468–471

Hillemanns HG, Limburg H (1972) Dysplasie – Carcinoma in situ – Mikrocarcinom der Cervix uteri. In: Grundmann E (Hrsg) Handbuch der speziellen pathologischen Anatomie, Bd VII/4. Springer, Berlin Heidelberg New York, S 727–860

Hirsch FR, Ottesen G, Podenphant J, Olsen J (1983) Tumor heterogeneity in lung cancer based on light microscopic features. Virchows Arch Pathol Anat 402: 147–153

Hirst R, Horwitz A, Buck C, Rohrschneider C (1986) Phosphorylation of the fibronectin receptor complex in cells transformed by oncogenes that encode tyrosin kinase. Proc Natl Acad Sci USA 83: 6470–6474

Hobson B, Denekamp J (1984) Endothelial proliferation in tumors and normal tissues: Continuous labelling studies. Br J Cancer 49: 405–413

Hockel M, Jung W, Vaupel P, Rabes H, Khaledpur C, Wissler JH (1988) Purified monocyte-derived angiogenic substance (angiotropin) induces controlled angiogenesis associated with regulated tissue proliferation in rabbit skin. J Clin Invest 82: 1075–1090

Hocking DC, Smith RK, McKeown-Longo PJ (1996) A novel role for the integrin-binding III-10 module in fibronectin matrix assembly. J Cell Biol 133: 431–444

Höpfel-Kreiner I (1980) Histogenesis of haemangiomas – an ultrastructural study on capillary and cavernous haemangiomas of the skin. Pathol Res Pract 170: 70

Hoffmann D, Hoffmann I, Wynder EL (1991) Lung cancer and the changing cigarette. IARC Sci Publ 105: 449–59

Hogan B (1981) Laminin and epithelial cell attachment. Nature 290: 737–738

Hollas W, Blasi F, Boyd D (1991) Role of urokinase receptor in fasciliating extracellular matrix invasion by colon cancer. Cancer Res 51: 3690–3695

Hooff van den A (1984) The part played by the stroma in carcinogenesis. Perspect Biol Med 27: 498–509

Hooff van den A (1988) Stromal involvement in malignant growth. Adv Cancer Res 50: 159–198

Hostikka SL, Tryggvason K (1988) The complete primary structure of the a2 chain of human type IV collagen and comparison with the a1 (IV) chain. J Biol Chem 263: 19488–19493

Howeedy A, Virtanen I, Laitinen L, Gould N, Koukoulis G, Gould V (1990) Differential distribution of tenascin on the normal, hyperplastic and neoplastic breast. Lab Invest 6: 798–806

Hsu SM, Raine L, Fanger H (1981) Use of avidin-biotin-peroxidase complex (ABC) in immunoperoxidase techniques. A comparison between ABC and unlabeled antibody (PAP) procedures. J Histochem Cytochem 29: 577–580

Huebsch JC, McCarthy JB, Diglio CA, Mooradian DL (1995) Endothelial cell interactions with synthetic peptides from the carboxyl-terminal heparin-binding domains of fibronectin. Circ Res 77: 43–53

Humphries MJ, Olden K, Yamada K-M (1986) A synthetic peptid from fibronectin inhibits experimental metastasis of murine melanoma cells. Science 233: 467–470

Hynes RO, Yamada KM (1982) Fibronectins: Multifunctional modular glycoproteins. J Cell Biol 95: 369–377

Ikeda M, Neyasaki T, Chiba S, Yoneti M, Suzuki C (1968) Bronchial vascular pattern in various pulmonary diseases with particular emphasis on its diagnostic value in pulmonary cancer. J Thorac Cardiovasc Surg 55: 642–652

Inayama Y, Hook GER, Brody AR et al. (1988) The differentiation potential of tracheal basal cells. Lab Invest 58: 706–717

Ingber DE, Madri JA, Jamieson JD (1981) Role of basal lamina in neoplastic disorganization of tissue architecture. Proc Natl Acad Sci (USA) 78: 3901–3905

Ingber DE, Madri JA, Jamieson JD (1986) Basement membrane as a spatial organizer of polarized epithelia. Exogenous basement membrane reorients pancreatic epithelial tumor cells in vitro. Am J Pathol 122: 129–139

Ingber DE, Folkman J (1989) How does extracellular matrix control capillary morphogenesis? Cell 58 (5): 803–805

Inoue S, Leblond CP (1988) Three-dimensional network of cords: the main component of basement membranes. Am J Anat 181: 341–358

Ioachim HL, Dorsett BH, Paluch E (1976) The immune response at the tumor site in lung carcinoma. Cancer (Philad) 38: 2296–2309

Ito A, Nomura S, Hirota S, Suda J, Suda T, Kitamura Y (1995) Enhanced expression of CD34 messenger RNA by developing endothelial cells of mice. Lab Invest 72 (5): 532–538

Iwamoto Y, Robey FA, Graf J, Sasaki M, Kleinman HK, Yamada Y, Martin GR (1987) YIGSR a synthetic laminin pentapeptide, inhibits experimental metastasis formation. Science 238: 1132–1134

Jaeger E, Rust S, Scharffetter K et al. (1990) Localization of cytoplasmatic collagen mRNA in human aortic coarctation: mRNA enhancement in high blood pressure-induced intimal and medial thickening. J Histochem Cytochem 38: 1365–1375

Jaeger TM, Weidner N, Chew K, Moore DH, Kerschmann RL, Waldman FM, Carrol PR (1995) Tumor angiogenesis correlates with lymph node metastases in invasive bladder cancer. J Urol 154 (1): 69–71

Jaffe EA (1987) Cell biology of endothelial cells. Hum Pathol 18: 234–239

Jahn J, Jöckel K-H, Ahrens W, Drescher K, Müller K-M, Witzko K-H (1990) Ergebnisse der Epidemiologie des Lungenkrebses bei Frauen. Pneumologie 22: 1–48

Jass JR (1986) Lymphocytic infiltration and survival in rectal cancer. J Clin Pathol 39: 585–589

Jensen JA, Hunt TK, Scheuenstuhl H, Banda NY (1986) Effect of lactate, pyruvate and pH on secretion of angiogenesis and mitogenesis factors by macrophages. Lab Invest 54: 574–578

Joachim H, Vogel W, Mittermayer C (1976) Examinations to phenomen of shock-lung. Z Rechtsmed 78 (1): 13–23

Johnston WW (1986) Cytologic diagnosis of lung cancer. Principles and problems. Pathol Res Pract 181: 1–36

Johnson BE (1995) Biology of lung cancer. In: Johnson BE, Johnson DH (eds) Lung cancer. Wiley, New York, pp 15–40

Jones JCR, Steinman HK, Goldsmith BA (1989) Hemidesmosomes, collagen VII and intermediate filaments in basal cell carcinoma. J Invest Derm 93: 662–671

Joss PA, Brunner KW (1985) Die Chemotherapie der nicht-kleinzelligen Bronchialkarzinome. In: Seeber S, Niederle S (Hrsg) Interdisziplinäre Therapie des Bronchialkarzinoms. Springer, Berlin Heidelberg New York, S 75–94

Juliano RL (1987) Membrane receptors for extracellular matrix macromolecules: Relationship to cell adhesion and tumor metastasis. Biochem Biophys Acta 907: 261–278

Junghanns W (1958) Die Endstrombahn der Lunge im postmortalen Angiogramm Virchows Arch Pathol Anat 331: 263–275

Junker JL, Heine UI (1987) Effect of adhesion factors fibronectin, laminin and type IV collagen on spreading and growth of transformed and control rat liver epithelial cells. Cancer Res 47: 3802–3807

Junker K, Krapp D, Müller K-M (1994) Morphological changes in small cell bronchial carcinoma after neoadjuvant chemotherapy. In: Antypas, G (ed) International congress for lung cancer. Monduzzi, Bologna, pp 133–136

Junker K, Thomas M, Schulmann K, Klinke V, Bosse U, Müller K-M (1997) Regressionsgrading neoadjuvant behandelter nicht-kleinzelliger Lungenkarzinome. Pathologe Bd 18, 131–140

Kadhim SA, Rees RC (1984) Enhancement of tumor growth in mice: evidence for the involvement of host macrophages. Cell Immunol 87: 259–269

Kaliner M (1985) Mechanisms of glucocorticosteroid action in bronchial asthma. J All Clin Immunol 76 (2 PT 2): 321–329

Kaliss N (1958) Immunological enhancement of tumor homografts in mice: a review. Cancer Res 18: 992–1003

Kanemoto T, Reich R, Royce L et al. (1990) Identification of an amino acid sequence from the laminin A chain that stimulates metastasis and collagenase type IV production. Proc Natl Acad Sci USA 87 (6): 2279–2283

Kannan S, Balaram P, Chandram GJ, Pillac MR, Mathew B, Nalinakumari KR, Nair MK (1994) Alterations in expression of basement membrane proteins during tumour progression in oral mucosa. Histopathology 24: 531–537

Kanwar YS, Farquhar MG (1979) Isolation of glycosaminoglycans (heparan sulfate) from glomerular basement membranes. Proc Natl Acad Sci USA 76: 4493–4497

Kao RT, Hall J, Engel L, Stern R (1984) The matrix of human breast tumor cells is mitogenic for fibroblasts. Am J Pathol 115: 109–116

Kao RT, Stern R (1986a) Collagenases in human breast carcinoma cell lines. Cancer Res 46: 1349 – 1354

Kao RT, Stern R (1986b) Elastases in human breast carcinoma cell lines. Cancer Res 46: 1355 – 1358

Kawai T, Torikata C, Suzuki M (1988) Immunohistochemical study of pulmonary adenocarcinoma. Am J Clin Pathol 89: 455 – 462

Kawanami O, Ferrans VJ, Crystal RG (1979) Anchoring fibrils in the normal canine respiratory system. Am Rev Respir Dis 120: 595 – 611

Kayser K, Runtsch T, Bach S, Vogt-Moykopf I (1988) Dysplastische und hyperplastische Bronchusschleimhautveränderungen beim operierten Bronchuskarzinom. Verh Dtsch Ges Pathol 72: 449

Kayser K, Hagemeyer O, Runtsch T (1991) Morphologic lesions in non-neoplastic bronchial mucosa associated with bronchial carcinomas. Zentralbl Pathol 137: 425 – 429

Kaytes PS, Theriault NY, Vogeli G (1987) Homologies between the non-collagenous c-terminal (NC1) globular domains of a1 and a2 subunits of type IV collagen. Gene 54: 141 – 146

Ke Y, Reddel RR, Gerwin BI, Miyashita M, Mc Menamin M, Lechner JF, Harris CC (1988) Human bronchial epithelial cells with integrated SV 40 virus T antigen genes retain the ability to undergo squamous differentiation. Differentiation 38: 60 – 66

Keenan KP, Wilson TS, Mc Dowell EM (1983) Regeneration of hamster tracheal epithelium after mechanical injury. IV. Histochemical, immunocytochemical and ultrastructural studies. Virchows Arch [B] 43: 213 – 240

Keenan KP, Saffiotti U, Stinson SF, Riggs CW, Mc Dowell EM (1989) Multifactorial hamster respiratory carcinogenesis with interdependent effects of cannula-induced mucosal wounding, saline, ferric oxide, benzo(a)pyrene and N-methyl-N-nitrosurea. Cancer Res 49: 1528 – 1540

Kefalides NA, Alper R, Clark CC (1979) Biochemistry and metabolism of basement membranes. Int Rev Cytol 61: 167 – 228

Kennedy SM, Elwood RK, Wiggs BJR, Parê PD, Hogg JC (1984) Increased airways mucosal permeability of smokers. Relationship to airway reactivity. Am Rev Respir Dis 129: 143 – 148

Krikpatrick CJ, Kampe M, Fischer EG, Rixen H, Richter H, Mittermayer C (1990) Differential expansion of human endothelial monolayers on basement membrane and interstitial collagens, laminin and fibronectin in vitro. Pathobiology 58: 221 – 225

Klagsbrun M, Shing Y (1985) Heparin affinity anionic and cationic capillary endothelial cell growth factors analysis of hypothalamus-derived growth factors. Proc Natl Acad Sci USA 82: 805 – 809

Kleinman HK, Rohrbach DH, Terranova VP et al. (1982) Collagenous matrices as determinants of cell function. In: Furthmayr H (ed) Immunochemistry of the extracellular matrix, vol II. CRC-Press, Boca-Raton, Florida, pp 151 – 174

Kleinman HK, Cannon PB, Laurie GW et al. (1985) Biological activities of laminin. J Cell Biochem 27: 317 – 325

Klein-Szanto AJP, Nettesheim P, Topping DC, Olsen AC (1980a) Quantitative analysis of disturbed cell maturation in dysplastic lesions of the respiratory tract epithelium. Carcinogenesis 1: 1007 – 1016

Klein-Szanto AJP, Topping DC, Heckmann CA, Nettesheim P (1980b) Ultrastructural characteristics of carcinogen-induced nondysplastic changes in tracheal epithelium. Am J Pathol 98: 61–82

Klein-Szanto AJP, Topping DC, Heckmann CA, Nettesheim P (1980c) Ultrastructural characteristics of carcinogen-induced dysplastic changes in tracheal epithelium. Am J Pathol 98: 83–100

Klein-Szanto AJP, Nettesheim P, Pine A, Martin D (1981) Distribution and ultrastructural characteristics of dark cells in squamous metaplasias of the respiratory tract epithelium. Am J Pathol 103: 263–270

Klein-Szanto AJP, Baba M, Trono D, Obara T, Resau J, Trump BF (1986) Epidermoid metaplasias of xenotransplanted human tracheobronchial epithelium. Carcinogenesis 7: 987–994

Kleppel MM, Michael AF, Fish AJ (1986) Antibody specifity of human glomerular basement membrane type IV collagen NC 1 subunits. J Biol Chem 261: 16547–16552

Kleppel MM, Santi PA, Wieslander J, Michael AF (1989) Human tissue distribution of novel basement membrane collagen. Am J Pathol 134: 813–825

Knighton DR, Hunt TK, Scheunenstuhl H, Halliday BJ, Werb Z, Banda NJ (1983) Oxygen tension regulates the expression of angiogenesis factor by macrophages. Science 221: 1283–1285

Kocher O, Amandruz M, Schindler AM, Gabbiani G (1981) Desmosomes and gap junctions in precarcinomatous and carcinomatous conditions of squamous epithelia; an electron microscopic and morphometrical study. J Submicr Cytol 13: 267–281

Kodama T, Shimosato Y, Koide T, Watanabe S, Yoneyama T (1984) Endobronchial polypoid adenocarcinoma of the lung. Histological and ultrastructural studies of five cases. Am J Surg Pathol 8: 845–854

Könn G (1966) Chronische Bronchitis und Krebs vom Standpunkt des Morphologen. Unfallheilkunde 87, 8–15

Könn G, Schejbal V, Hartung W (1977) Zur Pathogenese der chronischen präkapillären pulmonalen Hypertonie vom Standpunkt des Morphologen. Atemwegs Lungenkrankh 3: 82–86

Könn G, Schejbal V, Oellig WP (1983) Pneumokoniosen. In: Doerr, Seifert, Uehlinger (Hrsg) Spezielle pathologische Anatomie, Bd 16/II: Pathologie der Lunge II. Springer, Heidelberg Berlin New York Tokyo, S 647–778

Köpf-Maier P, Sass G (1996) Antitumor activity of treosulfan in lung carcinomas. Cancer Chemother Pharmacol 37 (3): 211–221

Koi M, Barret JC (1986) Loss of tumor-suppressive function during chemical induced neoplastic progression of Syrian hamster embryo cells. Proc Ntl Acad Sci USA 83: 5992–5996

Kolin A, Koutoulakis T (1988) Role of arterial occlusion in pulmonary scar cancers. Hum Pathol 19: 1161–1170

Konerding MA, Ackern van C, Hinz S, Steinberg F, Streffer C (1991) Ultrastructural studies of tumor angiogenesis in human xenotransplated tumors. Int J Radiat Biol 60: 49–53

Kreisman H, Wolkove N, Quoix E (1992) Small cell lung cancer presenting as a solitary pulmonary nodule. Chest 101: 225–231

Kresse H (1996) Extrazelluläre Matrix – Struktur und Funktion. In: Domschke (Hrsg) Bindegewebe und innere Erkrankungen. Urban & Schwarzenberg, München Wien Baltimore, S 3–7

Krompecher E (1924) Basalzellen, Metaplasie und Regeneration. Beitr Pathol Anat 72: 163–183

Krüger G, Ruckes J (1966) Zur Morphologie des Tumorbefalls der A. pulmonalis beim Bronchialkarzinom. Frank Z Pathol 76: 81–86

Kühn K (1986) The collagens. Molecular and macromolecular structures. In: Tschesche H (ed) Proteinases in inflammation and tumor invasion. de Gruyter, Berlin, S 107–143

Kuhn C (1972) Fine structure of bronchioloalveolar cell carcinoma. Cancer 30: 1107–1118

Kuusela P, Vaheri A, Palo J, Ruoslathi E (1979) Demonstration of fibronectin in human cerebrospinal fluid. J Lab Clin Med 92: 595–601

Labat-Robert J, Birembaut P, Robert L, Adnet JJ (1981) Modification of fibronectin distribution pattern in solid human tumours. Diag Histopathol 4: 299–306

Lam S, Macauley C, Hung J, Leriche J, Profio AE, Palcic B (1993) Detection of dysplasia and carcinoma in situ with a lung imaging fluorescence endoscope device. J Thorac Cardiovasc Surg 105: 1035–1040

Larsson S, Zettergren L (1976) Histological typing of lung cancer. Application of the WHO classification to 479 cases. Acta Pathol Microbiol Scand Sect A 84: 529–537

Laskin DL, Kimura T, Sakahibara S, Reley DJ, Berg RA (1986) Chemotactic activity of collagen-like polypeptides for human peripheral blood neutrophiles. J Leucocyte Biol 39: 255–266

Laurie CW, Kleinman HK, Hassel JR, Martin GR, Feldmann RJ (1985) Basement membrane organizations suggested by combination of laminin and heparan sulfate proteoglycan binding sites with 'open network' and 'polyclonal' models of type IV collagen. J Cell Biol 101: 259

Lawerenz JU, Piilo-Lawerenz R, Toomes H, Müller K-M (1988) Morphological changes following chemotherapy in small cell bronchogenic carcinoma. Z Antimikrob Antineoplast Chemother 6 [Suppl 1]: 287–390

Leblond CP, Inoue S (1989) Structure, composition and assembly of basement membrane. Am J Anat 185: 367–390

Lee I, Gould VE, Moll R, Wiedemann B, Franke WW (1987) Synaptophysin expressed in the bronchopulmonary tract: neuroendocrine cells, neuroepithelial bodies, and neuroendocrine neoplasms. Differentiation 34: 115–125

Lee JS, Yoon A, Kalapurakal SK, Ro JY, Lee JJ, Tu N, Hitelman WN, Hong WK (1995) Expression of p53 oncoprotein in non-small cell lung cancer: a favorable prognostic factor. J Clin Oncol 13: 1893–1903

Leenen PJM, Melis M, Slieker WAT, Ewijk van W (1990) Murine macrophage characterization II. Monoclonal antibodies against macrophage precursor antigens. Eur J Immunol 20: 27–34

Leibovich SJ, Polvenny PJ, Shepard HM, Wiseman DM, Shively V, Nuseir N (1987) Macrophage-induced angiogenesis is mediated by tumor necrosis factor alpha. Nature 329: 630–632

Leonhardt H (1990) Histologie, Zytologie und Mikroanatomie des Menschen, 8. Aufl. Thieme, Stuttgart New York, S 124–125

Lesot H, Kuhl U, Mark von der K (1983) Isolation of a laminin-binding protein from muscel cell membranes. EMBO J 2: 861–870

Letho V-P, Bergh J, Virtanen F (1986) Immunohistology in the classification of lung cancer. In: Hansen HH (ed) Lung cancer: basic and clinical aspects. Nojhoff, Boston, pp 1–30

Leube RE, Rustad TJ (1991) Squamous cell metaplasia in the human lung: molecular characteristics of epithelial stratification. Virchows Arch [B] 61: 227–253

Levy LS, Venitt S (1986) Carcinogenicity and mutagenicity of chromium compounds: the association between bronchial metaplasia and neoplasia. Carcinogenesis 7: 831–835

Libermann TA, Friesel R, Jaye M et al. (1987) An angiogenetic growth factor is expressed in human glioma cells. EMBO J 6: 1627–1632

Lifschitz-Mercer B, Czernobilsky B, Shezen E, Dgani R, Leitner O, Geiger B (1987) Selective expression of cytokeratin polypeptides in various epithelia of human Brenner tumor. Hum Pathol 19: 640–650

Linder E, Stenman S, Lehto VP, Vaheri A (1978) Distribution of fibronectin in human tissues and relationship to other connective tissue components. Ann NY Acad Sci 312: 151–159

Link M (1964) Über die sog. Hämatoxylinkörperchen in Neugeborenenlungen. Virchows Arch Pathol Anat 338: 1–4

Linnoila RF, Mulshine JL, Steinberg SM et al. (1988) Neuroendocrine differentiation in endocrine and nonendocrine lung carcinomas. Am J Clin Pathol 90: 641–652

Linnoila RI, Jensen SM, Steinberg SM, Mulshine JL, Eggleston JC, Gazdar AF (1992) Peripheral airway cell marker expression in non-small cell lung carcinoma. Association with distinct clinicopathologic features. Am J Clin Pathol 97: 233–243

Linsenmayer TF (1981) Collagen. In: Hay ED (ed) Cell biology of extracellular matrix. Plenum, New York London, pp 5–38

Linsenmayer TF, Gibney E, Igoe F, Gordon MK, Fitch JM, Fessler LI, Birk DE (1993) Type V collagen: molecular structure and fibrillar organization of the chicken alpha1 (V) NH$_2$-terminal domain, a putative regulator of corneal fibrillogenesis. J Cell Biol 121: 1181–1189

Liotta LA, Abe S, Robey G, Martin GR (1979) Preferential digestion of basement membrane collagen by an enzyme derived from a metastatic murine tumor. Proc Natl Acad Sci USA 76: 2268–2272

Liotta LA, Tryggvason K, Garbisa S, Hart I, Foltz CM, Shafie S (1980) Metastatic potential correlates with enzymatic digestion of basement membrane collagen. Nature 284: 67–70

Liotta LA, Rao CN, Barsky SH (1983) Tumor invasion and the extracellular matrix. Lab Invest 49: 636–649

Liotta LA (1984) Tumor invasion and metastases. Role of the basement membrane. Warner-Lambert Parke-Davis Award Lecture. Am J Pathol 117: 339–348

Liotta LA (1986) Tumor invasion and metastases – role of the extracellular matrix: Rhoads Memorial Award Lecture. Cancer Res 46: 1–7

Liotta LA, Rao CN, Wewer UM (1986) Biochemical interactions of tumor cells within the basement membrane. Ann Rev Biochem 55: 1037–1057

Liotta LA, Stetler-Stevenson WG (1991) Tumor invasion and metastasis: an imbalance of positive and negative regulation. Cancer Res 51: 5054–5059

Lipper S, Kahn LB, Reddick RL (1980) The myofibroblast. Pathol Ann 15: 409–441

Loveless SE, Heppner GH (1983) Tumor-associated macrophages of mouse mammary tumors. I. Differential cytotoxicity of macrophages from metastatic and nonmetastatic tumors. J Immunol 131: 2074–2078

Lubarsch O (1906) Einiges zur Metaplasiefrage. Verh Dtsch Ges Pathol 10: 198–208

Ludwicka A, Trojanowska M, Smith EA et al. (1992) Growth and characterization of fibroblasts obtained from bronchoalveolar lavage of patients with scleroderma. J Rheumatol 19: 1716 – 1723

Ludwig CU, Harmann D, Landmann R et al. (1985) Unaltered immunocompetence in patients with non-disseminated breast cancer at the time diagnosis. Cancer 55: 1673 – 1678

Lugo M, Putong PB (1984) Metaplasia. An overview. Arch Pathol Lab Med 108: 185 – 189

Lund LR, Riccio A (1987) TGF modulates the expression of collagenase type IV and Metalloproteinase inhibitor. EMBO J 6: 1281 – 1287

Lyubski S, Jacobson MJ (1991) Lung cancer. Marking the diagnosis. Chest 100: 511 – 520

Maassen W, Greschuchna D, Kaiser D, Liebig S, Loddenkemper R, Stapenhorst K, Toomes H (1988) Recommendations on diagnosis, staging, and therapy of lung cancer. Thorac Cardiovasc Surg 36 (5): 295 – 306

Macchiarini P, Fantanini G, Hardin MJ, Squartini F, Angeletti CA (1992) Relation of neovascularisation to metastasis of non-small-cell lung cancer. Lancet 340: 145 – 146

Mackay B, Lukeman JM, Ordonez NG (1991) Tumors of the lung. In: Major problems in pathology, vol 24. Saunders, Philadelphia, pp 100 – 164

Madri JA, Roll FJ, Furthmayr H, Favideart JM (1980) Ultrastructural localization of fibronectin and laminin in the basement membranes of the murine kidney. J Cell Biol 86: 682 – 687

Madri JA, Pratt BM (1986) Endothelial cell-matrix interactions: In vitro models of angiogenesis. J Histochem Cytochem 34 (1): 85 – 91

Mahoney KH, Fulton AM, Heppner GH (1983) Tumor-associated macrophages of mouse mammary tumors. II. Differential distribution of macrophages from metastatic and nonmetastatic tumors. J Immunol 131: 2079 – 2085

Majno G (1965) Ultrastructure of the vascular membrane. Am J Physiol 3: 111 – 117

Malinoff H, Wicha MB (1983) Isolation of a cell surface receptor protein for laminin from murine fibrosarcoma cells. J Cell Biol 96: 1475 – 1479

Mantovani A, Peri G, Polentarutti N, Bolis G, Mangioni C, Spreafico F (1979) Effects on in vitro tumor growth of macrophages isolated from human ascitic ovarian tumors. Int J Cancer 23: 157 – 164

Mantovani A, Polentarutti N, Peri G, Shavit ZB, Vecchi A, Bolis G, Mangioni C (1980) Cytotoxicity on tumor cells of peripheral blood monocytes and tumor-associated macrophages in patients with ascites ovarian tumors. J Natl Cancer Inst 64: 1307 – 1315

Marchok AC, Rhoton JC, Griesemer RA, Nettesheim P (1977) Increased in vitro growth capacity of tracheal epithelium exposed in vivo to 7,12-dimethyl-benuo(a)anthracene. Cancer Res 37: 1811 – 1821

Marcus AJ (1984) The eicosanoids in biology and medicine. J Lipid Res 25: 1511 – 1516

Mareel M, Bracke M, Roy van F (1994) Invasion promoter versus invasion suppressor molecules: the paradigm of E-cadherin. Mol Biol Rep 19: 45 – 67

Mark von der K, Oberbäumer J, Timpl R, Kemler R, Wick G (1985) Immunohistochemical and autoantigenic properties of the globular domain of basement membrane collagen (type IV). Eur J Biochem 146: 555 – 562

Mark von der K, Kühl U (1985) Laminin and its receptor. Biochim Biophys Acta 823: 147 – 160

Mark von der K, Risse G (1987) Isolation and characterization of laminin receptors. Meth Enzymol 144: 490–506

Marsh JP, Mossman BT (1991) Role of asbestos and active oxygen species in activation and expression of ornithine decarboxylase in hamster tracheal epithelial cells. Cancer Res 51: 167–173

Martin GR, Timpl R, Müller PK, Kühn K (1985) The genetically distinct collagens. Trends Biochem Sci 10: 285–287

Martinet N, Beck G, Bernard V et al. (1992) Mechanism for the recruitment of macrophages to cancer site. Cancer 70: 845–860

Martinez-Hernandez A, Marsh CA, Horn JF, Munoz E (1981) Glomerular basement membrane: lamina rara, lamina densa. Ren Physiol 4: 137–147

Martinez-Hernandez A, Amenta PB (1983) The basement membrane in pathology. Lab Invest: 656–677

Martinez-Hernandez A (1988) The extracellular matrix and neoplasia. Lab Invest 58: 609–612

Masui T, Wakefield LM, Lechner JF, Laveck MA, Sporn MB, Harris CC (1986) Type β-transforming growth factor is the primary differentiation-inducing serum factor for normal human bronchial epithelial cells. Proc Natl Acad Sci USA 83: 2438–2442

Masulli MF, Blasi F (1990) The receptor of human urokinase: A potential target for anti-invasive and anti-metastatic therapy. Thromb Res (Suppl) XI: 49–60

Matrisian LM, Bowden GT (1990) Stromelysin/transin and tumor progression. Semin Cancer Biol 1: 107–115

Matsui K, Kitagawa M, Sugiyama S, Yamamoto K (1995) Distribution pattern of the basement membrane components is one of the significant prognostic correlates in peripheral lung adenocarcinomas. Human Pathol 26/2: 186–194

Matsuura H, Greene T, Hakomori G-I (1989) An a-N-acetyl-galactosaminylation at the threonine residue of a defined peptide sequence creates the oncoletal peptide epitope in human fibronectin. J Biol Chem 264: 10472–10476

Mc Bride WH (1986) Phenotype and function of intratumoral macrophages. Biochem Biophys Acta 865: 27–41

Mc Carter JH, Vasquez JJ (1966) The bronchial basement membrane in asthma. Immunohistochemical and ultrastructural observations. Arch Pathol Lab Med 82: 328–335

Mc Carthy JB, Skubitz APN, Palm SL, Furcht LT (1988) Metastasis inhibition of different tumor types by purified laminin fragments and a heparin-binding fragment of fibronectin. J Natl Cancer Inst 80: 108–116

Mc Donnel L, Long JP (1981) Lung scar cancer – a reappraisal. J Clin Pathol 34: 996–999

Mc Dowell EM, Barrett LA, Trump BF (1976) Observations on small granule cells in adult human bronchial epithelium and in carcinoid and oat cell tumors. Lab Invest 34: 202–206

Mc Dowell EM, Mc Laughlin JB, Merenyl DK, Kiefer RF, Harris CC, Trump BF (1978) The respiratory epithelium. V. Histogenesis of lung carcinomas in the human. J Natl Cancer Inst 61: 587–606

Mc Dowell EM, Hess FG, Trump BF (1980) Epidermoid metaplasia, carcinoma in situ, and carcinomas of the lung. In: Trump BF, Jones RT (eds) Diagnostic electron microscopy. Wiley, New York Chichester Brisbane Toronto, pp 37–96

Mc Dowell EM, Trump BF (1983) Histogenesis of preneoplastic and neoplastic lesions in tracheobronchial epithelium. Surg Synth Pathol Res 2: 235–279

Mc Dowell EM (1987) Bronchogenic carcinomas. In: Mc Dowell EM (ed) Current problems in tumour pathology, lung carcinomas. Churchill, Livingstone, Harlow, pp 255 – 285

Mc Dowell EM, Desanti AM, Newkirk C, Strum JM (1990) Effects of vitamin A-deficiency and inflammation on the conducting airway epithelium of Syrian golden hamsters. Virchows Arch [B] 59: 231 – 242

Mc Elvaney G, Miller RR, Müller NL, Nelems B, Evans KG, Ostrow DN (1989) Multicentricity of adenocarcinoma of the lung. Chest 95: 151 – 154

Mc Loud TC, Bourgouin PM, Greenberg RW et al. (1992) Bronchogenic carcinomas: analysis of staging in the mediastinum with CT by correlative lymph node mapping sampling. Radiology 182: 319 – 323

Medici TC (1979) Medikamentös bedingte Pneumopathien. Fortschr Med 97: 1611 – 1616

Meindl M, Brunner P (1980) Alterations in the structure of bronchial basement membrane in relation to textural changes of the bronchial mucosa. Pathol Res Pract 169: 21 – 28

Mentzer SJ, Reilly JJ, Sugarbaker DJ (1993) Surgical resection in the management of small-cell carcinoma of the lung. Chest 103: 349 – 351

Merriles MJ, Finlay GJ (1983) Human tumor cells in culture stimulate glycosaminoglycan synthesis by human skin fibroblasts. Lab Invest 53: 30 – 36

Meyrick B, Reid L (1970) The alveolar wall. Br J Dis Chest 64: 121 – 140

Miescher G (1943) Die Präkanzerose der Haut und der angrenzenden Schleimhäute. Schweiz Med Wochenschr 24: 1072 – 1082

Milani S, Herbst H, Schuppan D, Riecken EO, Stein H (1989) Cellular localization of laminin gene transcripts in normal and fibrotic human liver. Am J Pathol 134: 1175 – 1182

Milani S, Herbst H, Schuppan D, Surrenti C, Riecken ED, Stein H (1990) Cellular localization of type I, II and IV procollagen gene transcripts in normal and fibrotic human liver. Am J Pathol 137: 59 – 70

Miller EJ, Epstein EM, Piez KA (1971) Identification of three genetically distinct collagens by cyanogen bromide cleavage of insoluble human skin and cartilage collagen. Biochem Biophys Res Commun 42: 1029 – 1049

Miller WE (1983) Roentgenographic manifestations of lung cancer. In: Strauss MJ (ed) Lung cancer: clinical diagnosis and treatments, 2nd edn. Grune & Stratton, New York, pp 175 – 184

Miller BG, Jacobsen M (1985) Dust exposure, pneumoconiosis and mortality of coalminers. Br Industr Med 42: 723 – 733

Miller EJ, Gay S (1987) The collagens: An overview and update. In: Cunningham LW, Frederiksen DW (eds) Methods in enzymology, vol 144. Academic Press, New York, pp 3 – 41

Minna JD, Pass H, Glatstein E, Ihde D (1989) Cancer of the lung. In: DeVita VT, Hellman Jr S, Rosenberg SA (eds) Cancer, principles and practice of oncology, 3rd edn, chapt 22. Lippincott, Philadelphia, pp 591 – 705

Mithal AV, Emery JL (1976) Squamous metaplasia of the tracheal epithelium in children. Thorax 31: 167 – 171

Mohr M (1979) Ätiologie und Pathogenese der frühen neoplastischen Veränderungen an Experimentalbeispielen. Fischer, Stuttgart, 1965 – 1974 (Verh. Dtsch. Krebsges. 2)

Moll R (1990) Der Katalog der menschlichen Cytokeratine: über die Differenzierung des Epithels und seiner Tumoren anhand der Expressionsprofile der Intermediärfilament-Proteine. Habilitationsschrift, Medizinische Fakultät, Universität Mainz, S 1–264

Moll R (1993) Cytokeratine als Differenzierungsmarker. Expressionsprofile von Epithelien und epithelialen Tumoren. Veroeff Pathol 142: 1–197

Moll R, Franke WW, Schiller DL, Geiger B, Krepler R (1982) The catalog of human cytokeratins: patterns of expression in normal epithelia, tumors and cultured cells. Cell 31 (1): 11–24

Moll R, Dmouailly D, Sun T-T (1989) Expression of keratin 5 as a distinctive feature of epithelial and biphasic mesotheliomas. An immunohistochemical study using monoclonal antibody AE 14. Virchows Arch [B] 58: 129–145

Monteagudo C, Merino MJ, San-Juan J, Liotta LA, Stetler-Stevenson WG (1990) Immunohistochemical distribution of type IV collagenase in normal, benign, and malignant breast tissue. Am J Pathol, VI/136/3: 585–592

Moore K, Moore M (1973) Intra-tumor host cells of transplanted rat neoplasms of different immunogenicity. Int J Cancer 19: 803–813

Moran RE, Straus MJ (1983) Labeling indices of human lung cancer. Correlation with histologic type and survival. Anal Quant Cytol 5 (4): 250–254

Morfeld P, Lampert H, Ziegler M, Stegmeier C, Dhom G, Bauer HD, Piekarski C (1992) Methodische Ansätze zur Durchführung einer historischen Längsschnittstudie zur Gesamtmortalität und zum Krebsrisiko im Steinkohlebergbau. In: Kreutz R, Piekarski C (Hrsg) 32. Jahrestagung Arbeitsmedizin in Köln, Mai 1992, Arbeitsmedizinisches Kolloquium der gewerblichen Berufsgenossenschaften. Gentner, Stuttgart, S 386–390

Morfeld P, Piekarski C (1994) Neue Erkenntnisse zur Bewertung von Kohlengrubenstaub. Glückauf 130/2, Kongreß-Verlag, Essen, S 111–114

Morgenroth K, Newhouse MT, Nolte D (1983) Normal morphology and dimension of the airways. Inflammatory bronchial diseases. In: Morgenroth K, Newhouse MT, Nolte D (eds) Atlas of pulmonary pathology. Pharmazeutische Verlagsgesellschaft, München, pp 9–86

Moroco JR, Solt DB, Polverini PJ (1990) Sequential loss of tumor suppressor genes for three specific functions during in vivo carcinogenesis. Northwest Dent Res Spring 2 (1): 15–19

Mosely JM, Dickson DR (1960) Vascular invasion in lung cancer. Am Rev Respir Dis 82: 807–809

Mosher DF (1984) Cross-linking of fibronectin to collagenous proteins. Mol Cell Biochem 58: 63–68

Mossman BT, Craighead JE, MacPherson BV (1980) Asbestos-induced epithelial changes in organ cultures of hamster trachea: inhibition by retinyl methyl ether. Science 207: 311–313

Mossman BT, Eastman A, Bresnick E (1984) Asbestos and benzo(a)pyrene act synergistically to induce squamous metaplasia and incorporation of (^{3}H) thymidine in hamster tracheal epithelium. Carcinogenesis 5: 1401–1404

Mountain CF (1986) A new international staging system for lung cancer. Chest 89: 2255–2335

Moyana TN (1987) Adenosquamous carcinoma of the prostate. Am J Surg Pathol 11: 403–407

Müller K-M (1979) Krebsvorstadien der Bronchialschleimhaut. Verh Dtsch Ges Pathol 63: 112–131

Müller K-M (1983) Lungentumoren. In: Doerr W, Seifert G, Uehlinger E (Hrsg) Pathologie der Lungentumoren II. Springer, Berlin Heidelberg New York, S 1081 – 1274 (Spezielle pathologische Anatomie, Bd 16/II)

Müller K-M (1985a) Pathologie der Lungentumoren. In: Trendelenburg F (Hrsg) Tumoren der Atmungsorgane und des Mediastinums. Springer, Berlin Heidelberg New York, S 87 – 127 (Handbuch der inneren Medizin, Bd 4/4 A)

Müller K-M (1985b) Anatomie und Pathologie des funktionellen Kreislaufs. Kongreßbericht der 19. wissenschaftlichen Tagung der Norddeutschen Gesellschaft für Lungen- und Bronchialheilkunde, Hamburg. Universimed, Frankfurt, S 1 – 16

Müller K-M (1988a) Early cancer of the lung. Rec Res Cancer Res 106: 119 – 130

Müller K-M (1988b) Die Bronchialschleimhaut im Vorfeld des Lungenkrebses. Atemwegs Lungenkrankh 14/8: 370 – 374

Müller K-M (1996) Problemfälle der Lungenpathologie. Pathologe 17: 98 – 101

Müller K-M, Meyer-Schwickerath M (1978) Bronchialarterien in wachsenden und regressiv veränderten Bronchialkarzinomen. Pathol Res Pract 163 (1): 34 – 46

Müller K-M, Müller G (1983) The ultrastructure of preneoplastic changes in the bronchial mucosa. Curr Top Pathol Pulmon Dis 73: 233 – 263

Müller K-M, Gonzales S (1986) Elektronenmikroskopische Befunde bösartiger Lungentumoren. Bronchialkarzinom. In: Drings P, Schmäl D, Vogt-Moykopf I (Hrsg) Fortbildungskurs unter der Schirmherrschaft der UICC 22. – 25. April 1985 in Heidelberg. Zuckschwerdt, München, S 70 – 80

Müller K-M, Reitemeyer E (1986) Lungentuberkulose und Lungenkrebs aus der Sicht des Pathologen. Öff Gesundh-Wes 48: 482 – 487

Müller K-M, Brämer UG, Hiddemann W (1986) Probleme der morphologischen Klassifikation bösartiger Lungentumoren. Atemwegs Lungenkrankh 10: 459 – 465

Müller K-M, Fisseler-Eckhoff A, Reitemeyer E (1988) Stromareaktion in Lungentumoren. Tumorvernarbung und sogenanntes Narbenkarzinom. Fortschr Med 106/1: 19 – 24

Müller K-M, Herberg U (1991) Immunhistochemische Marker bei Lungentumoren – eine Standortbestimmung. Pneumologie 45: 140 – 146

Müller K-M, Gonzales S (1991) Präneoplasien und Frühkarzinome der Lunge – Histogenetische Aspekte des Bronchialkarzinoms. Pneumologie 45: 971 – 976

Müller K-M, Fisseler-Eckhoff A (1991a) Pathologie der Lungentumoren. In: Drings P, Vogt-Moykopf I (Hrsg) Thoraxtumoren. Springer, Berlin Heidelberg New York Tokyo, S 5 – 24

Müller K-M, Fisseler-Eckhoff A (1991b) Kleinzelliges Bronchialkarzinom – Pathologische Anatomie. Langenbecks Arch Clin Chir Suppl 534 – 543

Müller K-M, Brockmann M (1992) Morphologische Diagnostik. In: Ferlinz R (Hrsg) Diagnostik in der Pathologie. Thieme, Stuttgart New York, S 179 – 200

Müller K-M, Grewe P (1992) Pathologie der Pneumokoniosen. Atemwegs Lungenkrankh 18: 428 – 436

Müller K-M, Theile A (1994a) Bronchialkarzinom – Grundlagen der eingeschränkten und erweiterten Therapie. 1 96. Voraussetzung zur Metastasierung des Bronchialcarcinoms. Langenbecks Arch Clin Chir Suppl 767 – 774

Müller K-M, Theile A (1994b) Lungentumoren – Pathologisch-anatomische Diagnostik. Internist 35: 710 – 723

Müller K-M, Junker K, Stief A (1993) Wert und Bedeutung pathologisch-anatomischer Befunde für die Thoraxchirurgie. In: Vogt-Moykopf I, Drings P (Hrsg) Thoraxchirurgie – Stand und Ausblick. Steinkopff, Darmstadt S 23 – 35

Müller K-M, Junker K, Wiethege T (1995) Nichtkleinzellige Bronchialkarzinome. Morphologie, Tumorregression, Molekularpathologie. Onkologe 1: 429–440

Mullaney J (1968) DNA in retinoblastoma. Lancet 26/2 (574): 918

Mullins DE, Rohrlich ST (1983) The role of proteinase in cellular invasivness. Biochem Biophys Acta 695: 177–214

Murphy G, Reynolds JJ, Hembry RM (1989) Metalloproteinases in cancer invasion and metastasis. Int J Cancer 44: 757–760

Murray JC, Stingl G, Kleiman HK, Martin GR, Katz SI (1979) Epidermal cells adhere preferentially to type IV (basement membrane) collagen. J Cell Biol 80: 197–202

Murray JC, Liotta L, Rennard SI, Martin GR (1980) Adhesion characteristics of murine metastatic and nonmetastatic tumor cells in vitro. Cancer Res 40: 347–352

Myres JC, Howard PS, Jelen AM, Dion AS, Macarak EJ (1987) Duplication of type IV collagen COOH-terminal repeats and species-specific expression of α1 (IV) and α2 (IV) collagen genes. J Biol Chem 262: 9231–9238

Nagamoto N, Saito Y, Suda H et al. (1989) Relationship between length of longitudinal extension and maximal depth of transmural invasion in roentgenographically occult squamous cell carcinoma of the bronchus (nonpolypoid type). Am J Surg Pathol 13 (1): 11–20

Nagase H, Ogarta Y, Suzuki K (1991) Substrate specifities and activation mechanisms of matrix metalloproteinases. Biochem Soc Trans 19 (3): 715–718

Nah H-D, Rodgers BJ, Kulyk WM, Kream BE, Kosher RA, Upholt WB (1988) In situ hybridization analysis of the expression of the type II collagene gene in the developing chicken limb bud. Coll Relat Res 8: 277–294

Nakajima M, Welch DR, Belloni PN, Nicolson GL (1987) Degradation of basement membrane type IV collagen and lung subendothelial matrix by rat mammary adenocarcinoma cell clones of differing metastatic potentials. Cancer Res 47: 4869–4876

Nakamura K, Mori M, Enjoji M (1987) Distribution of basement membrane antigens in clinical gastric adenocarcinomas: an immunohistochemical study. J Clin Pathol 40: 1418–1423

Nasiell M (1963) The general appearance of the bronchial epithelium in bronchial carcinoma: a histopathological study with some cytological viewpoints. Acta Cytol 7: 97–106

Nasiell M (1966) Metaplasia and atypical metaplasia in the bronchial epithelium: a histopathologic and cytopathologic study. Acta Cytol 10: 421–427

Nasiell M (1968) Comparative histological and sputumcytological studies of the bronchial epithelium in inflammatory and neoplastic lung disease. Acta Pathol Microbiol Scand 72: 501–518

Nasiell M, Carlens E, Auer G (1982) Pathogenesis of bronchial carcinoma, with special reference to morphogenesis and the influence on the bronchial mucosa of 20-methylcholanthrene and cigarette smoking. Rec Res Cancer Res 82: 53–68

Neri A, Ruoslathi E, Nicolson GL (1981) Distribution of fibronectin on colonal cell lines of a rat mammary adenocarcinoma growing in vitro and in vivo at primary and metastatic sites. Cancer Res 41: 5082–5095

Niimi T, Imaizumi M, Abe T, Haimoto H, Nagura H (1987) Immunohistochemical characteristics of proliferative and metaplastic lesions in bronchial mucosa. Am J Clin Pathol 88: 545–551

Nikosia RF, Madri JA (1987) The microvascular extracellular matrix. Developmental changes during angiogenesis in the aortic ring-plasma clot model. Am J Pathol 128: 78–90

Niskanen KO (1949) Observations on metaplasia of the bronchial epithelium and its relation to carcinoma of the lung. Acta Pathol Microbiol Scand (Suppl) 80: 1–80

Nöel A, Emonard H, Polette M, Birembaut PH (1994) Role of matrix, fibroblasts and type IV collagenase in tumor progression and invasion. Pathol Res Pract 190: 934–941

Normann SJ (1985) Macrophage infiltration and tumor progression. Cancer Metastasis Rev 4: 277–291

Novel P (1976) The clonal evolution of tumor cell populations. Science 194: 23–28

Obara T, Baba M, Yamaguchi Y, Fuchs E, Resau JH, Trump BF (1988) Localization of keratin mRNA in human tracheobronchial epithelium and bronchogenic carcinomas by in situ hybridization. Am J Pathol 131: 519–529

Oberbäumer I, Laurent M, Schwarz U et al. (1985) Aminoacid sequence of the noncollagenous globular domain (NC1) of the α1 C IV chain of basement membrane collagen as derived from complementary DNA. Eur J Biochem 147: 217–224

Oberman HA (1987) Metaplastic carcinoma of the breast. A clinicopathologic study of 29 patients. Am J Surg Pathol 11: 918–929

Obrist R (1987) Manipulation of the intratumor infiltrate by anti-tumor antibody conjugates. Biochem Biophys Acta 907: 175–190

Offner FA, Schiefer J, Wirtz H-C et al. (1991) Multizelluläre Tumorsphäroide: Ein dreidimensionales in vitro Modell zur Analyse der Tumor-Endothel-Interaktion. GBK-Fortbild Aktuell 59: 23–29

Ofterhaus GJA, Giardello FM, Bruijn JA, Stijnen T, Molyvas EN, Fleuren GJ (1991) The value of immunohistochemistry for collagen IV expression in colorectal carcinomas. Cancer 67: 99–105

Ogata T, Endo K (1984) Clara cell granules of peripheral lung cancers. Cancer 54: 1635–1644

Ogata Y, Enghild J, Nagase H (1992) MMP 3 (stromelysin) activates the precursor for the human matrix metalloproteinase 9 (92 kDa type IV collagenase). J Biol Chem 267: 3581–3587

Ogawa J, Tsurumi T, Yamada S, Koide S, Shotsu A (1994) Blood vessel invasion and expression of sialyl Lewis and proliferating cell nuclear antigen are relating to postoperative recurrence in stage I non-small cell lung cancer. Cancer 73: 1177–1183

Oguro J, Kazama T, Isemura M, Nakamura T, Akai S, Sato Y (1991) Immunohistochemical alterations in basement membrane components of squamous cell carcinoma. J Invest Derm 96: 250–254

Ohori NP, Yousem SA, Griffin J, Stanis K, Stetler-Stevenson WG, Colby TV, Sonmez-Alpan E (1992) Comparison of extracellular matrix antigens in subtypes of bronchioloalveolar carcinoma and conventional pulmonary adenocarcinoma: An immunohistochemical study. Am J Surg Pathol 16: 675–686

Oja JK, Ragkow R (1988) Regulation of the mRNA of PAI, fibronectin and collagen typ I by transforming growth factor beta. J Biol Chem 263: 3111–3115

Onozaki K, Matsushima K, Aggarwal BB, Oppenheim JJ (1985) Human interleukin 1 is a cytocidal factor for several tumor cell lines. J Immunol 135: 3962–3966

Opdenakker G, Damme van J (1992) Cytokines and proteases in invasive processes: molecular similarities between cancer and inflammation. Cytokin 4: 251–258

Oppenheim JJ, Zahariac CO, Makaida N (1991) Properties of the novel proinflamma-tory supergene cytokine family. Ann Rev Immunol 9: 617–648

Orth J (1911) Präcarcinomatöse Krankheiten und künstliche Krebse. Z Krebsforsch 10: 42–54

Ossowski L, Payne HR, Wilson EC (1991) Inhibition of urokinase-typ-plasminogen activator by antibodies: the effect on dissemination of a human tumor in the nude mouse. Cancer Res 51: 274–281

Otsubo Y, Kameyama Y (1982) Ultrastructural changes of epithelium – connective tissue junction in experimental lingual tumors. J Oral Pathol 11: 159–173

Otto H (1970) Die Atmungsorgane. Springer, Berlin Heidelberg New York (Handbuch der allg. Path. III, 4. Teil)

Panayotou G, End P, Aumailley M, Timpl R, Engel J (1989) Domains of laminin with growth factor activity. Cell 56: 93–101

Papadopoulos T, Sirtl K, Dämmrich J, Müller-Hermelink HK (1993) Expressions-muster von Integrinen auf Alveolarepithelien in der fetalen und adulten Lunge bei interstitiellen Lungenerkrankungen. Verh Dtsch Ges Pathol 77: 292–295

Parsons DF, Marko M, Braun SJ, Wansor KJ (1982) Ascites tumor invasion of mouse peritoneum studied by high voltage electron microscopic stereoscopy. Cancer Res 42: 4574–4585

Paweletz N, Knierim M (1989) Tumor-related angiogenesis. Cancer 9/3: 197–232

Perry MC, Eaton WL, Propert KJ et al. (1987) Chemotherapy with or without radia-tion therapy in limited small cell carcinoma of the lung. N Engl J Med 316: 912–918

Perussia B (1992) Tumor infiltrating cells. Lab Invest 67: 155–157

Peters W, Teixera M (1987) Microcirculatory studies in rat mammary carcinoma. J Natl Cancer Inst 65: 642–831

Pfeifer AMA, Lechner JF, Masui T, Reddell RR, Mark GE, Harris CC (1989) Control of growth and squamous differentiation in normal human bronchial epithelial cells by chemical and biological modifiers and transferred genes. Environ Health Per-spect 80: 209–220

Piez KA (1984) Molecular and aggregate structures of the collagens. In: Piez KA, Redi AH (eds) Extracellular matrix biochemistry. Elsevier, New York, pp 1–39

Pignon JP, Arrigada R, Ihde DC et al (1992) A meta-analysis of thoracic radiotherapy for small-cell lung cancer. N Engl J Med 327: 1618–1624

Pihlajaniemi T, Pohjolainen ER, Myers JC (1990) Complete primary structure of the triple-helical region and the carboxy-terminal domain of a new type IV collagen chain $\alpha 5$ (IV). J Biol Chem 265: 13758–13766

Pipoly DJ, Crouch EC (1987) Degradation of native type IV procollagen by human neutrophil elastase. Implications for leukocyte-mediated degradation of basement membranes. Biochemistry 26 (18): 5748–5754

Pitelka D, Hamamoto ST, Taggart BN (1980) Basal lamina and tissue recognition in malignant mammary tumors. Cancer Res 40: 1600–1611

Plate K, Breier G, Risau W (1995) Molecular mechanisms of developmental and tumor angiogenesis. Brain Pathol 4 (3): 207–218

Polentarutti N, Acero R, Bottazzi B, Taraboletti G, Mantovani A (1986) The macro-phage content of tumors is unrelated to levels of NK cell-mediated resistance. J Leucocyte Biol 39: 113–119

Polette M, Clavel C, Cockett M, Girod-de-Bentzmann S, Murphy G, Birembaut P (1993) Detection and localization of mRNAs, encoding matrix metalloproteinases and their tissue inhibitor in human breast pathology. Invasion Metastasis 13 (1): 31–37

Polette M, Nawrocki B, Gilles C, Sato H, Seiki M, Tournier J-M, Birembaut P (1996) MT-MMP expression and localisation in human lung and breast cancers. Virchows Arch 428: 29–35

Polverini PJ, Leibovich SJ (1984) Induction of neovascularization in vivo and endothelial proliferation in vitro by tumor-associated macrophages. Lab Invest 51: 635–642

Polverini PJ (1989) Macrophage-induced angiogenesis: a review. In: Sorg C (ed) Macrophage-derived cell regulatory factors. Cytokines. Karger, Basel, pp 54–73

Postelethwaite AE, Seyer JM, Kang AH (1978) Chemotactic attraction of human fibroblasts to type I, II, and III collagens and collagen derived peptides. Proc Natl Acad Sci USA 75: 871–875

Poulsam R, Pignatelli M, Stetler-Stevenson WG, Liotta LA (1992) Stromal expression of 72 kDA type IV collagenase (MMP2) and TIMP mRNAs in colorectal carcinomas. Am J Pathol 141: 389–396

Prehn RT (1972) The immune reaction as a stimulator of tumor growth. Science 176 (31): 170–171

Preiss J (1990) Zytostatische Therapie solider Tumoren. In: Weihrauch TR (Hrsg) Internistische Therapie 1990. Urban & Schwarzenberg, München Berlin Baltimore, S 696–753

Puvion F, Fray A, Halpern B (1976) Cytochemical study of in vitro interaction between normal and activated mouse peritoneal macrophages and tumor cells. J Ultrastruct Res 54: 95–108

Quoix E, Fraser R, Wolkove N, Finkelstein H, Kreisman H (1990) Small cell lung cancer presenting as a solitary pulmonary nodule. Cancer 66: 577–582

Rao CN, Barsky SH, Terranova VP, Liotta LA (1983) Isolation of a tumor cell laminin receptor. Biochem Biophys Res Commun 111: 804–808

Rastinejad F, Polverini PJ, Bouck N (1989) Regulation of the activity of a new inhibitor of angiogenesis by a cancer suppressor gene. Cell 56: 345–355

Ravenswaay van HH, Kluin PM, Fleuren GJ (1992) Tumor infiltrating cells in human cancer. On the possible role of CD16+ macrophages in antitumor cytotoxity. Lab Invest 67: 166–174

Reitemeyer E (1986) Silikose und Bronchialkarzinom. Pathogenetische Aspekte zum sog. Narbenkarzinom der Lunge. Inaugural-Dissertation, Medizinische Fakultät, Ruhr-Universität Bochum, S 10–65

Remberger K, Gay S (1977) Immunohistochemical demonstration of different collagen types in the normal epiphyseal plate in benign and malignant tumors of bone and cartilage. Z Krebsforsch 90: 95–106

Remberger K, Nerlich A (1985) Diagnostischer Wert der Darstellung von Basalmembranproteinen in benignen und malignen Mammaveränderungen. Verh Dtsch Ges Pathol 69: 123–130

Remberger K (1992) Begutachtungsproblematik aus der Sicht des Pathologen. Atemwegs Lungenkrankh 18/12: 513–518

Remmele W, Stegner HE (1987) Recommendation for uniform definition of an immunoreactive score (IRS) for immunohistochemical estrogen receptor detection (ER-ICA) in breast cancer tissue. Pathologe 8 (3): 138–140

Rennard SI, Hunninghake GW, Bitterman PB, Crystal RG (1981) Production of fibronectin by the human alveolar macrophage: Mechanism for the recruitment of fibroblasts to the sites of tissue injury in interstitial lung diseases. Proc Natl Acad Sci USA 78: 7147–7151

Reznik-Schüller HM (1980) Pathogenesis of diethylnitrosamine-induced tumors in the trachea of the Syrian golden hamster. Pathol Res Pract 168: 185–192

Reznik-Schüller HM (ed) Comparative respiratory tract carcinogenesis, vols 1, 2. CRC-Press, Boca-Raton, Florida

Rhodin JAG (1996) Ultrastructure and function of the human tracheal mucosa. Am Rev Respir Dis Suppl 93: 1–14

Ribbert H (1894) Beiträge zur Histogenese des Carcinoms. Virchows Arch [A] 135: 433–469

Ribbert H (1911) Das Karzinom des Menschen. Cohen, Bonn

Richards CJ, Furness PN (1990) Basement membrane continuity in benign, premalignant and malignant epithelial conditions of the uterine cervix. Histopathology 16: 47–52

Richter CB (1970) Application of infectious agents to the study of lung cancer: Studies on the etiology and morphogenesis of metaplastic lung lesions in mice. In: Nettesheim P, Hanna MG, Deatherage JW (eds) Morphology of experimental respiratory carcinogenesis. USAEC, Oak Ridge, pp 365–382

Rieber M, Gross A, Rieber MS (1987) Relationship of a M. 140 fibronectin receptor and other adhesion-related glycoproteins to tumor cell-cell interaction. Cancer Res 47: 5127–5131

Riepert T (1984) Tumorausbreitung in Lungen mit vorbestehender Silikose. Inaugural-Dissertation, Medizinische Fakultät, Bochum

Ries A, Engel J, Lustig A, Kuhn K (1995) The function of the NC 1 domains in type IV collagen. J Biol Chem 270: 23790–23794

Rilke F, Carbone A, Clemente C, Pilotti S (1979) Surgical pathology of resectable lung cancer. In: Muggia F, Rozenzweig M (eds) Lung cancer: progress in therapeutic research. Raven, New York, pp 129–142

Rindfleisch E (1873) Lehrbuch der pathologischen Gewebelehre, 3. Aufl. Engelmann, Leipzig

Risteli L, Timpl R (1981) Isolation and characterization of pepsin fragments of laminin from human placental and renal basement membranes. Biochem J 193: 749–755

Roark EF, Keene DR, Haudenschild CC, Godyna S, Little CD, Argraves WS (1995) The association of human fibulin-1 with elastic fibers: An immunohistological, ultrastructural and RNA study. J Histochem Cytochem 43: 401–411

Roberts AB, Flanders KC, Kondaiah P et al. (1988) Transforming growth factor β: biochemistry and roles in embryogenesis, tissue repair and remodeling, and carcinogenesis. Rec Progr Horm Res 44: 157–193

Roberts AB, Mc Cune BK, Sporn MB (1992) TGF-β: Regulation of extracellular matrix. Kidney Int 41: 557–559

Robin MCh (1855) Sur la production accidentelle d'un tissu ayant la structure glandulaire, dans des parties du corps dépourvues des glandes. Comte rendu des Séances de l'Àcadémie des Sciences (Paris). 25. Juin 1855: 1365–1367

Robin MCh (1855) Mémoire sur une altération du tissue propre de la mamelle, confondu avec le tissue hétéromorphe dit cancéreux. Comte rendu des Séances de l'Àcadémie des Sciences (Paris). 23. Juillet 1855: 332–335

Roche WR, Beasley R, Williams J, Holgate ST (1989) Subepithelial fibrosis in the bronchi of asthmatics. Lancet I: 520–524

Rössle H (1943) Die Narbenkrebse der Lungen. Schweiz Med Wochenschr 73: 1200 – 1203

Romberger DJ, Pladsen P, Claasen L, Yoshida M, Beckmann JD, Rennard SI (1995) Insulin modulation of bronchial epithelial cell fibronectin in vitro. Am J Physiol 268, (2 Pt 1): 230 – 238

Roos E, Dingemans KP (1981) Infiltration of metastazing tumor cells into liver and lungs. In: Schweiger HG (ed) International Cell Bio., 1980 – 1981. Springer, Berlin Heidelberg New York, pp 779 – 787

Rosell R, Li S, Skacel Z, Mate JL et al. (1993) Prognostic impact of mutated K-ras gene in surgically resected non-small cell lung cancer patients. Oncogene 8: 2407 – 2412

Roth J (1973) The clara cell and the pulmonary surfactant system. Exp Pathol 8: 305 – 313

Ruoslathi E, Vaheri A (1975) Interaction of soluble fibroblast surface antigen with fibrinogen and fibrin identity with cold insoluble globulin of human plasma. J Exp Med 141: 497 – 501

Ruoslathi E, Engvall E (1978) Immunochemical and collagen-binding properties of fibronectin. Ann NY Acad Sci 312: 178 – 191

Ruoslathi E (1981) Fibronectin. J Oral Pathol 10: 3 – 13

Ruoslathi E, Pierschbacher M, Hayman EG, Engvall E (1982) Fibronectin: A molecule with remarkable structural and functional diversity. FEBS Lett 188 – 190

Ruoslathi E (1989) Fibronectin and its receptors. Ann Rev Biochem 57: 375 – 413

Ruoslathi E, Giancotti FG (1989) Integrins and tumor cell dissemination. Cancer Cells 1: 119 – 126

Russel BRG (1908) The nature of resistance to the inoculation of cancer. Third Scientific Report on the Investigation of the Imperial Cancer Research Foundation 3: 341 – 358

Saccomanno G, Saunders RP, Archer VE, Auerbach O, Brennan I (1970) Metaplasia to neoplasia. In: Nettesheim P, Hanna MG, Deatherage JW (eds) Morphology of experimental respiratory carcinogenesis. USAEC, Oak Ridge, pp 63 – 80

Saccomanno G, Archer VE, Auerbach O, Saunders RP, Brennan IM (1974) Development of carcinoma of the lung as reflected in exfoliated cells. Cancer 33: 256 – 270

Saccomanno G (1982) The contribution of uranium miners to lung cancer histogenesis. Rec Res Cancer Res 82: 43 – 52

Sage EH, Bornstein P (1991) Extracellular proteins that modulate cell matrix interactions: SPARC, tenascin and thrombospondin. J Biol Chem 266: 14831 – 14834

Said JW, Nash G, Banks-Schlegel S, Sassoon AF, Murakami S, Shintaku IP (1983) Keratin in human lung tumors. Pattern of localization of different-molecular-weight keratin proteins. Am J Pathol 113: 27 – 32

Salo T, Liotta LA, Keski-Oja J, Turpeenniemi-Hujanen T (1982) Secretion of basement membrane collagen degrading enzyme and plasminogen activator by transformed cells – role in metastasis. Int J Cancer 30: 669 – 663

Salzer G (1967) Klinische Überlegungen zur Histologie des Bronchuskarzinoms. Das Fiasko der Klassifizierung. Thoraxchirurgie 15: 121 – 124

Samet JM, Pathak DR, Morgan MV, Coultas DB, James DS, Hunt WC (1994) Silicosis and lung cancer risk in underground uranium miners. Health Phys 66: 450 – 453

Sandberg M, Vuorio E (1987) Localization of types I, II, and III collagen mRNA in developing human skeletal tissues by in situ hybridization. J Cell Biol 104: 1077 – 1084

Sanders EJ (1983) Recent progress towards understanding the roles of the basement membrane in development. Can J Biochem Cell Biol 61: 949–956

Sappino AP, Schürch W, Gabbani G (1990) Differentiation repertoire of fibroblastic cells: expression of cytoskeletal proteins as marker of phenotypic modulations. Lab Invest 63: 144–161

Scarpa D, Modesti A, Triche TJ (1987) Extracellular matrix synthesis by undifferentiated childhood tumor cell lines. Am J Pathol 129: 74–85

Schapers RFM, Pauwels PE, Habenith MG, Smeets AWGB, van den Brand PA, Bosman FT (1990) Prognostic significance of type IV collagen and laminin immunoreactivity in urothelial carcinomas of the bladder. Cancer 66: 2583–2588

Scharfetter K, Lankkat-Buttgereit B, Krieg T (1988) Localization of collagen mRNA in normal scleroderma skin by in-situ hybridization. Eur J Clin Invest 18: 9

Schejbal V, Böhm E (1979) The scar tissue carcinoma in anthracosilikosis cases of the lung. Verh Dtsch Krebsges 2: 991–992

Schenk P, Konrad K (1979) Ultrastructure of blebbing phenomenon and phagocytosis of bubs in laryngeal carcinoma. Arch Otorhinolaryngeal 225: 129–140

Schirrmacher V (1985) Cancer metastasis: experimental approaches, theoretical concepts, and impacts for treatment strategies. Adv Cancer Res 43: 1–73

Schmitz I, Knecht K, Müller K-M (1995) Ultrastrukturelle Charakterisierung terminaler Blutgefäße in Lungentumoren. Verh Dtsch Ges Pathol 79: 682

Schnapp LM, Hatch N, Ramos DM, Klimanskaya IV, Sheppard D, Pytela R (1995) The human integrin alpha 8 beta 1 functions as a receptor for tenascin, fibronectin, and vitronectin. J Biol Chem 270: 23196–23202

Schönherr E, Witsch-Prehm P, Harrach B, Robenek H, Rauterberg J, Kresse H (1995) Interaction of biglycan with type I collagen. J Biol Chem 270: 2776–2783

Schönleben K, Wittrin G, Krebs C (1975) Diagnostik und chirurgische Therapie des Bronchialkarzinoms. Münch Med Wochenschr 117: 293–300

Schor AM, Schor SL (1983) Tumor angiogenesis. J Pathol 141: 385–419

Schreiber H, Saccomanno G, Martin DH, Brennan L (1974) Sequential cytological changes during development of respiratory tract tumors induced in hamsters by benzo(a)pyrene-ferric oxide. Cancer Res 34: 689–698

Schreiber H, Bibbo M, Wied GL, Saccomanno G, Nettesheim P (1979) Bronchial metaplasia as a benign or premalignant lesion. I. Cytologic and ultrastructural discrimination between acute carcinogen effects and toxin-induced changes. Acta Cytol 23: 496–503

Schridde H (1907) Die Entwicklungsgeschichte des menschlichen Speiseröhrenepithels und ihre Bedeutung für die Metaplasielehre. Bergmann, Wiesbaden

Schridde H (1909) Die ortsfremden Epithelgewebe des Menschen. In: Gaupp E, Nagel W (Hrsg) Sammlung anatomischer und physiologischer Vorträge und Aufsätze. Fischer, Jena, Heft 6, S 199–259

Schürch W (1973) Morphologie und Lokalisation der Hämatoxylinkörperchen bei Lupusnephritis. Virchows Arch Pathol Anat 359: 331–344

Schulz H (1996) Die submikroskopische Anatomie und Pathologie der Lunge. Springer, Berlin Heidelberg New York

Schulz RM, Silbermann S, Persky B, Bajkowski AS, Carmichael DF (1988) Inhibition by human recombinant tissue inhibitor of matrix metalloproteinase of human amnion invasion and lung colonisation by murine B 16 melanoma cells. Cancer Res 48: 5539–5545

Schwann Th (1893) Mikroskopische Untersuchungen über die Übereinstimmung in der Struktur und dem Wachstum der Tiere und Pflanzen. Hirschwald, Berlin

Schwarz MA, Brown PJ, Eveleth PP, Bradshaw RA (1989) Modulation of growth factor induced fiber outgrowth in rat pheochromocytoma (PC 12) cells by a fibronectin receptor antibody. J Cell Physiol 138: 121–128

Schwarz MA, Owaribe K, Kartenbeck J, Franke WW (1990) Desmosomes and hemidesmosomes. Constitutive molecular components. Ann Rev Cell Biol 6: 461–491

Schwarz-Magdolen U, Oberbäumer J, Kühn K (1986) cDNA and protein sequence of the NC1 domain of the α1-chain of collagen IV and its comparision with α1 c IV. FEBS Lett 208: 203–207

Scott JE (1992) Supramolecular organization of extracellular matrix glycosaminoglycan, in vitro and in the tissues. FASEB J 6: 2639–2645

Seldinger SJ (1953) Catheter replacement of the needle in percutaneous arteriography. A new technique. Acta Radiol Stockholm 39: 368

Senior RM, Griffin GL, Mecham RP (1980) Chemotactic activity of elastin-derived peptides. J Clin Invest 66: 859–862

Shabad ML (1973) Precancerous morphological lesions. J Natl Cancer Inst 50: 1421–1428

Shepherd FA (1993) Screening, diagnosis, and staging of lung cancer. Curr Opin Oncol 5 (2): 310–322

Shepherd FA, Ginsberg RJ, Haddad R et al. (1993) Importance of clinical staging in limited small-cell lung cancer: a valuable system to separate prognostic subgroups. The University of Toronto Lung Oncology Group. J Clin Oncol 11: 1592–1597

Shimosato Y, Kodama T, Kameya T (1982) Morphogenesis of peripheral type adenocarcinoma of the lung. In: Shimosato Y, Melamed MR, Nettesheim P (eds) Morphogenesis of lung cancer, vol I. CRC Press, Florida, pp 65–90

Shimosato Y, Melamed MR, Nettesheim P (1985) Morphogenesis of lung cancer, vol I, II. CRC Press NW, Boca Raton

Shing Y, Folkman J, Sullivan R, Butterfield C, Murray J, Klagsprun M (1984) Heparin affinity: purification of a tumor-derived capillary endothelial cell growth factor. Science 223: 1296–1299

Shoji S, Ertel RF, Linder J, Romberger DJ, Rennard SJ (1990) Bronchial epithelial cells produce chemotactic activity for bronchial epithelial cells. – Possible role for fibronectin in airway repair. Am Rev Respir Dis 141: 218–225

Shosyku A, Makimura S, Itabashi K, Nagai T, Tsuneta Y, Kawakami Y (1985) Prognostic significance for nuclear DNA content in small cell carcinoma of the lung. Cancer 56: 2025–2030

Sidhu GS (1982) The ultrastructure of malignant epithelial neoplasms of the lung. Pathol Ann 17/I: 235–266

Sidky YA, Borden EC (1987) Inhibition of angiogenesis by interferons: Effects on tumor and lymphocyte-induced vascular responses. Cancer Res 47: 5155–5161

Siebold B, Deutzmann R, Kühn K (1988) The arrangement of intra- and intermolecular disulfide bonds in the carboxyterminal, non-collagenous aggregation and cross-linking domain of basement-membrane type IV collagen. Eur J Biochem 176: 617–624

Sims DE (1986) The pericyte – a review. Tissue Cell 18 (2): 153–174

Skinner AS, Tutton JM, O'Brian PE (1990) Microvascular architecture of experimental colon tumors in the rat. Cancer Res 50: 2411–2417

Slack JM (1986) Cell differentiation. Epithelial metaplasia and the second anatomy. Lancet 2: 268–271

Smith CD, Cox CC, Snyderman R (1986) Receptor-coupled activation of phospho-inositide-specific phospholipase C by an N protein. Science 232: 97–100

Smith DR, Kunkel SL, Burdick MD, Wilke CA, Orringer MB, Whyte RE, Smieter RM (1994) The production of interleukin-10 by human bronchogenic carcinoma. Am J Pathol 145: 18–25

Smith DR, Polverini PJ, Kunkel SL et al. (1994) Inhibition of interleukin-8 attenuates angiogenesis in bronchogenic carcinoma. J Exp Med 179 (5): 1409–1415

Sørensen JB, Hirsch FR, Olsen J (1988) The prognostic implication of histopathologic subtyping of pulmonary adenocarcinoma according to the classification of the World Health Organisation. An analysis of 259 consecutive patients with advanced disease. Cancer 62: 361–367

Soini Y, Pääkö, P, Autio-Harmainen H (1993) Genes of laminin B1 chain, a 1 chain of collagen and 72 kDa collagenase type IV are mainly expressed by stromal cells of lung carcinoma. Am J Pathol 142: 1622–1630

Soininen R, Haka-Risku T, Prockop DJ, Tryggvason K (1987) Complete primary structure of the a1-chain human basement membrane (type IV) collagen. FEBS Lett 225: 188–194

Sonnenberg A, Modderman PW, Hogervorst F (1988) Laminin receptor on platelets is the integrin VLA-6. Nature 336: 487–489

Sonnenfeld G (1980) Modulation of immunity by interferon. In: LE Pieck (ed) Lymphokine Reports. Academic Press, New York, pp 113–128

Sordat B, Piffaretti JC, Weiss L (1990) Is there a common definition for invasiveness? Invasion Metast 10: 178–192

Sorg C (1982) Heterogeneity of macrophages in response to lymphokines and other signals. Mol Immunol 19: 1255–1258

Sorg C, Hilbig B, Frühbeis B, Zwaldo G, Hagemeier H-H (1986) Tumor angiogenesis. In: Macher E, Sorg C (eds) Local immunity in cancer. Immunologische Tage Münster. Regensberg & Biermann. Münster, S. 88–96

Souhami R (1985) Chemotherapy in non-small cell bronchial carcinoma. Thorax 40: 641–645

Sozzi G, Miozzo M, Donghi R et al. (1995) Genetic evidence for an independent origin of multiple preneoplastic and neoplastic lung lesions. Cancer Res 55: 135–140

Spencer H (1979) The anatomy of the lung. In: Spencer H (ed) Pathology of the lung, vol I. Pergamon, Oxford New York Toronto Sydney Paris Frankfurt, pp 13–70

Sporn MB, Roberts AB (1992) Transforming growth factor beta: recent progress and new challenges. J Cell Biol 119: 1017–1021

Srivastava AS, Laidler P, Hughes LE, Woodcock J, Sheddon EJ (1986) Neovascularisation in human cutaneus melanoma: a quantitative morphological and Doppler-ultrasound study. Eur J Cancer Clin Oncol 22: 1205–1209

Srivastava AS, Laidler P, Hughes LE, Davies R, Horgan K (1988) The prognostic significance of tumor vascularity in intermediate-thickness (0.76–4.0 mm thick) skin melanoma. Am J Pathol 133: 419–423

Stähle-Bäckdahl M, Parks WC (1993) 92 kDa gelatinase is actively expressed by eosinophils and stored by neutrophils in squamous cell carcinoma. Am J Pathol 142: 995–1000

Staemmler M (1941) Praecancerosen. Med Welt 15: 813: 837, 861

Stahel RA (1991) Diagnosis, staging and prognostic factors of small cell lung cancer. Curr Opin Oncol 3: 306–311

Stallmach A, Schuppan D, Riecken EO (1990) Bedeutung der extrazellulären Matrix für die Karzinogenese im Intestinaltrakt. Dtsch Med Wochenschr 115: 467–472

Staubesand J (1985) Bau und Funktion der Blut- und Lymphgefäße. In: Benninghoff A, Goerttler (Hrsg) Anatomie, Bd 2, Teil 1. Urban & Schwarzenberg, München Wien Baltimore

Steiner GC, Dorfman HD (1992) Ultrastructure of hemangiothelial sarcoma. Cancer 94: 122–135

Stenbäck F (1973) Morphologic characteristics of experimentally induced lung tumors and their precursors in hamsters. Acta Cytol 17: 476–486

Stenman S, Vaheri A (1978) Distribution of a major connective tissue protein, fibronectin, in normal human tissue. J Exp Med 147: 1054–1064

Stetler-Stevenson WG, Krutsch HC, Liotta LL (1988) Tissue-inhibitor of metalloproteinase (TIMP-2): a new member of the metalloproteinase family. J Biol Chem 264: 17374–17378

Stetler-Stevenson WG (1989) The activation of human type IV collagenase proenzyme. J Biol Chem 264: 1353–1356

Stetler-Stevenson WG (1996) Dynamics of matrix turnover during pathologic remodeling of the extracellular matrix. Am J Pathol 148/5: 1345–1350

Stewart CJR, Mc Nicol AM (1992) Distribution of type IV collagen immunoreactivity to assess questionable early stromal invasion. J Pathol 45: 9–15

Strauli P (1980) Proteinases and tumor invasion. In: Strauli P, Barrett AJ, Baici A (eds) Proteinases and tumor invasion. Monograph series of the European organization for research on treatment of cancer, vol 6. Raven, New York, pp 215–228

Stricklin GP, Bauer EA, Jeffrey JJ, Eisen AZ (1977) Human skin collagenase: isolation of precursor and active forms from both fibroblast and organ cultures. Biochemistry 16: 1607–1615

Strieter RM, Kunkel SL, Elner VM, Martonyl CL, Koch AE, Polverini PJ, Elner SG (1992) Interleukin-8: A corneal factor that induces neovascularisation. Am J Pathol 141: 1279–1284

Strieter RM, Polverini PJ, Arenberg DA, Walz A, Opdenacker G, van Damme J, Kancel SL (1995) Role of C-X-C chemokines as regulators of angiogenesis in lung cancer. J Leucoc Biol 57 (5): 752–762

Strieter RM, Kunkel SL, Arenberg DA, Budicic MD, Polverini PJ (1995) Interferon gamma-inducible protein 10 (IP-10), a member of the C-X-C chemokine family is an inhibitor of angiogenesis. Biochem Biophys Res Commu 210 (1): 51–57

Sugar J (1972) Ultrastructural and histochemical changes during the development of cancer in various human organs. In: Tarin D (ed) Tissue interactions in carcinogenesis., Academic Press, London, pp 127–157

Sukoh N, Abe S, Nakajima I, Ogura S, Isobe H, Inoue K, Kawakami Y (1994) Immunohistochemical distributions of cathepsin B and basement membrane antigens in human lung adenocarcinoma: association with invasion and metastasis. Virchows Arch 424: 33–38

Sulitzeanu D (1993) Immunosuppressive factors in human cancer. Adv Cancer Res 60: 247–267

Sunderkötter C, Steinbrink K, Goebeler M, Bhardwaj R, Sorg C (1994) Macrophages and angiogenesis. J Leukocyte Biol 55: 410–422

Swan GE, Roby TJ, Hodgkin JE, Mittman C, Peters JA, Jacobo N (1994) Relationship of cytomorphology to spirometric findings in cigarette smokers. Acta Cytol 38: 547 – 553

Taffet S, Russel SW (1981) Macrophage-mediated tumor cell killing: regulation of expression of cytolytic activity by prostaglandin E. J Immunol 126: 424 – 429

Talmadge JE, Key M, Fidler IJ (1981) Macrophage content of metastatic and nonmetastatic rodent neoplasms. J Immunol 126: 2245 – 2248

Tamai S (1983) Basal cells of the human bronchiole. Acta Pathol Jpn 33: 123 – 140

Tandler B, Sherman J, Boat TF (1981) EDTA-mediated separation of cat tracheal lining epithelium. Am Rev Respir Dis 124: 469 – 475

Teale DM, Rees RC, Thorgeirsson UP, Liotta LA (1987) Type IV collagenase activity in a primary HSV-2 induced hamster fibrosarcoma and its in vivo metastases and in vitro clones. Cancer 60 (6): 1263 – 1268

Terranova VP, Rohrbach DH, Martin GR (1980) Role of laminin in the attachment of PAM 212 (epithelial) cells to basement membrane collagen. Cell 22: 719 – 726

Terranova VP, Liotta LA, Russo RG, Martin GR (1982) Role of laminin in the attachment and metastasis of murine tumor cells. Cancer Res 42: 2265 – 2269

Terranova VP, Rao CN, Kalebic T, Margulies IM, Liotta LA (1983) Laminin receptor on human breast carcinoma cells. Proc Natl Acad Sci USA 80: 444 – 448

Teutschlaender O (1919) Über Epithelmetaplasien mit besonderer Berücksichtigung der Epidermisierung der Lungen. Zentralbl Pathol 30: 433 – 443

Theile A, Müller K-M (1996) Proliferationskinetik bronchiolo-alveolärer Tumorlets. Pathologe 17: 163 – 170

Thiersch K (1865) Der Epithelialkrebs, namentlich der Haut. Engelmann, Leipzig

Thorner PS, Baumal R, Eddy A, Marrano P (1989) Characterization of the NC 1 domain of collagen type IV in glomerular basement membranes (GBM) and of antibodies to GBM in a patient with anti-GBM nephritis. Clin Nephrol 31: 160 – 168

Thorner PS, Baumal R, Eddy A, Marrano PM (1990) A study by immunofluorescence microscopy of the NC 1 domain of collagen type IV in glomerular basement membranes of two patients with hereditary nephritis. Virchows Arch [A] 416: 205 – 212

Timpl R, Wick G, Gay S (1977) Antibodies to distinct types of collagens and procollagens and their application in immunohistology. J Immunol Meth 18: 165 – 182

Timpl R, Glanville RN, Wide G, Martin GR (1979a) Immunochemical study on basement membrane (type IV) collagens. Immunology 38: 109 – 116

Timpl R, Rhode H, Robey PG, Rennard SI, Foidart JM, Martin GR (1979b) Laminin – a glycoprotein from basement membranes. J Biol Chem 254: 9933 – 9937

Timpl R, Wiedemann H, Delden van V, Furthmayr H, Kühn K (1981) A network model for organization of type IV collagen molecules in basement membranes. Eur J Biochem 120: 203 – 211

Timpl R, Oberbäumer I, Furthmayr H, Kühn K (1982) Macromolecular organization of type IV collagen. In: Kuehn K, Schoene H, Timpl R (eds) New trends in basement membrane research. Raven, New York, pp 57 – 67

Toki N, Tsukamoto N, Matsumara M, Saito T, Kamura T, Matsuyama A, Nakano H (1990) Distribution of basement membrane antigens in the uterine cervical adenocarcinoma: an immunohistochemical study. Gynecol Oncol 38: 17 – 21

Tolnay E, Wiethege T, Wulf M, Voss B, Müller K-M (1997) Expression of type IV collagenase correlates with the expression of vascular endothelial growth factor (VEGF) in primary non-small-cell lung cancer. J Cancer Res Clin Oncol Vol. 123, 652 – 658

Torikata C, Villiger B, Kuhn C, Mc Donals JA (1985) Ultrastructural distribution of fibronectin in normal and fibrotic human lung. Lab Invest 52: 399 – 408

Trump BF, Mc Dowell EM, Glavin F et al. (1978) The respiratory epithelium III. Histogenesis of epidermoid metaplasia and carcinoma in situ in the human. J Natl Cancer Inst 61: 563 – 575

Tsilibary EC, Charionis AS (1986) The role of the main noncollagenous domain (NC1) in type IV collagen self assembly. J Cell Biol 103: 2467 – 2473

Tsuchiya E, Kitagawa T, Oh S, Nakagawa K, Matsubara T, Kinoshita I, Sugano H (1987) Incidence of squamous metaplasia in large bronchi of Japanese lungs: relation to pulmonary carcinomas of various subtypes. Jpn J Cancer Res (Gann) 78: 559 – 564

Tsunawaki S, Nathan CF (1986) Macrophage-deactivation. Altered kinetic properties of superoxide-producing enzyme after exposure to tumor cell-conditioned medium. J Exp Med 164: 1319 – 1331

Turpeenieme-Hujanen T, Thorbgeisson UP, Hart IR, Grant SS, Liotta LA (1985) Expression of collagenase IV basement membrane collagenase activity in murine tumor cell hybrids that differ in metastatic potential. J Natl Cancer Inst 75: 99 – 103

Ulmer WT (1982) Das Bronchialkarzinom im Stadt-/Landfaktor. Thieme, Stuttgart New York (Bücherei des Pneumologen, Bd 7)

Vaheri A, Salonen E-M, Vartion T, Hedman K, Stenman S (1983) Fibronectin and tissue injury. In: Woolf N (ed) Biology and pathology of the vessel wall. Ptaeger, Eastbourne, England, pp 161 – 171

Valentine EH (1957) Squamous metaplasia of the bronchus. A study of metaplastic changes occuring in the epithelium of the major bronchi in cancerous and noncancerous cases. Cancer 10: 272 – 279

Vine MF, Schoenbach VJ, Hulka BS, Koch GG, Samsa G (1990) Atypical metaplasia and incidence of bronchogenic carcinoma. Am J Epidem 131: 781 – 793

Virchow R (1847) Zur Entwicklungsgeschichte des Krebses. Virchows Arch [A]: 94 – 201

Virchow R (1871) Die Zellularpathologie, 4th edn. Hirschwald, Berlin

Virchow R (1884) Über Metaplasie. Virchows Arch [A] 97: 410 – 430

Visser R, Beek van der JMH, Havenith MG, Clentjens JPM (1986) Immunocytochemical detection of basement membrane antigens in the histopathological evaluation of laryngeal dysplasia and neoplasia. Histopathology 10: 171 – 180

Vollmers HP, Imhof BA, Braun S, Waller CA, Schirrmacher V, Birchmeier W (1984) Monoclonal antibodies which prevent experimental lung metastases. Interference with the adhesion of tumor cells to laminin. FEBS Lett 172: 17 – 20

Voss B, Rauterberg J (1986) Localization of collagen types I, III, IV and V, fibronectin and laminin in human arteries by the indirect immunofluorescence method. Pathol Res Pract 181: 568 – 575

Vracko R (1974) Basal lamina scaffold – anatomy and significance for maintenance of orderly tissue structure. Am J Pathol 77: 313 – 346

Vulkanovic J, Isaacs JT (1995) Limonide inhibits angiogenesis, growth, metastasis and macrophage infiltration within rat prostatic cancers. Cancer Res 55 (7): 1499 – 1504

Wagner DD, Hynes RO (1979) Domain structure of fibronectin and its relation to function. J Biol Chem 254: 6746 – 6754

Wagenvoort CA, Wagenvoort N (1965) Pulmonary arteries in bronchial carcinoma. Arch Pathol 79: 529 – 533

Waldeyer HW (1867) Die Entwicklung der Carcinome. Virchows Arch [A] 41: 477 – 522

Walker RA, Dearing SJ, Gallacher B (1994) Relationship of transforming growth factor β1 to extracellular matrix and stromal infiltrates in invasive breast carcinoma. Br J Cancer 69: 1160 – 1165

Wang LJ, Huang GJ, Zhang DW, Zhang RG, Xu PX, Peng L, He J (1986) Experience in the surgical treatment of 748 patients with lung cancer. Chung Hua Chung Liu Tsa Chih 8 (4): 283 – 286

Warren BA (1979) The vascular morphology of tumors. In: Petersen V (ed) Tumor Blood Circulation, chapt 1. CRC Press, Boca Raton, FL

Wartiovaara J, Leivo I, Virtanen I, Vaheri A (1978) Cell surface and extracellular matrix glycoprotein fibronectin: Expression in embryogenesis and in the teratocarcinoma differentiation. Ann NY Acad Sci 312: 134 – 141

Watanabe N, Nakajima I, Abe S, Ogura S, Isobe H, Kawakami Y (1994) Staining pattern of type IV collagen and prognosis in early stage adenocarcinoma of the lung. J Clin Pathol 47: 613 – 615

Watson WL, Berg JW (1962) Oat cell lung cancer. Cancer 15: 759 – 768

Weber S, Engel J, Wiedemann H, Gleanville RW, Timpl R (1984) Subunit structure and assembly of the globular domain of basement membrane collagen type IV. Eur J Biochem 139: 401 – 410

Weber S, Dolz R, Timpl R, Fessler JH, Engel J (1988) Reductive cleavage and reformation of the interchain and intrachain disulfide bonds in the globular domain NC 1 involved in network assembly of basement membrane collagen (type IV). Eur J Biochem 175: 229 – 236

Weber M (1989) Aufbau und Antigenität der glomerulären Basalmembran. Verh Dtsch Ges Pathol 73: 6 – 12

Weidner N, Semple JP, Welch WR, Folkman J (1991) Tumor angiogenesis and metastasis – correlation in invasive breast-carcinoma. New Engl J Med 324: 1 – 8

Weidner N, Carrol PR, Flax J, Blumenfeld W, Folkman J (1993) Tumor angiogenesis correlates with metastasis in invasive prostata carcinoma. Am J Pathol 143/2: 401 – 409

Weinberg, RA (1995) Prospects for cancer genetics. Cancer I Surv 25: 3 – 12

Weinstat-Saslow D, Steeg PS (1995) Angiogenesis and colonization in the tumor metastatic process: basic and applied advances. Inflamm Res 44: 1 – 10

Weitberg AB, Weitzman SA, Clark EP, Stossel TP (1985) Effects of antioxidants on oxidant-induced sister chromatid exchange formation. J Clin Invest 75: 1835 – 1884

Weitzman SA, Stossel TP (1981) Mutation caused by human phagocytes. Science 212: 546 – 547

Welgus HG, Stricklin GP (1983) Human skin fibroblast collagenase inhibitor J Biol Chem 258: 12259 – 12264

Wennerberg K, Lohikangas L, Gullberg D, Pfaff M, Johansson S, Fassler R (1996) Beta 1 integrin dependent and independent polymerization of fibronectin. J Cell Biol 132: 227 – 238

Wetzel RHW, Robben HCM, Leigh IM, Schaafsma HE, Vooijs GP, Ramaekers FCS (1991) Distribution patterns of type VII collagen in normal and malignant human tissues. Am J Pathol 139: 451 – 459

Wetzels RH, Holland R, Haelst van UJ, Lane EB, Leigh IM, Ramaekers FC (1989) Detection of basement membrane components and basal cell keratin 14 in noninvasive and invasive carcinomas of the breast. Am J Pathol 134 (3): 571 – 579

Wewer UM, Albrechtsen R, Rao CN, Liotta LA (1986) The extracellular matrix in malignancy. Rheumatology 10: 451–478

Wewer UM, Taraboletti G, Sobel ME (1987) Laminin receptor: Role in tumor cell migration. Cancer Res 47: 5691

White FH, Gohari K (1981) A quantitative study of lamina densa alterations in hamster cheek pouch carcinogenesis. J Pathol 135 (4): 227–294

White FH, Gohari K, Smith CJ (1981) Histological and ultrastructural morphology of 7, 12 dimethylbenz(a)-anthracene carcinogenesis in hamster cheek pouch epithelium. Diagn Histopathol 4 (4): 307–333

Wilson TS, Mc Dowell EM, Trump BF (1985) Immunohistochemical studies of keratin in human bronchus and lung tumors. Arch Pathol Lab Med 109: 621–628

Wiethege T, Voss B, Pohle T, Fisseler-Eckhoff A, Müller K-M (1991) Localization of elastase and tumor necrosis factor alpha mRNA by nonradioactive in situ hybridization in cultures of alveolar macrophages. Pathol Res Pract 187: 912–915

Wöckel W, Höfler G, Popper H, Morresi-Hauf A (1997) Lymphoepitheliomartige Lungenkarzinome. Pathologe (2): 147–152

Wohlberedt F (1992) Stand der Silikose im Bergbau der Bundesrepublik Deutschland. Kompaß 6: 286–298

Wood GW, Gollahon KA (1977) Detection and quantification of macrophage infiltration into primary human tumors with the use of cell surface markers. J Natl Cancer Inst 59: 1081–1086

Wood L, Theriault N, Vogeli G (1988) cDNA clones completing the nucleotide and derived amino acid sequence of the alpha 1 chain of basement membrane (type IV) collagen from mouse. FEBS Lett 227: 5–8

Woods A, Couchman JR (1992) Protein kinase C involvement in local adhesion formation. J Cell Sci 101: 277–290

Woodworth CD, Mossman BT, Craighead JE (1983) Squamous metaplasia of the respiratory tract. Possible pathogenic role in asbestos-associated bronchogenic carcinoma. Lab Invest 48(5): 578–584

Wooley DE, Twetlow LC, Mooney CJ, Evanson JM (1980) Human collagenase and its extracellular inhibitors in relation to tumor invasiveness. In: Strauli P, Barrett AJ, Biaci A (eds) Proteinase and Tumor Invasion. Raven, New York, pp 97–134

Wooley DE (1984) Collagenolytic mechanism in tumor cell invasion. Cancer Metastasis Rev 3: 361–372

World Health Organization (1982) The world health organization histological typing of lung tumours, 2nd edn. Am J Clin Pathol 77: 123–136

Worth G, Schiller E (1954) Die Pneumokoniosen. Staufen, Köln

Wright JA, Turley EA, Greenberg AH (1993) Transforming growth factor β and fibroblast growth factor as promotors of tumor progression to malignancy. Crit Rev Oncogenesis 4: 473–492

Yamada KM, Olden K (1978) Fibronectins – adhesive glycoproteins of cell surface and blood. Nature 275: 179–189

Yamada KM (1983) Cell surface interactions with extracellular materials. Ann Rev Biochem 52: 761–799

Yamamoto M, Shimokata K, Nagura H (1987) Immunoelectron microscopic study on the histogenesis of epidermoid metaplasia in respiratory epithelium. Am Rev Respir Dis 135: 713–718

Yesner R (1981) The dynamic histopathologic spectrum of lung cancer. Yale J Biol Med 54: 447–456

Yurchenco PD, Tsilibary EC, Charionis AS, Furthmayr H (1986) Models for self-assembly of basement membrane. J Histochem Cytochem 34: 93–102

Yurchenco PD, Ruben GC (1988) Type IV collagen lateral associations in the EHS tumor matrix. Comparison with amniotic and in vitro networks. Am J Pathol 132: 278–291

Zimmermann DR, Dours-Zimmermann MT, Schubert M, Bruckner-Tuderman (1994) Versican is expressed in the proliferating zone in the epidermis in association with the elastic network of the dermis. J Cell Biol 124: 817–826

Zucker St, Lysik RM, Mohammed H, Moll U (1993) 92 kDA type IV collagenase is increased in plasma of patients with colon cancer and breast cancer. Cancer Res 53: 140–146

Zwadlo-Klarwasser G, Bent S, Haubeck HD, Sorg C, Schmutzler W (1990) Glucocorticoid-induced appearance of the macrophage subtype RM3/1 in the peripheral blood of man. Int Arch All Appl Immunol 91: 175–180

Sachverzeichnis

Springer
und
Umwelt

Als internationaler wissenschaftlicher
Verlag sind wir uns unserer besonderen
Verpflichtung der Umwelt gegenüber
bewußt und beziehen umweltorientierte
Grundsätze in Unternehmens-
entscheidungen mit ein. Von unseren
Geschäftspartnern (Druckereien,
Papierfabriken, Verpackungsherstellern
usw.) verlangen wir, daß sie sowohl
beim Herstellungsprozess selbst als
auch beim Einsatz der zur Verwendung
kommenden Materialien ökologische
Gesichtspunkte berücksichtigen.
Das für dieses Buch verwendete Papier
ist aus chlorfrei bzw. chlorarm
hergestelltem Zellstoff gefertigt und im
pH-Wert neutral.

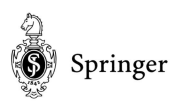

Springer

Druck: Mercedesdruck, Berlin
Verarbeitung: Buchbinderei Lüderitz & Bauer, Berlin